# COMER INTUITIVO

EVELYN TRIBOLE & ELYSE RESCH

# COMER INTUITIVO

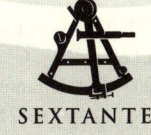

SEXTANTE

Os nomes e as profissões de todos os nossos pacientes foram alterados neste livro para garantir que seu anonimato seja preservado. Além disso, utilizamos os pronomes *nós* e *nossos* quando nos referimos ao trabalho que realizamos com os pacientes particulares, em vez de especificar qual de nós duas atendeu quem, mas é importante ressaltar que cada uma de nós tem a própria clientela e que não atendemos juntas. Quando nos referimos a um evento de nossa vida pessoal, colocamos nosso primeiro nome entre parênteses – (Evelyn) para Evelyn Tribole e (Elyse) para Elyse Resch.

Título original: *Intuitive Eating*
Copyright © 1995, 2003, 2012, 2020 por Evelyn Tribole, MS, RDN, CEDRD-S,
e Elyse Resch, MS, RDN, CEDRD-S, FAND.
Copyright da tradução © 2021 por GMT Editores Ltda.

Esta edição foi publicada mediante acordo com St. Martin's Publishing Group.

Todos os direitos reservados. Nenhuma parte deste livro pode ser utilizada ou reproduzida sob quaisquer meios existentes sem autorização por escrito dos editores.

*tradução*: Débora Chaves
*preparo de originais*: Sheila Louzada
*revisão*: Hermínia Totti e Luis Américo Costa
*revisão técnica*: Manoela Figueiredo e Marle Alvarenga – Nutricionistas certificadas em Intuitive Eating com Evelyn Tribole
*capa, projeto gráfico e diagramação*: Natali Nabekura
*imagem de capa*: solarbird / Shutterstock
*impressão e acabamento*: Lis Gráfica e Editora Ltda.

CIP-BRASIL. CATALOGAÇÃO NA PUBLICAÇÃO
SINDICATO NACIONAL DOS EDITORES DE LIVROS, RJ

R339c

Resch, Elyse
    Comer intuitivo / Elyse Resch, Evelyn Tribole ; [tradução Débora Chaves]. - 1. ed. - Rio de Janeiro : Sextante, 2021.
    448 p. ; 23 cm.

    Tradução de: Intuitive eating
    ISBN 978-65-5564-232-2

    1. Nutrição. 2. Emagrecimento - Aspectos psicológicos. 3. Imagem corporal. 4. Hábitos alimentares. 5. Hábitos de saúde. I. Tribole, Evelyn. II. Chaves, Débora. III. Título.

21-72980                                          CDD: 613.2
                                                          CDU: 613.2

Camila Donis Hartmann - Bibliotecária - CRB-7/6472

Todos os direitos reservados, no Brasil, por
GMT Editores Ltda.
Rua Voluntários da Pátria, 45 – Gr. 1.404 – Botafogo
22270-000 – Rio de Janeiro – RJ
Tel.: (21) 2538-4100 – Fax: (21) 2286-9244
E-mail: atendimento@sextante.com.br
www.sextante.com.br

*Dedicamos este livro a nossos pacientes antigos e atuais, a todos que adotarem o Comer Intuitivo e aos profissionais de saúde que realizam esse trabalho.*

*Que vocês tenham dignidade, saúde e felicidade, independentemente do tamanho ou do formato de seu corpo. Que vocês nunca duvidem de sua sabedoria interior nem de suas experiências.*

# SUMÁRIO

**Prefácio** 9

**Introdução** 16

**Capítulo 1.** A ciência por trás do Comer Intuitivo 23

**Capítulo 2.** Cansados de dietas 44

**Capítulo 3.** Qual o seu estilo de comer? 59

**Capítulo 4.** Princípios do Comer Intuitivo: Visão geral 75

**Capítulo 5.** Despertando o Comedor Intuitivo 86

**Capítulo 6.** Princípio 1: Rejeitar a mentalidade de dieta 96

**Capítulo 7.** Princípio 2: Respeitar a sua fome 119

**Capítulo 8.** Princípio 3: Fazer as pazes com a comida 142

**Capítulo 9.** Princípio 4: Desafiar o policial alimentar 164

**Capítulo 10.** Princípio 5: Descobrir o fator satisfação 195

**Capítulo 11.** Princípio 6: Sentir a sua saciedade 214

**Capítulo 12.** Princípio 7: Lidar com as suas emoções com gentileza 227

**Capítulo 13.** Princípio 8: Respeitar o seu corpo 247

**Capítulo 14.** Princípio 9: Movimentar-se – sentindo a diferença  269

**Capítulo 15.** Princípio 10: Honrar a sua saúde com uma nutrição gentil  284

**Capítulo 16.** Formando Comedores Intuitivos: O que funciona com crianças e adolescentes  312

**Capítulo 17.** O melhor caminho em direção à cura de transtornos alimentares  343


**Epílogo**  373


**Apêndice A.** Perguntas frequentes sobre o Comer Intuitivo  376

**Apêndice B.** Orientações passo a passo  381

**Referências bibliográficas**  397

**Outras referências**  427

**Recursos**  443

**Agradecimentos**  446

# PREFÁCIO

> A função integrativa do cérebro revela como
> o raciocínio, que se julgava ser um modo de
> pensar "puramente lógico", depende na verdade do
> processamento não racional do nosso corpo.
>
> – Daniel Siegel, *Mente saudável*, 2010

O livro *Comer Intuitivo* foi publicado originalmente em 1995 nos Estados Unidos e, ao longo dos anos, centenas de milhares de leitores tiveram a sensação de serem compreendidos. Recebemos muitas cartas e e-mails dizendo "Vocês escreveram sobre mim", "Como vocês sabiam que eu me sentia assim?" ou "Finalmente alguém entendeu". No entanto, houve quem perguntasse o que realmente significava o Comer Intuitivo (CI). Será que somos movidos apenas por instinto? Será que simplesmente "sabemos" o que, quanto e quando comer? Nesta apresentação à edição atualizada, gostaríamos de aproveitar a oportunidade para esclarecer o conceito o melhor possível.

Conhecer um pouco do cérebro humano ajuda a entender por que nascemos com a sabedoria necessária para nos alimentarmos de maneira intuitiva. Esse conhecimento também ajuda a perceber que podemos viver comendo de forma intuitiva mesmo sendo bombardeados todos os dias por inúmeras opções de alimentos, tanto naturais quanto processados, e pelas implacáveis e onipresentes mensagens sobre dietas.

Os seres humanos têm o privilégio de experimentar uma interação dinâmica entre instinto, emoção e pensamento, que trabalham em conjunto para organizar a vida e são mediados pelo cérebro. O psiquiatra e especialista em atenção plena Daniel Siegel chama esse processo de "visão mental" (*mindsight*). O cérebro tem três regiões responsáveis por essa integração poderosa.

A primeira delas é conhecida como cérebro reptiliano, porque os primeiros répteis que andaram sobre a Terra agiam e reagiam somente por instinto, não racionalizavam nem sentiam. À medida que a vida evoluiu, o cérebro desenvolveu outro nível de funcionamento, o chamado cérebro límbico, que os mamíferos também possuem. É onde as emoções e os comportamentos sociais têm origem. No cérebro límbico os sentimentos se sobrepõem aos instintos do cérebro reptiliano. Os instintos surgem no cérebro reptiliano e são enviados para o cérebro límbico, que trata de expandir a consciência (Levine, 1997). Por fim, desenvolveu-se a terceira região-chave do cérebro, conhecida como cérebro racional, ou neocórtex, que integra os instintos e os sentimentos (das outras duas regiões). O cérebro racional não controla os instintos, ele entende as partes instintiva e emocional do nosso organismo e se manifesta sobre elas. Essa região cria o pensamento e a linguagem.

O Comer Intuitivo engloba as três partes do cérebro humano. Na primeira infância, o ato de comer é essencialmente instintivo. À medida que crescemos, pensamentos e sentimentos passam a influenciar muitas de nossas decisões sobre alimentação. Sempre dizemos aos nossos pacientes que nosso corpo não é apenas língua e estômago, mas também uma mente. Às vezes alguém retruca: "Achei que ao me tornar um Comedor Intuitivo eu poderia comer tudo que quisesse. Então agora como tudo que quero, na quantidade que quero e sempre que me dá vontade!" Esse comentário distorce a premissa do CI. Sim, reconcilie-se com a comida e coma o que agrada a seu paladar. Sim, sinta-se livre para comer incondicionalmente e na quantidade necessária para satisfazer seu corpo. No entanto, comer sempre que sentir vontade, sem levar em conta a fome e a saciedade, pode não ser muito satisfatório e até provocar desconforto físico. A sintonia fina com os sinais de saciedade do seu corpo é uma parte importante desse processo.

Ao se alimentar de forma intuitiva, você estará respeitando seu cérebro, porque ele faz parte de seu corpo. Ao seguir os princípios do CI, você vai registrar informações nos "arquivos" de memória que criou e armazená-las no cérebro. Quando sentir fome, vai precisar acessar vários desses arquivos para decidir o que comer. Primeiro vai avaliar o tamanho da sua fome, depois vai pensar quais alimentos podem saciar sua fome e seu paladar. Pode até evocar imagens sensoriais do sabor, da textura e da temperatura dos alimentos ou abrir um novo arquivo em sua mente para refletir sobre suas experiências anteriores e tentar lembrar se o alimento escolhido já funcionou antes para você. Ele o sustentou por tempo suficiente? Aumentou seu nível de açúcar no sangue? Você teve indigestão? Ou sentiu prazer e quer comê-lo de novo? As emoções também podem ser ativadas quando você sente vontade de comer. Será que você está chateado e quer obter alívio e tranquilidade por meio da comida? Ou quer beliscar alguma coisa para afastar o tédio? Avaliar essas possibilidades pode embasar sua decisão quanto ao que comer ou mesmo se deve comer.

No início da sua jornada de resgate do Comer Intuitivo, é provável que você fique hiperconsciente das sensações de fome, saciedade e satisfação, bem como de seus pensamentos e suas emoções. Seu cérebro precisará estar em sintonia com sua língua e seu estômago. À medida que for melhorando em reconhecer seus sinais internos, talvez você perceba o instinto e a sabedoria intuitivos assumindo um papel de maior destaque em sua experiência alimentar. Ser um Comedor Intuitivo é, em essência, confiar que você terá acesso a todas as informações de que precisa, pois usará todas as dimensões do seu cérebro: os instintos reptilianos, a conexão límbica com as emoções e os pensamentos racionais.

Ao relembrarmos a trajetória deste livro, é difícil acreditar que já se passaram 26 anos desde sua publicação original. Embora o tempo tenha passado rápido, foram anos repletos de experiências marcantes. Recebemos inúmeros e-mails, ligações, mensagens nas redes sociais e cartas de gente de todas as partes do país e do mundo. Fomos integradas à vida de pessoas que não conheceríamos não fosse por este livro. Soubemos de histórias de como o *Comer Intuitivo* mudou vidas e recuperou a relação de muita gente com a comida e com o próprio corpo. Conversamos com pessoas que estão iniciando sua jornada e nos procuram em busca de um trabalho individualizado e mais intenso, seja pessoalmente, on-line ou por telefone, mas também recebemos agradecimentos de muitos que fizeram esse processo sozinhos, usando o livro como instrumento para a cura pessoal.

Recebemos pedidos de indicação de terapeutas nutricionais e profissionais de saúde em outras localidades que fossem familiarizados com o Comer Intuitivo. Para divulgar nossa mensagem, treinamos mais de mil profissionais do mundo inteiro para se tornarem conselheiros e facilitadores certificados. Fizemos palestras em eventos profissionais, assim como para estudantes e para o público leigo, e fomos entrevistadas em programas de televisão, rádios e podcasts. Fomos citadas em artigos de jornais, revistas e sites. Colegas de profissão pediram autorização para tratar do Comer Intuitivo em palestras, workshops e seminários.

O impacto de todas essas experiências foi muito significativo para nós. Tivemos a oportunidade de ampliar o trabalho que até então fazíamos em nosso consultório, atendendo individualmente nos formatos presencial e remoto. Conseguimos ampliar o alcance da filosofia do CI àqueles que nunca teriam acesso a ela se não fosse o livro.

Foi emocionante saber como esta obra mudou a vida de tanta gente. Um dos comentários que mais ouvimos diz respeito ao desespero que as pessoas sentiam após anos de tentativas fracassadas de emagrecimento e à esperança que ressurgiu depois de conhecerem nosso trabalho. Soubemos que muita gente se libertou dos pensamentos punitivos e obsessivos sobre alimentação e percepção corporal, o que abriu espaço para o pensamento positivo e para a determinação de empreender mudanças importantes na vida. Sua autoestima melhorou, pois um processo que respeita e valida sua voz interior promove a autonomia. Graças ao *Comer Intuitivo*, essas pessoas aprenderam a confiar na sabedoria inata que sempre tiveram em si mas que estava embotada por anos de insegurança. Ao duvidarem de seus sinais interiores, haviam passado a questionar também suas crenças sobre muitos outros aspectos da vida.

Ouvimos histórias de leitores e leitoras que terminaram um relacionamento abusivo, de outros que fizeram as pazes com alguma pessoa querida de quem tinham se afastado e ainda daqueles que realizaram mudanças importantes na carreira após resolverem seus conflitos relacionados com a comida e o corpo. Também soubemos de romances que não teriam sido possíveis se as pessoas ainda estivessem preocupadas com o corpo e concentradas na tentativa de seguir a dieta mais recente. *Comer Intuitivo* libertou todas essas pessoas para que seguissem em frente com sua vida, livrando-se das dúvidas e do desespero gerados por sua difícil relação com a comida.

(É preciso levar em consideração, porém, que as pessoas de peso mais elevado provavelmente continuarão a ser discriminadas, mesmo depois de se tornarem Comedoras Intuitivas.)

*Comer Intuitivo* também mudou a vida de muitos de nossos colegas de profissão. Em todas as conferências somos abordadas por terapeutas nutricionais e psicólogos que nos agradecem por poder recomendá-lo a seus pacientes. Eles nos contam como o livro facilitou sua vida, já que pode ser usado como guia nas consultas, nas aulas e nos seminários que dão. Também descobrimos que ter um livro escrito por nós que possa ser usado como referência pelos pacientes é uma ajuda inestimável ao nosso trabalho. Algumas pessoas nos disseram que é como se estivessem levando para casa uma parte de nós, à qual podem recorrer sempre que precisarem!

Esta edição atualizada traz alguns acréscimos que – assim esperamos – oferecem novas ferramentas e alcançam um público ainda maior.

Primeiro acrescentamos uma seção sobre o desmame guiado pelo bebê (BLW) e introdução alimentar no capítulo Formando Comedores Intuitivos. Nosso objetivo é ajudar pais, mães e cuidadores em geral a proteger a sabedoria inata de seus filhos em relação à alimentação. Também queremos propor maneiras de recuperarem a relação que talvez tenham com os filhos em torno da experiência de comer. Como seria maravilhoso se todas as crianças conseguissem manter ao longo da vida seu Comedor Intuitivo nato!

Além disso, ampliamos o capítulo sobre as pesquisas que validam os benefícios do CI. Quando escrevemos este livro, revisamos dados de centenas de estudos, o que, somado à nossa experiência clínica, viria a formar a base dos 10 princípios do Comer Intuitivo. Embora o conceito inicial seja baseado em dados (ou, mais exatamente, inspirado em dados), não é a mesma coisa dizer que "estudos mostram que o Comer Intuitivo funciona". Até há pouco tempo foi assim.

Quando desenvolvemos o Comer Intuitivo, não imaginávamos que o conceito geraria tantos novos estudos, o que para nós é muito empolgante! Até o momento, foram mais de 125, sem contar muitos outros que estão em andamento. Nesta edição atualizada, discutimos a excelente pesquisa sobre a consciência interoceptiva – a base do Comer Intuitivo –, que se define basicamente como nossa capacidade de perceber as sensações físicas que vêm de dentro do nosso corpo. Isso inclui manifestações como bexiga cheia ou coração acelerado, bem como sinais de saciedade e de fome. Cada emoção provoca uma sensação única no corpo, como uma impressão digital física. Quando escutamos nosso corpo com a consciência interoceptiva, temos uma riqueza de informações para atender nossas necessidades fisiológicas e psicológicas. Em outras palavras, como colocamos no Capítulo 1: nossas vontades, necessidades e emoções estão intimamente ligadas às sensações que experimentamos em nosso corpo aqui e agora. Os princípios do Comer Intuitivo operam tanto pelo aumento da consciência interoceptiva quanto pela remoção dos obstáculos a esse "superpoder", que geralmente surgem na mente na forma de regras, crenças e pensamentos.

Continuamos direcionando o foco para a satisfação como força propulsora no processo. Você verá que a busca pela satisfação em comer é o alicerce de todos os princípios deste livro, que contribuem para encontrar essa satisfação. Fizemos também diversas outras atualizações. Ao longo dos anos, adquirimos grande sensibilidade ao impacto que os números têm em nossos leitores e leitoras. Seja em referência ao peso corporal, à altura ou ao tamanho das porções, os números podem desencadear comparações e sentimentos negativos. Portanto, tratamos de eliminá-los sempre que possível. A maior parte das referências ao peso corporal também foi retirada, pois consideramos que servem apenas para perpetuar o estigma nocivo existente em nossa cultura. Aliás, esse problema é tão arraigado que acrescentamos conteúdos sobre a cultura da dieta e o estigma do peso, que ajudam a esclarecer como isso afeta você, mesmo que não esteja conscientemente fazendo dieta.

Não deixe de ler a nova seção de Recursos, que traz informações sobre nossas comunidades on-line e ferramentas para que você tenha um apoio contínuo em sua jornada pelo Comer Intuitivo.

Achamos importante manter o apêndice com as Orientações Passo a Passo, pois se trata de um resumo de fácil acesso, útil tanto para leitores antigos quanto para novos. Se é sua primeira vez com o livro, você pode ler o texto na íntegra e depois usar o resumo para relembrar todo o processo. Se já está familiarizado com o processo do CI, pode usar essa seção para rever o conceito e tê-la à mão para uma consulta rápida. Outra opção é ler um princípio por vez e depois a parte do correspondente resumo, para fortalecer seu foco em cada etapa. (Um lembrete: não existe "jeito certo" de incorporar o conceito do Comer Intuitivo; simplesmente siga seu instinto à medida que avançar na leitura. Se você se interessar por um princípio e decidir ler logo sobre ele, desconsiderando a ordem em que aparece, fique à vontade.) Seja qual for sua escolha, esperamos que as orientações e seu passo a passo sejam uma ferramenta útil em sua jornada.

Por fim, gostaríamos de expressar nossa gratidão às muitas pessoas que tivemos a honra de conhecer ou com quem trabalhamos ao longo dos anos. Vocês foram nossos mestres, mesmo tendo sido nós que atuamos como conselheiras em seu caminho para a cura. Vocês são a inspiração que nos faz continuar este trabalho e que nos levou a atualizar o conteúdo de *Comer Intuitivo*. Agradecemos de coração.

# INTRODUÇÃO

Se cada dieta que tentamos nos rendesse pontos, no estilo dos programas de milhagem, a maioria das pessoas já teria ganhado uma passagem de ida e volta à Lua. O faturamento do mercado global da indústria de emagrecimento deve chegar a 295,3 bilhões de dólares* em 2027, valor capaz de financiar viagens espaciais para as próximas gerações. Ironicamente, parece que respeitamos mais nossos carros do que a nós mesmos. Se você levar seu automóvel ao mecânico e o motor não voltar a funcionar, mesmo depois de investir tempo e dinheiro em manutenção regular, você não vai se culpar. No entanto, apesar de 95% de todas as dietas sabidamente não funcionarem, você tende a assumir a culpa. Não é estranho que, apesar dessa altíssima taxa de fracasso, não apontemos o dedo para o *processo* de fazer dieta?

Mas o que significa "não funcionar" nesse caso? Tradicionalmente, significa que a maioria das pessoas que perdem peso com dieta acaba recuperando os quilos perdidos, muitas até ultrapassando o peso inicial (estudos mostram que até dois terços das pessoas acabam com alguns quilos a mais!). Mas, ao olhar apenas para a perda de peso, deixa-se de enxergar a raiz do problema: por que as pessoas querem tanto emagrecer? Por que corpos mais magros são mais valorizados, não o contrário? Por que nos atribuímos

---

* Esse relatório do setor abrange: cirurgia bariátrica, alimentos, equipamento de ginástica e academias, produtos e programas de emagrecimento. Disponível em: <www.alliedmarketresearch.com/weight-loss-management-diet-market>, acesso em julho de 2021.

valor de acordo com o número mostrado na balança? As dietas não dão certo porque estigmatizam o peso e não reconhecem que existem pessoas de todos os tamanhos e formas e que cada indivíduo tem valor exatamente como é. Neste livro, queremos fornecer informações que ajudem você a parar de culpar a si e a seu corpo. Apresentaremos algumas ideias novas que podem lhe ser úteis para valorizar sua individualidade e tudo que faz você ser autenticamente você.

No começo, quando nos aventuramos no mundo do atendimento em consultório particular, nós duas não nos conhecíamos. Mesmo separadamente, porém, tivemos experiências bem parecidas que nos levaram a repensar nossa maneira de trabalhar. Isso nos estimulou a fazer mudanças importantes no atendimento dos pacientes e, alguns anos depois, serviu de semente para este livro.

Mesmo trabalhando de maneira independente, decidimos evitar a armadilha de trabalhar com "controle de peso". Não queríamos recomendar um processo destinado ao fracasso. No entanto, os médicos continuavam a nos encaminhar pacientes. Em geral, eram pessoas com pressão arterial ou colesterol elevados. Mas, mesmo que seus problemas de saúde fossem outros, a perda de peso era apontada como crucial para o tratamento. Como queríamos ajudá-las, nos dedicamos à questão com o compromisso de fazer diferente: nossos pacientes teriam sucesso. Estariam naquele pequeno grupo dos 5% que conseguiam emagrecer. Nitidamente, ainda não tínhamos plena consciência do problema para avaliar a própria questão do foco no peso que permeia grande parte da sociedade. Além disso, naquela época não havia o corpo de pesquisas que temos hoje em dia mostrando os desanimadores índices de insucesso das dietas e os danos causados por elas.

Desenvolvemos planos alimentares atraentes, de acordo com o estilo de vida e as preferências e necessidades específicas dos pacientes. Eram planos baseados em um "sistema de trocas alimentares" amplamente aceito e muito usado para o diabetes e o "controle de peso". Avisávamos que não se tratava de uma dieta, porque já naquela época sabíamos que elas não funcionavam. Racionalizávamos que não se tratava de dieta porque era possível escolher entre frango, peru, peixe e carne magra. Os pacientes podiam comer pão, bolo ou torrada. Se sentissem muita falta de biscoitos, podiam comer um (não cinco!). Para não sentir fome, podiam se fartar de "alimentos de calorias negativas". E, se sentissem desejo de algum alimento, deveriam comê-lo sem culpa. Mas reforçávamos de modo firme, ainda que gentil, que a adesão ao plano alimentar personalizado os ajudaria a alcançar seus objetivos. À medida que as semanas passavam, os pacientes seguiam as orientações, ansiosos por nos agradar. Fazíamos a pesagem semanal (coisa que jamais faríamos hoje em dia!) e, por fim, eles alcançavam a meta de emagrecimento.

Infelizmente, algum tempo depois começamos a receber telefonemas dessas mesmas pessoas nos informando que precisavam novamente de nossos serviços. Tinham recuperado os quilos perdidos. O tom era de grande constrangimento. Por alguma razão, elas não conseguiam mais manter o plano alimentar. Talvez precisassem de alguém que as monitorasse. Talvez não tivessem autocontrole suficiente. Talvez não fossem boas nisso, e se sentiam culpadas e desmoralizadas.

Apesar do "fracasso", os pacientes assumiam toda a culpa. Afinal de contas, confiavam em nós, as "ótimas nutricionistas" que os ajudaram a perder peso. Portanto, *eles* tinham feito alguma coisa errada, não nós. Com o tempo, ficou claro que havia algo muito errado com esse método. Nossas boas intenções só reforçavam alguns conceitos muito negativos, até depreciativos, que os pacientes tinham sobre si mesmos: que não tinham autocontrole, não conseguiam seguir o plano e, portanto, eram pessoas fracas ou problemáticas. Isso provocava culpa, muita culpa.

Foi quando nós duas percebemos que não dava mais. Como podíamos, em termos éticos, continuar ensinando às pessoas coisas que pareciam lógicas e confiáveis em termos nutricionais mas que provocavam tamanha perturbação emocional? Por outro lado, como podíamos negligenciar uma área de tratamento capaz de vir a afetar profundamente a saúde do paciente? (Pelo menos foi isso que nos ensinaram!)

Enquanto nos debatíamos com essas questões, começamos a explorar um pouco da literatura popular, bem como alguns estudos científicos que sugeriam abandonar de vez todo tipo de dieta (mesmo aquelas aprovadas por nutricionistas). Os profissionais que abriram caminho para uma abordagem sem dietas e nos influenciaram foram Jane R. Hirschmann, Carol H. Munter, Lela Zaphiropoulos, Susie Orbach, Janet Polivy, C. Peter Herman e Leann L. Birch, entre outros. O modo de comer proposto por esse grupo permitia toda e qualquer opção alimentar, mas não tratava de nutrição. Nossa reação inicial foi de grande ceticismo, se não de total rejeição. Como nós, especialistas em nutrição, com formação voltada para observar as conexões entre nutrição e saúde, podíamos aprovar um modo de comer que parecia rejeitar a própria base do nosso conhecimento?

Nosso embate continuou. Os planos de refeições "saudáveis" mantinham as pessoas presas à cultura da dieta, submetidas ao desespero intermitente que a acompanha, mas, ao mesmo tempo, a "alimentação por demanda" descrita nos livros de psicologia populares entre o final dos anos 1960 e os anos 1980 parecia incompleta.

Até que resolvemos o conflito desenvolvendo o modelo do Comer Intuitivo com 10 princípios. Um aviso aos profissionais de saúde: descobrimos que esse conflito, ou dissonância cognitiva, é comum entre aqueles de vocês que tiveram uma formação "centrada no peso" (isto é, baseada na premissa de que o peso de uma pessoa determina sua saúde). A saúde envolve muito mais do que aquilo que comemos. É preciso considerar também nossa relação com a comida, a saúde mental e os determinantes sociais, só para citar alguns fatores. Além disso, o peso corporal não é um comportamento. Ele se torna uma jornada de desaprendizado, no início bem desconfortável. Saiba que você não está sozinho nessa.

Nosso livro se tornou uma ponte entre o crescente movimento antidieta e a comunidade da saúde. Como parar de se proibir certos alimentos e continuar comendo de forma saudável sem fazer dieta? É o que vamos mostrar aqui.

Se você for como a maioria das pessoas que atendemos, não aguenta mais fazer dieta e seguir rígidos planos de refeições, porém tem pavor de comer. Muitas chegam a nosso consultório dizendo se sentirem desconfortáveis em seu corpo. *Comer Intuitivo* oferece uma nova maneira de comer essencialmente não conflituosa e saudável para sua mente e seu corpo. Trata-se de um processo que acaba com as restrições alimentares (que só levam a privação, revolta e quilos recuperados depois de um tempo) e que significa uma volta às origens – ou seja, confiar no seu corpo e nos seus sinais. Esse processo não mudará apenas sua relação com a comida – mudará sua relação com a vida. Muitas das pessoas mencionadas neste livro nos procuraram com o objetivo único de perder peso e, apesar de terem mencionado desconforto físico ou desconforto emocional, acreditando que só seriam boas o suficiente se emagrecessem, no fim aprenderam a se sentir bem, e gratas, "aqui e agora".

Não julgamos as pessoas por desejarem emagrecer, pois isso é consequência da cultura da dieta, onipresente e problemática. Trata-se de um sistema social de ideias, mensagens e comportamentos que valoriza as pessoas segundo sua aparência e seu peso em prejuízo de seu bem-estar – coisa que, infelizmente, se tornou comum e normalizada. A cultura da dieta enaltece a magreza, colocando-a como uma virtude moral e da saúde, enquanto demoniza alguns alimentos e endeusa outros. É raro passar um único dia sem ter contato com anúncios, conteúdos nas redes sociais ou conversas que não envolvam algum aspecto do emagrecimento. Os profissionais de saúde não estão imunes a isso, pois prescrevem regimes com restrição da ingestão calórica ou de grupos inteiros de alimentos, mesmo sabendo que até hoje nenhum estudo provou que isso seja eficaz ou sustentável a longo prazo ou que não seja prejudicial. Lamentavelmente, pesquisas revelam que os profissionais de saúde estão entre os principais agentes que perpetuam o estigma do peso.

O problema é que qualquer foco na perda de peso sabotará sua capacidade de se reconectar com os sinais internos de seu corpo. Quando você pensa no peso, sua atenção se volta para medidas externas – tais como as porções dos alimentos ou nutrientes – em vez de conectar você com seus sinais internos (é por isso que gostamos de dizer que o Comer Intuitivo é um processo interno). Quando, em vez disso, você se concentra no seu progresso dia a dia – obter mais satisfação com as refeições, por exemplo, ou estar mais presente no ato de comer e na vida –, você alcança uma conexão que pode lhe proporcionar alegria e bem-estar.

Antes de continuarmos, queremos fazer uma observação. Este livro foi escrito por duas mulheres brancas cisgêneras, magras, que reconhecem seus muitos privilégios. Nenhuma de nós enfrentou a insegurança alimentar ou o estigma do peso que devem afetar muitas das pessoas que nos leem.

É importante que você conte com o acompanhamento de um profissional que tenha formação tanto no Comer Intuitivo quanto na especialidade própria para o seu problema, como acompanhamento nutricional especializado, transtornos alimentares, traumas, transtornos mentais e outros.

Além disso, algumas pessoas não têm acesso aos recursos necessários para aprender esse processo, e isso precisa ser reconhecido. Admitimos que não temos ciência de todas as razões que podem impedir as pessoas de ter acesso a esses recursos. O Comer Intuitivo é um privilégio.

Gostaríamos que esse sofrimento pelo qual muitas pessoas passam não existisse. Continuaremos nos esforçando para tornar este mundo um lugar melhor, em que o Comer Intuitivo seja uma prática acessível a todos. Trata-se de uma ferramenta, e estamos sempre aprendendo e nos dedicando à inclusão radical.

O Comer Intuitivo é uma abordagem compassiva de autocuidado no comer que trata todos os corpos com dignidade e respeito.

Nós nos preocupamos muito com a relação que você tem com seu corpo e a relação que pode vir a se formar entre nós como autoras e você como leitor ou leitora. Estamos humildemente abertas a feedbacks a respeito de como podemos melhorar.

Esperamos que você ache nossa abordagem transformadora. Para as pessoas que atendemos, foi. Quando souberam que estávamos escrevendo este livro, elas se prontificaram a compartilhar alguns pontos decisivos em seu processo de cura:

- "Não esqueçam de dizer que um eventual exagero pode vir a ser uma experiência valiosa, porque nos faz aprender muito sobre os pensamentos e sentimentos que surgem com a compulsão."
- "Expliquem que, se pararem para verificar se estão com fome e descobrirem que não estão, isso não significa que não podem continuar comendo. É apenas um tempinho para garantir que não estão no piloto automático. Se quiserem comer mesmo assim, tudo bem!"
- "Quando vou a uma consulta, sinto como se estivesse indo me confessar a um padre. Isso é herança de todas as vezes que fui ao médico e tinha que relatar meus pecados depois da pesagem. Isso não vem de você, mas do seu policial alimentar interior."
- "A sensação é de que fui libertada da prisão. Estou livre e não penso mais em comida o tempo todo."
- "Às vezes fico com raiva porque a comida perdeu o encanto. Nada é tão saboroso como antes, quando era proibido. Ainda fiquei em busca da

antiga emoção que a comida me dava, até perceber que a emoção na minha vida não viria mais do que eu comia."
- "Com a permissão vem a escolha, e fazer escolhas com base no que eu quero e não no que alguém está dizendo é muito empoderador."
- Depois de parar de comer por compulsão, acabei me sentindo muito deprimido por um tempo, até irritado algumas vezes. Percebi que a comida estava encobrindo meus sentimentos ruins. Só que também encobria os sentimentos bons. Prefiro me sentir bem ou mal a não sentir nada!"
- "Quando percebi que estava usando a dieta e o comer para lidar com a vida, entendi que precisava reduzir o estresse se quisesse algum dia abrir mão da comida como mecanismo de enfrentamento."
- "Tenho meus dias de fome, mas também tenho meus dias saciados. É muito bom comer mais às vezes e não sentir culpa por estar desobedecendo a algum plano."
- "Fico muito animado quando vejo algum item que antes eu não me permitia. Agora eu penso: você pode e vai comer!"
- "Estou muito feliz que vocês estejam escrevendo este livro, pois ele vai me ajudar a explicar o que estou fazendo. Tudo que sei é que funciona!"
- "Quando estou na mentalidade de dieta, não consigo pensar nos meus problemas reais."
- "Nunca cuidei tão bem de mim como agora."

**Observação:** Reconhecemos que gênero é um espectro e por isso seremos inclusivas na linguagem adotada. Usaremos pronomes neutros, a não ser que estejamos nos referindo a alguém que tenha especificado seu pronome. Também usaremos linguagem neutra ou inclusiva sempre que possível.

CAPÍTULO 1

# A CIÊNCIA POR TRÁS DO COMER INTUITIVO

Quando desenvolvemos a premissa do Comer Intuitivo, analisamos os dados de centenas de estudos, o que, juntamente com nossa experiência clínica, formou a base dos 10 princípios do Comer Intuitivo. Atualmente, a pesquisa sobre o tema é sólida, com mais de 125 trabalhos publicados mostrando seus benefícios – e o reconhecimento cada vez maior de que o CI é um estilo de comer adaptativo que promove o bem-estar físico e psicológico. Decidimos começar destacando alguns estudos que validam o processo, os benefícios e as características do Comer Intuitivo, de modo a lhe dar uma noção das mudanças que podem ocorrer em sua vida quando você redescobrir o Comedor Intuitivo que existe dentro de si.

Para a lista completa, veja "Estudos sobre o Comer Intuitivo" em Outras Referências.

## A mídia estimula o interesse público e científico

Embora nosso livro tenha sido publicado originalmente em 1995, tanto o surgimento de pesquisas quanto o aumento do interesse público pelo nosso trabalho só foi ocorrer 10 anos depois, desencadeado pela publicação de dois estudos sobre o Comer Intuitivo que despertaram a atenção da mídia global.

Em 2005, Steven Hawks, professor de Ciência da Saúde na Universidade Brigham Young, publicou, junto com outros pesquisadores, um dos primeiros estudos que investigavam o Comer Intuitivo entre universitárias (Hawks et al., 2005). Foi um trabalho pequeno, mostrando que as mulheres que tiveram pontuação alta na escala do Comer Intuitivo criada pelos autores do estudo (2004) tinham níveis mais baixos de gordura no sangue e menor risco de desenvolver doenças cardíacas, em comparação com as participantes que tiveram pontuação baixa. Em outras palavras, o Comer Intuitivo foi associado a melhores indicadores de saúde. Esse estudo atraiu a atenção da mídia.

Logo depois, Hawks e eu (Evelyn) falamos sobre o tema em uma entrevista ao programa de televisão *Today*. Hawks também deu entrevistas a muitos outros veículos, entre eles os canais CNN e MSNBC e o jornal *The Washington Post*.

## Definindo e mensurando cientificamente o Comer Intuitivo

Em 2006, Tracy Tylka, da Universidade Estadual de Ohio, publicou um estudo de referência com quase 1.300 universitárias que validou os três pilares do Comer Intuitivo (Tylka, 2006):

1. Permissão incondicional para comer o alimento desejado quando estiver com fome.
2. Comer por razões físicas, não emocionais.
3. Confiar nos sinais internos de fome e saciedade para determinar quando e quanto comer.

A pesquisa de Tylka foi um projeto importante, porque, para avaliar e validar as características-chave do Comer Intuitivo, foi realizada uma série de quatro estudos. No primeiro, Tylka criou e validou a Escala do Comer Intuitivo (ECI) para poder identificar quem comia de maneira intuitiva e saber quantas eram.

Depois, as universitárias passaram por uma avaliação segundo essa escala, juntamente com uma série de outros testes, para que se pudesse analisar a relação entre o CI e vários indicadores de saúde mental, consciência corporal e sintomas de transtornos alimentares.

As participantes com pontuação alta na ECI foram identificadas como Comedoras Intuitivas. Quando comparadas com as mulheres que tinham pontuação baixa nessa mesma escala, verificou-se que as Comedoras Intuitivas estavam mais satisfeitas com seu corpo e não internalizavam o ideal de magreza, o que indica que quem come de maneira intuitiva tem menos probabilidade de basear sua autoestima na magreza. A pontuação total da ECI foi associada positivamente a autoestima, satisfação com a vida, otimismo e enfrentamento proativo (lidar com o estresse de maneira construtiva).

Em 2013, Tylka atualizou a ECI com um estudo ainda mais abrangente, feito com 1.405 mulheres e 1.195 homens. Esse estudo validou uma quarta característica dos Comedores Intuitivos: a Harmonia Alimento-Corpo, que reflete o princípio da *nutrição gentil* e como seu corpo "reage" ao alimento (Tylka e Kroon Van Diest, 2013). É importante notar que essa foi a primeira vez que a escala foi validada para os homens.

Hawks e Tylka desenvolveram e validaram de forma independente ferramentas diferentes para avaliar as características do Comer Intuitivo. A escala de Hawks (2004a) tem quatro componentes:

1. Alimentação intrínseca (o comer é baseado em sinais internos).
2. Alimentação extrínseca (o comer é baseado em influências externas, como humor, sociabilidade e disponibilidade de alimentos).
3. Caráter antidieta (o comer não se baseia em dietas, contagem de calorias ou no desejo de perder peso).
4. Autocuidado (aceitar e cuidar do corpo, independentemente do tamanho).

Atualmente, as duas escalas de CI criadas por Tylka são as mais usadas nas pesquisas sobre o assunto. De grande importância, elas revelaram que Comedores Intuitivos têm maior consciência interoceptiva. Esse é um conceito muito importante porque faz parte da base científica para o processo do CI, portanto vamos dissecá-lo.

## A consciência interoceptiva é o seu superpoder: o pilar central do Comer Intuitivo

**Consciência interoceptiva** é a capacidade de perceber as sensações físicas que acontecem dentro do corpo. É uma experiência direta, uma sensação percebida que ocorre no momento presente – não no passado ou no futuro, mas *agora*. Inclui situações básicas como sentir a bexiga cheia, sinais de fome ou de saciedade e a sensação percebida de todas as emoções. Cada emoção provoca uma sensação física única no corpo. Perceber as sensações corporais fornece informações importantes que ajudam você a atender suas necessidades psicológicas e biológicas. Aliás, cada vez mais pesquisas mostram uma forte relação entre a consciência interoceptiva e o bem-estar físico e mental (Quadt et al., 2018).

Em seu inspirador livro *How Do You Feel: An Interoceptive Moment with Your Neurobiological Self* (Como você se sente: Um momento interoceptivo com seu eu neurobiológico), o cientista A. D. (Bud) Craig define o momento exato da sensação percebida como o *"momento emocional global"*, que é o estado atual de todas as nossas sensações que representam o *eu senciente* (aquele que percebe pelos sentidos). Achamos que isso explica em parte por que as pessoas descrevem o Comer Intuitivo como uma experiência transformadora – elas se reconectam com seu eu senciente num nível muito profundo.

Em essência, o CI é um processo pessoal de honrar a saúde ao escutar e responder às mensagens diretas do corpo para que suas necessidades sejam atendidas. Os princípios do Comer Intuitivo atuam melhorando a consciência interoceptiva ou removendo os obstáculos à percepção e resposta às sensações percebidas no corpo. Os obstáculos costumam vir da mente, na forma de regras, crenças e pensamentos (veja a Tabela 1, na página 28).

O desafio imposto pela cultura da dieta é que muitas pessoas não valorizam e muito menos confiam em suas sensações corporais. Em vez disso, norteiam-se pela externalidade, ou seja, comem de acordo com regras e programas de emagrecimento, que acabam por gerar confusão entre mente e corpo. A consciência interoceptiva se baseia numa percepção interna, algo que se dá por dentro. É por isso que usar métodos externos para comer – como contar nutrientes, calorias ou pontos – não ajuda a se conectar com o próprio corpo.

**Sensibilidade interoceptiva.** Um ótimo estudo alemão fez uma pergunta importante: Como saber se alguém é capaz de comer intuitivamente (Herbert et al., 2013)? Sendo a consciência interoceptiva o principal mecanismo do Comer Intuitivo, os pesquisadores decidiram usar o padrão ouro de medição objetiva da sensibilidade interoceptiva, que é o teste de percepção da frequência cardíaca. A palavra-chave aqui é "percepção". Os pesquisadores colocaram eletrodos nas pessoas para monitorar sua frequência cardíaca e as instruíram a contar seus batimentos cardíacos por meio da simples percepção (sem tocar no punho). De fato, aqueles que tinham uma pontuação mais alta no Comer Intuitivo foram mais precisos na percepção de seus batimentos cardíacos. Caso lhe interesse ler mais a respeito, incluímos uma atividade da frequência cardíaca percebida em nosso *Intuitive Eating Workbook* (Livro de exercícios do Comer Intuitivo). (Um aviso importante: se você passou por algum trauma e/ou dissociação corporal, será necessário buscar mais informações. Talvez seja importante trabalhar com um especialista em traumas e no Comer Intuitivo, dependendo da sua condição.)

**Responsividade interoceptiva.** A consciência corporal em si é apenas uma parte do processo de se tornar um Comedor Intuitivo. A forma como a pessoa valoriza e responde a essas sensações corporais é conhecida como *responsividade interoceptiva*. Imagine que seu melhor amigo está batendo à sua porta para lhe dar notícias importantes. Você ouve as batidas, mas não se mexe para ir atendê-lo. A questão aqui é a responsividade. Um estudo realizado em 2017 descobriu que os Comedores Intuitivos valorizam mais o próprio corpo e são mais responsivos à consciência interoceptiva. Está tudo conectado. Curiosamente, a valorização do próprio corpo foi o fator atenuante escolhido pelas pessoas como resposta às mensagens sobre seu corpo. O desafio cultural, no entanto, é que o estigma do peso, combinado às influências do patriarcado e das políticas de saúde, nos condicionaram a não confiar em nosso corpo e nos sinais que ele nos envia.

Descobrimos que, quando precisamos explicar o CI a profissionais de saúde ou cientistas que não conhecem nosso trabalho (ou a pesquisa sobre o assunto), o melhor é começar pelo conceito de consciência interoceptiva. Isso atrai sua atenção e lhes permite ver a ligação com o Comer Intuitivo, bem como sua validade.

**TABELA 1.** Os princípios do Comer Intuitivo e a consciência interoceptiva

| Melhoram a consciência interoceptiva | Removem obstáculos à consciência interoceptiva |
|---|---|
| • Respeitar a sua fome<br>• Sentir a sua saciedade<br>• Descobrir o fator satisfação<br>• Movimentar-se – sentindo a diferença | • Rejeitar a mentalidade de dieta<br>• Fazer as pazes com a comida<br>• Desafiar o policial alimentar<br>• Lidar com as suas emoções com gentileza<br>• Respeitar o seu corpo<br>• Honrar a sua saúde com uma nutrição gentil |

## Estudos indicam os benefícios e as características do Comer Intuitivo

### Benefícios gerais

Em uma revisão recente das metanálises de 24 estudos publicados entre 2006 e 2015, o Comer Intuitivo foi associado aos seguintes benefícios (Ricciardelli, 2016):

- Maior satisfação e apreciação do corpo
- Funcionamento emocional positivo
- Mais satisfação com a vida
- Autoestima e otimismo incondicionais
- Resistência psicológica
- Maior motivação para atividades físicas, com foco no prazer e não na culpa ou na aparência

Foi constatada também uma correlação inversa entre o CI e o comer transtornado ou disfuncional (relação conturbada com a comida, mas que não configura um transtorno alimentar), a prática de fazer dietas, a baixa consciência interoceptiva e a internalização do ideal de magreza.

## Adolescentes

Sally Dockendorff e colaboradores (2011) adaptaram a Escala do Comer Intuitivo criada por Tylka para mais de 500 adolescentes do ensino fundamental. A equipe de Dockendorff identificou outro componente-chave do Comer Intuitivo: a confiança – confiar nos sinais inatos de fome e saciedade do corpo. Ou seja, não era suficiente estar atento aos sinais de fome e saciedade; os Comedores Intuitivos dessa faixa etária também confiavam no próprio corpo para lhes avisar quando e quanto comer. Considerando a crescente demonização de alimentos e o estigma do peso, desenvolver a confiança pode ser uma característica importante de Comedores Intuitivos de qualquer idade. Vale notar: Dockendorff relatou descobertas parecidas com os resultados de Tylka sobre mulheres universitárias (2006). As adolescentes que tiveram pontuação alta na ECI de Dockendorff tinham: (a) menor internalização dos ideais culturais de magreza, (b) menos insatisfação corporal e (c) menos transtornos do humor. Os Comedores Intuitivos tiveram pontuações melhores no nível de satisfação com a vida e se sentiam mais bem-dispostos. É um resultado significativo, pois as adolescentes são especialmente vulneráveis às flutuações hormonais e à pressão do grupo para se encaixarem no padrão, o que pode influenciar o humor e a satisfação com a vida.

## Impacto das escolhas alimentares na saúde de Comedores Intuitivos

Alguns críticos demonstram preocupação com um dos componentes-chave do Comer Intuitivo, a permissão incondicional para comer qualquer alimento desejado e sempre que se sente fome. Afirmam que, se as pessoas tiverem "permissão" para comer tudo que quiserem, isso resultaria em uma alimentação nada saudável e em aumento de peso. Para solucionar essa dúvida, Smith e Hawks (2006) organizaram um estudo envolvendo cerca de 350 universitários (homens e mulheres) e avaliaram como as escolhas alimentares daqueles que comiam de maneira intuitiva impactavam a saúde. Ao contrário do que esperavam os críticos, os estudantes com pontuação alta na escala de Hawks para o Comer Intuitivo (2004a) tinham uma alimentação mais variada e um índice de massa corporal mais baixo. Além disso, não havia ligação entre o Comer Intuitivo e a quantidade de *junk food* consumida. Ou seja, os participantes Intuitivos não tinham uma alimentação desbalanceada. Além disso, eles relataram sentir mais prazer em comer. Um dado interessante é que mais homens do que mulheres foram classificados como Comedores Intuitivos (173 e 124, respectivamente). Uma revisão acadêmica avaliou a relação entre o CI e indicadores de saúde e descobriu que o CI estava associado a melhores pressão sanguínea, colesterol e quantidade de comida ingerida (Van Dyke & Drinkwater, 2014).

**Uma observação sobre o Índice de Massa Corporal:** O IMC é problemático, porque não reflete com exatidão a condição de saúde da pessoa. Na realidade, ele é duvidoso como indicador de saúde (trataremos disso mais a fundo na pág. 261).

Pesquisas preliminares indicam que o Comer Intuitivo está associado à estabilidade do peso (Tylka et al., 2019), que pode ser um importante fator determinante de saúde. Por outro lado, o efeito sanfona (perder e ganhar peso repetidas vezes) pode aumentar o risco de desenvolver uma doença cardíaca ou diabetes tipo 2 (Bacon e Aphramor, 2011).

Algumas pessoas podem perder peso ao adotar os princípios do CI, especialmente se essa abordagem as ajudou a satisfazer suas necessidades de autocuidado. No entanto, seria um erro promover o CI como método de emagrecimento; isso prejudicaria e interferiria no processo, pois o CI é um processo interno, enquanto o foco no peso é baseado em algo externo. Isso seria também filosoficamente contra o movimento Saúde em Todos os Tamanhos (HAES, na sigla em inglês para *Health at Every Size*), que abordaremos mais detalhadamente na pág. 267, e reforça o estigma do peso. Um estudo prospectivo (que acompanha os participantes enquanto são expostos aos fatores que se quer analisar em vez de partir das consequências) de três anos de duração explica esse problema. As mulheres que estavam tentando emagrecer tiveram uma *redução* na ECI no terceiro ano do estudo, em comparação com sua pontuação inicial (Leong e Gray, 2016). Essas mulheres tiveram também um aumento na compulsão alimentar, o que parece confirmar as pesquisas que associam as dietas a tais comportamentos.

O principal objetivo do Comer Intuitivo é cultivar uma relação saudável com a comida, a mente e o corpo. Trata-se de um modelo de peso neutro, isto é, o foco não está no tamanho do corpo, mas em recuperar a relação com a comida.

## Saúde e bem-estar

A psicologia da saúde positiva foca nos aspectos mais positivos do caráter da pessoa, tais como otimismo, alegria e gratidão, e vários estudos mostram que ela prevê os futuros níveis de saúde e bem-estar. Esses efeitos se acumulam e se multiplicam com o tempo, tornando as pessoas mais saudáveis, mais integradas socialmente, mais eficientes e mais resilientes. Também há benefícios documentados de tais estados para a saúde física, o que inclui níveis mais baixos de cortisol (substância química do estresse) e menos inflamação. Um estudo realizado por Tylka e Wilcox (2006) com 340 universitárias mostrou que dois pilares do Comer Intuitivo – (1) comer por razões físicas, não emocionais e (2) confiar nos sinais internos de fome e saciedade para determinar quando e quanto comer – contribuem fortemente para o bem-estar psicológico, incluindo otimismo, resistência psicológica (um indicador de resiliência e da capacidade de se recuperar de adversidades), autoestima incondicional, influência positiva, estratégia proativa e resolução de problemas sociais.

As conclusões do estudo destacam a importância de a pessoa conseguir detectar e satisfazer suas emoções e seus sinais biológicos de fome e saciedade, pois a percepção e a consciência desses estados têm forte ligação com o bem-estar. Essas conclusões validam muitos dos princípios do Comer Intuitivo *(respeitar a sua fome, sentir a sua saciedade, lidar com as suas emoções com gentileza, rejeitar a mentalidade de dieta)*.

**Transtornos alimentares.** Um estudo alemão se voltou especificamente para a relação entre o CI e indivíduos com uma série de transtornos alimentares (Van Dyck et al., 2016). Além de comprovar pela primeira vez que pessoas com tais transtornos tinham pontuação reduzida em CI, esse trabalho sugeriu que a ECI poderia ser uma ferramenta útil para monitorar o progresso da recuperação. Isso é reforçado por outras pesquisas, o que indica que seria válido usar o CI na prevenção e no tratamento de transtornos alimentares. Foi feito também um estudo com ex-atletas que indicou que o CI pode ajudar a melhorar o comer disfuncional e fazer os esportistas reaprenderem a confiar nos seus sinais corporais de fome e saciedade depois que param de competir (Plateau et al., 2016).

O estudo mais promissor até agora (Richards et al., 2017) levantou a seguinte questão: será que os pacientes com transtornos alimentares podem aprender a comer de maneira intuitiva? A conclusão foi um retumbante sim. Esse estudo-piloto de dois anos descobriu que os princípios do Comer Intuitivo podiam ser efetivamente ensinados em um tratamento em ambiente hospitalar. Houve uma melhora geral entre os pacientes com anorexia nervosa, bulimia nervosa e transtorno alimentar não especificado (TANE). Cabe observar, no entanto, que o cérebro subnutrido pode ter dificuldade em detectar os sinais de fome e que o distúrbio da gastroparesia (lentidão do esvaziamento gástrico), capaz de levar a uma saciedade permanente, não dá um ponto final preciso à alimentação. Com o restabelecimento de uma nutrição adequada, esses sinais se tornam mais confiáveis e perceptíveis.

Um estudo de 2019 realizado por uma equipe de pesquisadores europeus analisou 86 pessoas – 44 com anorexia nervosa e um grupo de controle de 42 pessoas saudáveis – para avaliar as relações entre o Comer Intuitivo, a recuperação do transtorno alimentar e a sensibilidade interoceptiva (que foi medida nos dois grupos pela já descrita frequência cardíaca percebida). Esse estudo chegou a uma série de descobertas fundamentais:

- As pessoas do grupo de controle com a pontuação mais alta em Comer Intuitivo também tinham a sensibilidade interoceptiva mais alta (nada surpreendente, mas uma boa validação).
- Depois que as pessoas com anorexia nervosa apresentaram boa recuperação, evidenciada pelo ganho de peso graças a um período mais longo de internação hospitalar, elas tiveram uma pontuação maior tanto na avaliação da sensibilidade interoceptiva quanto na do Comer Intuitivo.

- Nos dois grupos, uma sensibilidade interoceptiva mais forte significava um Comer Intuitivo igualmente mais forte.

Esse é um estudo muito promissor para a recuperação de transtornos alimentares!

**Diabetes.** Pesquisas em desenvolvimento sugerem que os programas de CI podem ser uma ferramenta valiosa para melhorar o controle do nível de açúcar no sangue (Wheeler et al., 2016; Willig et al., 2014). Nas crianças e adolescentes com diabetes melito tipo 1 foi observada uma correlação inversa entre a hemoglobina A1c e as pontuações em CI. O CI pode até ter mais importância no controle do diabetes porque as pessoas diabéticas correm mais risco de desenvolver transtornos alimentares e o CI é associado à diminuição do risco de se desenvolver um comer transtornado.

### Estudos de intervenção

Em 2017, participei (Evelyn) do podcast *Food Psych*, de Christy Harrison, sobre a psicologia da alimentação, e falei que uma das minhas motivações pessoais para escrever o *Intuitive Eating Workbook* foi fornecer um método padronizado para que os pesquisadores usassem em estudos de intervenção. Blair Burnette, da Universidade Virginia Commonwealth, ouviu essa entrevista e entrou em contato comigo para me apresentar uma ideia de pesquisa usando o *Workbook*. Dois anos depois, ela concluiu o estudo, que aplicou o *Workbook* em grupos de mulheres com idades entre 18 e 24 anos e individualmente. Os resultados foram bem interessantes:

- Diminuição na insatisfação corporal, na restrição alimentar, na frequência dos episódios de compulsão e de perda de controle alimentar, e na internalização do viés de peso (atitudes e crenças negativas sobre a pessoa por causa do seu peso, que dão origem ao estigma).
- Aumento na valorização corporal, na valorização das funcionalidades corporais, no Comer Intuitivo de maneira geral (e todas as subescalas da ECI), nos exercícios intuitivos e na satisfação com a vida.

Um estudo de curto prazo realizado recentemente (Boucher et al., 2016) usou uma combinação do CI com a terapia de aceitação e compromisso (ACT). A ACT é um processo de aconselhamento validado que estimula a flexibilidade psicológica por meio da atenção plena (*mindfulness*), baseado nos valores pessoais de cada um. As mulheres que concluíram a intervenção de três meses melhoraram nas seguintes áreas: compulsão alimentar, saúde mental geral, flexibilidade psicológica e Comer Intuitivo.

Um programa de intervenção de bem-estar realizado numa empresa por 10 semanas associou o CI e a atenção plena à solução de comportamentos alimentares problemáticos, uma consequência não intencional de muitos programas corporativos de bem-estar tradicionais porque eles focam na perda de peso (Bush et al., 2014). O grupo de intervenção teve melhorias na valorização corporal, no CI e nos comportamentos alimentares problemáticos, em comparação com o grupo de controle da lista de espera. Vale observar que o peso e o IMC não foram usados como indicadores de sucesso, porque o foco exclusivo no peso pode desencadear problemas na alimentação.

## Fatores que promovem ou prejudicam o Comer Intuitivo

Estudos mostram que muitos fatores influenciam o Comer Intuitivo, tais como os comentários e práticas alimentares dos pais e outros cuidadores, a autorrepressão de pensamentos e sentimentos, a aceitação e apreciação do corpo e a ocidentalização cultural, incluindo a exposição ao estigma do peso e à cultura da dieta. Esses estudos são descritos a seguir.

### Mensagens e práticas alimentares dos pais/cuidadores

**Hábitos alimentares dos pais.** Galloway e colaboradores (2010) avaliaram o impacto dos hábitos alimentares sobre o Comer Intuitivo e o Índice de Massa Corporal com um projeto de estudo inovador. Quase 100 estudantes entre 18 e 24 anos e seus pais responderam a questionários sobre como eram as práticas dos pais em relação à alimentação dos filhos durante sua infância. Exemplos das perguntas incluídas: Seus pais controlavam seu consumo de... :

- Doces (balas, sorvetes, bolos, tortas)?
- Salgadinhos (batata chips industrializada, etc.)?
- Alimentos gordurosos?

Depois, os pesquisadores mediram os níveis de Comer Intuitivo dos estudantes, usando a escala de Tylka. Os resultados mostraram que o monitoramento dos pais e a restrição de consumo alimentar tiveram um impacto significativo no comer emocional dos universitários e em suas pontuações na Escala do Comer Intuitivo.

As universitárias que tiveram sua alimentação monitorada e controlada pelos pais apresentavam: (a) comer emocional significativamente maior e (b) menos tendência a comer por razões físicas de fome e saciedade. A associação foi diferente para os estudantes do sexo masculino. Aqueles com pais que contavam ter imposto restrições ao consumo alimentar dos filhos não relataram um comportamento de comer emocional acima da média. Talvez a causa seja a maior pressão social sobre as mulheres para se adequarem ao ideal de magreza. Os pesquisadores concluíram que o controle da alimentação por parte dos pais pode ter consequências de longo prazo e contribuir para o desenvolvimento do comer emocional.

**Impacto das mensagens sobre o comer transmitidas por mães, pais, cuidadoras e cuidadores.** Kroon Van Diest e Tylka (2010) relatam resultados similares em seu estudo realizado com universitários. Eles criaram e validaram um questionário em que os estudantes deveriam classificar o nível de ênfase dada por seus pais/cuidadores aos seguintes tipos de comportamento durante sua criação:

- Disseram que você não deveria comer certos alimentos porque "ia ficar gorda/gordo".
- Conversaram sobre seguir dietas ou sobre restringir determinados alimentos muito calóricos.
- Comentaram que você estava comendo demais.

Um nível alto de mensagens sobre restrições à alimentação por parte dos cuidadores estava associado a pontuações baixas para Comer Intuitivo e altas no índice de massa corporal.

Esses estudos de CI sobre as práticas alimentares parentais contribuem para o escopo da pesquisa de L. L. Birch, que mostra que tentar restringir a alimentação dos filhos tem o efeito contrário, gerando uma desconexão com a fome natural e com os sinais de saciedade. No fim, os pais ou responsáveis acabam criando o problema que estavam tentando evitar. Esses estudos também confirmam muitos princípios do Comer Intuitivo, entre os quais: *desafiar o policial alimentar, respeitar a sua fome, sentir a sua saciedade* e *fazer as pazes com a comida*.

**Autorrepressão.** Autorrepressão é suprimir os próprios pensamentos, sentimentos ou necessidades, um fenômeno de gênero que influencia a saúde mental das mulheres. Apesar de isso não ter sido documentado em estudos com homens gays e outras pessoas no espectro de gênero, acreditamos que essa é uma forte possibilidade e que novas pesquisas seriam úteis à nossa compreensão. Imagina-se que o processo de autorrepressão comece na adolescência, uma fase vulnerável de insatisfação corporal e pressões sociais. Quando se reprimem, as mulheres jovens podem ignorar ou suprimir sinais fisiológicos ou de fome que entram em conflito com os conceitos sociais de magreza. A expressão de pensamentos, sentimentos ou necessidades parece ser um aspecto fundamental dos comportamentos alimentares saudáveis. Num estudo apenas com mulheres, sem outros indivíduos do espectro de gênero, Shouse e Nilsson (2011) analisaram a relação entre comer transtornado, Comer Intuitivo e autorrepressão. Eles descobriram que o Comer Intuitivo é ampliado quando uma mulher tem altos níveis de consciência emocional e níveis baixos de autorrepressão.

No entanto, quando havia uma consciência emocional alta associada a uma autorrepressão maior, as participantes apresentavam um comer mais transtornado e menos intuitivo. Os pesquisadores acreditam que, quando as mulheres têm clareza sobre seus pensamentos e sentimentos, mas se calam, os sinais de fome podem ficar confusos e, assim, diminuir a confiança nos sinais internos de fome e saciedade. As participantes mais intuitivas e com menos comer transtornado demonstravam alta consciência emocional e baixa autorrepressão. Os resultados desse estudo validam os princípios *desafiar o policial alimentar* e *lidar com as suas emoções com gentileza*. (Observação: mais pesquisas precisam ser feitas com indivíduos de todo o espectro de gênero.)

## Aceitação e apreciação do corpo

A capacidade de comer de maneira intuitiva é inata, mas suas chances de mantê-la vão depender do seu ambiente, o que inclui família, amigos e a exposição ao estigma do peso e à cultura da dieta, como mencionamos. O Comer Intuitivo pode ser comprometido por um ambiente sem aceitação e/ou que impõe regras alimentares rígidas que ignoram a experiência interior (como a fome ou a saciedade). Quando somos estimulados a ter uma visão crítica do nosso corpo, aprendemos a comer de forma desconectada, numa tentativa de controlar nossa aparência, em vez de escutar nosso corpo. Além disso, a pressão para emagrecer exercida por familiares, amigos, profissionais de saúde e até pela cultura em que cada um está inserido (em vez do estímulo à aceitação corporal) contribui para o foco na alimentação relacionada à aparência. Muitas pessoas se surpreendem ao saber que elogios à forma física podem expressar julgamento, como em "Você está ótima, quantos quilos perdeu?" ou "Eu adoraria ter um corpo como o seu".

### Modelo de aceitação do Comer Intuitivo

Uma série de estudos realizados por Tracy Tylka e colaboradores (Avalos e Tylka, 2006; Augustus-Horvath e Tylka, 2011) com aproximadamente 600 universitárias e 800 mulheres com idades entre 18 e 65 anos mostrou que realçar a função e a apreciação do corpo é fundamental para fazer com que a aceitação corporal se traduza em comportamentos intuitivos. Quando enfatizam a funcionalidade do corpo em vez da aparência, as mulheres têm mais chances de comer de acordo com os sinais biológicos enviados pelo corpo. Além disso, os pesquisadores descobriram que adotar uma atitude de valorização do corpo predizia o Comer Intuitivo, porque atitudes corporais favoráveis estão associadas a maior consciência dos sinais corporais e a maior tendência a respeitar esses sinais. Esses estudos indicam que é importante promover uma orientação corporal positiva com foco na valorização do corpo e na funcionalidade corporal, não na aparência – isso facilita o Comer Intuitivo.

Tylka e seus colegas descobriram que a apreciação corporal estava relacionada de forma única e positiva ao Comer Intuitivo em mulheres de diversas faixas etárias. Eles identificaram quatro aspectos característicos da apreciação corporal:

1. Ter uma opinião favorável do corpo seja qual for o tamanho e as imperfeições percebidas.
2. Ter consciência e atenção às necessidades do corpo.
3. Ter comportamentos saudáveis para cuidar do corpo.
4. Proteger o corpo rejeitando os ideais irreais propagados pela mídia.

Tylka e os outros pesquisadores envolvidos nos estudos acreditam que é importante desafiar o estereótipo da magreza como ideal ocidental e promover a aceitação da diversidade corporal.

## Objetificação

Em uma cultura em que as redes sociais reinam soberanas, é mais fácil para as pessoas compararem e criticarem o corpo umas das outras. Essa é uma forma de objetificação, na qual a autoestima da pessoa está associada à sua aparência. Isso é complicado, porque está ligado a comer transtornado, transtornos alimentares, problemas com a imagem corporal e com um Comer Intuitivo mais baixo. Um estudo fascinante com mais de 1.100 garotas adolescentes, realizado por uma equipe de pesquisadores chineses, descobriu que uma exposição maior a esse tipo de mensagem nas redes sociais está ligada a um comer menos intuitivo (Luo et al., 2019).

Esse estudo revelou que quanto mais as adolescentes eram alvo de objetificação no mundo virtual, menos comportamentos intuitivos apresentavam. Por sorte, a pesquisa descobriu dois fatores fundamentais na neutralização desses danos: (1) apreciação do corpo e (2) concepção mais ampla da beleza, incluindo características interiores e uma variedade de formatos e aparências. Aquelas que tinham uma definição mais abrangente de beleza foram associadas a um Comer Intuitivo mais elevado, mesmo estando sujeitas a objetificação on-line.

## Aceitação cultural

Uma série fascinante de estudos multiculturais feitos por Hawks e outros pesquisadores indica que, antes e durante os estágios iniciais da ocidentalização, os indivíduos nativos de seu país são Comedores Intuitivos, mas que esse processo é sacrificado em nome do ideal ocidentalizado de magreza (Hawks et al., 2004b; Madanat e Hawks, 2004). Durante a aculturação, o bombardeio de imagens irreais de magreza pela mídia internalizou nos povos analisados o padrão ocidentalizado de beleza, minando o Comer Intuitivo, enquanto o foco se deslocava na direção dos sinais externos de alimentação, ambos podendo causar transtornos alimentares. Esses estudos apoiam e validam o princípio 8, *respeitar o seu corpo.*

Seria um engano, no entanto, culpar apenas a mídia pela aculturação ocidental. Um livro profundo da estudiosa Sabina Strings, *Fearing the Black Body: The Racial Origins of Fat Phobia* (Temendo o corpo negro: Origens raciais da gordofobia), descreve como uma combinação de supremacia branca e patriarcado está nas raízes da gordofobia e do estigma do peso, surgidos na Europa no início do século XVI.

## Características do Comer Intuitivo

Juntos, os resultados desses estudos mostram que Comedores Intuitivos têm muitos atributos associados à saúde física e mental, como resumido na Tabela 2, pág. 42.

# Estudos sobre o tratamento para compulsão alimentar e a prevenção de transtornos alimentares

Até pouco tempo atrás, as pesquisas sobre transtornos alimentares se baseavam nos sintomas e na patologia, sem considerar os comportamentos alimentares positivos. Até que, em 2006, Tylka e Wilcox analisaram os conceitos do Comer Intuitivo e concluíram que eles eram distintos e que contribuíam de maneira única para o bem-estar psicológico – e que o CI é mais do que a ausência de sintomas de transtornos. Além disso, recomendaram que o CI faça parte do processo educativo para o tratamento de transtornos alimentares, pois poderia contribuir para o paciente se desenvolver e progredir na recuperação.

Um estudo recente (Young, 2011) revelou que o modelo do Comer Intuitivo é uma abordagem promissora para a prevenção de transtornos alimentares em campi universitários. Constatou-se que o CI tem mais apelo porque não carrega o estigma dos "transtornos alimentares", o que estimula a participação voluntária dos estudantes.

## Tratamento da compulsão alimentar

Um estudo promissor feito por Laura Smitham, da Universidade de Notre Dame, usou um programa de Comer Intuitivo de oito semanas (baseado em nosso livro) para tratar 31 mulheres diagnosticadas com compulsão alimentar (Smitham, 2008). Os resultados foram uma redução significativa do transtorno, tanto que as participantes já não atendiam aos critérios de diagnóstico de compulsão. Uma ressalva: esse estudo não teve um grupo de controle para comparação.

Um estudo de oito anos acompanhou quase 1.500 pessoas desde a adolescência até o início da idade adulta e mensurou Comer Intuitivo, comer transtornado e saúde psicológica (Hazzard et al., 2020). As pontuações mais altas em Comer Intuitivo no início do estudo, em 2010, bem como em 2018, estavam associadas a *menores* possibilidades de:

- Sintomas depressivos
- Baixa autoestima

- Insatisfação corporal
- Comportamentos de controle de peso não saudáveis
- Comportamentos de controle de peso extremos
- Compulsão alimentar

Esses resultados apontam o Comer Intuitivo como fator preditivo de uma saúde melhor – em termos psicológicos e comportamentais – em uma série de aspectos. O maior impacto positivo foi em relação à compulsão alimentar. Esse estudo é mais um a mostrar a contribuição única do Comer Intuitivo para o bem-estar psicológico, não se limitando a evitar a prática de fazer dieta e o comer transtornado.

Além disso, havia grupos de controle em dois estudos mais abrangentes sobre pessoas com compulsão alimentar usando uma abordagem semelhante a um processo de Comer Intuitivo que também resultou numa redução significativa no transtorno alimentar (Kristeller e Wolever, 2011). O tratamento realizado foi um programa de Comer com Atenção Plena (MB-EAT), desenvolvido por Jean Kristeller, que tem várias características equivalentes às do Comer Intuitivo, como mostrado no quadro da pág. 43. Embora o programa MB-EAT não tenha um componente específico *de rejeição à dieta*, Kristeller concorda que a dieta atrapalha a sintonia entre corpo e mente.

## Comer Intuitivo: a solução para a saúde e para a prevenção de transtornos alimentares

Pesquisas indicam que o CI é uma abordagem promissora e abrangente para levar a uma alimentação saudável, com benefícios físicos e psicológicos para a saúde. Como um número cada vez maior de pesquisas indica que Comedores Intuitivos comem alimentos variados, têm mais autoestima e maior resistência psicológica, bem como menos sintomas de transtorno alimentar, acreditamos que o Comer Intuitivo pode ser a solução para evitar o surgimento de um transtorno alimentar. Está na hora de fortalecer nossa autonomia, recuperar a alegria de comer e superar o alarmismo e a preocupação.

No próximo capítulo explicaremos por que está na hora de deixar de lado as políticas de saúde pública do tipo "luta contra a obesidade". Trata-se de um paradigma fracassado que provoca prejuízos como o estigma do peso e aumenta o risco de transtornos alimentares, cujos perigos estão documentados numa declaração oficial da Academia de Transtornos Alimentares dos Estados Unidos (pode ser visto em http://www.aedweb.org/home).

### Características do Comer Intuitivo

A tabela a seguir resume as descobertas feitas pelas pesquisas sobre as características do Comer Intuitivo.

**Observação:** Tenha em mente que as correlações do CI com bem-estar, satisfação com a vida, valorização corporal e menos problemas com alimentação provavelmente são um reflexo do grau de exposição ao estigma do peso e da própria cultura da dieta.

**TABELA 2.** Características do Comer Intuitivo

| Comedores Intuitivos têm menos... | Comedores Intuitivos têm mais... |
|---|---|
| • Comer transtornado | • Autoestima |
| • Níveis elevados de triglicerídeos | • Bem-estar e otimismo |
| • Comer emocional | • Variedade de alimentos consumidos |
| • Autorrepressão (supressão dos pensamentos, sentimentos e necessidades) | • Valorização e aceitação do corpo |
| | • HDL (colesterol bom) |
| | • Consciência interoceptiva |
| • Comer descontrolado | • Prazer em comer |
| • Compulsão alimentar | • Enfrentamento proativo |
| • Internalização do viés de peso | • Resistência psicológica |
| • Pressão arterial elevada | • Autoestima incondicional |
| • Insatisfação corporal | • Satisfação com a vida |

## Semelhanças entre o Programa Comer com Atenção Plena e os princípios do Comer Intuitivo

| Componentes do Programa Comer com Atenção Plena | Princípios do Comer Intuitivo |
|---|---|
| • Treinar a consciência da fome<br>• Saborear e ter prazer em comer<br>• Consciência da saciedade<br>• Escolhas alimentares baseadas no gosto pessoal e na saúde<br>• Consciência neutra do comer (sem julgamentos)<br>• Satisfazer as necessidades emocionais de forma saudável<br>• Aceitação do corpo sem julgamentos<br>• Exercício físico gentil | • Respeitar a sua fome<br>• Descobrir o fator satisfação<br>• Sentir a sua saciedade<br>• Fazer as pazes com a comida<br>• Honrar a sua saúde com uma nutrição gentil<br>• Desafiar o policial alimentar<br>• Lidar com as suas emoções com gentileza<br>• Respeitar o seu corpo<br>• Movimentar-se – sentindo a diferença |

CAPÍTULO 2

# CANSADOS DE DIETAS

"Eu simplesmente não aguento mais fazer dieta, você é a minha última esperança." Sandra havia passado a vida inteira fazendo regimes e sabia que não suportava mais isso. Ela já tinha tentado de tudo: dieta paleolítica, Whole 30, Keto (cetogênica), sem glúten, sem lactose, sem açúcar, Vigilantes do Peso... São tantas que é difícil enumerar. Sandra era uma profissional da dieta. No início era divertido, até estimulante. "Eu sempre achava que *daquela vez* ia ser diferente." E assim o ciclo se repetia a cada nova dieta ou plano alimentar, a cada verão. Mas, depois de um tempo, o peso perdido sempre era recuperado.

Sandra tinha chegado ao seu limite. Só que, àquela altura, estava mais obcecada que nunca por comida e por seu corpo. Sentia-se ridícula. "Já deveria ter resolvido isso há muito tempo." Ela não sabia que a exposição ao estigma do peso, a ideia de que seu corpo não era bom e o *processo* de fazer dieta para "consertá-lo" é que a tinham deixado assim. *Fazer dieta* a tornou mais preocupada com o que comia. *Fazer dieta* fez da comida sua inimiga. *Fazer dieta* a levou a se sentir culpada se não optasse por alimentos diet (mesmo quando não estava oficialmente de dieta). *Fazer dieta* acionou em seu corpo o mecanismo de defesa de diminuir o metabolismo para combater a fome autoinduzida.

Sandra levou anos para entender de verdade que dietas não funcionam (sim, ela sabia disso na teoria, mas sempre achou que com ela seria diferente). Embora muitos especialistas e consumidores concordem que dietas da moda não funcionam, é difícil para toda uma nação influenciada pelo estigma do peso e, portanto, obcecada por seu corpo acreditar que mesmo uma "dieta comedida" é inútil. Sandra passou grande parte da vida presa à mitologia social da era moderna – ao compromisso cultural de ser "magra e saudável", à "esperança na melhor dieta" –, já que tinha 14 anos quando fez sua primeira tentativa nesse sentido.

Aos 30 anos, ela se viu num beco sem saída. Apesar de não suportar a ideia de fazer outra dieta, não percebia que grande parte de seus problemas alimentares fora causada *justamente* pelo hábito de fazer dieta e pelos vários planos alimentares que tinha tentado ao longo da vida. Sandra também estava frustrada e zangada: "Sei tudo sobre dietas." De fato, ela sabia de cor as quantidades de calorias e os nutrientes de cada alimento, como um banco de dados ambulante. Atenção: não é por falta de conhecimento que as dietas dão errado. Se não houvesse o desejo de escapar do estigma do peso e bastasse saber tudo sobre alimentos e nutrientes para se sentir confortável com o próprio corpo, quase ninguém recorreria a dietas. Há muita informação disponível (escolha qualquer revista de estilo de vida ou saúde ou pesquise na internet e você encontrará uma infinidade de material sobre dietas e comparações de alimentos).

Além disso, quanto mais você se esforça em seguir dietas, maior é o seu fracasso – é realmente muito frustrante fazer tudo "certo" e não alcançar o resultado que queremos. Quanto mais você restringe o que come, mais seu corpo e sua mente se adaptam para sobreviver à fome autoimposta. Para suas células, você está tentando matá-las. Depois de um tempo, o cérebro libera substâncias que estimulam você a procurar grandes quantidades de comida para sobreviver. Os desejos vão aumentando até você não conseguir mais resistir. Para muita gente, a pressão para comer pode chegar ao descontrole. É como prender a respiração: você tem a ilusão de que pode controlar seus pulmões apenas com força de vontade, mas em determinado momento o corpo não aguenta mais segurar, porque precisa de oxigênio para sobreviver, e, quando você finalmente desiste, sai um ofegar desesperado em vez de um inspirar suave.

# Efeito desgaste

Dietas sucessivas (ou algum tipo de restrição alimentar com o propósito de emagrecer) causam consequências cumulativas, que podem ser passageiras ou crônicas, dependendo de por quanto tempo a pessoa fez dieta, e podem se manifestar em conjunto ou isoladamente.

Na época em que foi ao consultório, Sandra tinha os sintomas clássicos do efeito desgaste. Não estava apenas exausta de fazer dietas, também comia menos do que precisava e sentia fome o tempo todo. Seu corpo estava faminto e seu metabolismo, totalmente desregulado. Alguns outros sintomas do efeito desgaste de dietas sucessivas:

- *A simples ideia de começar uma dieta desperta desejos e vontades* por alimentos "proibidos", como sorvete, chocolate e biscoitos.
- *Comer compulsivamente ao terminar uma dieta e sentir culpa por isso.* Um estudo mostrou que as compulsões pós-dieta ocorrem com 49% das pessoas que acabaram uma.
- *Confiar pouco em si mesmo em relação a comida.* Compreensivelmente, cada dieta ensinou você a *não* confiar no seu corpo nem na comida que colocou nele. Mesmo que o problema esteja na dieta, o fracasso continua a minar sua relação com a comida.
- *Sentir que você não merece comer* porque acredita que seu corpo não se encaixa na hierarquia definida pela cultura da dieta.
- *A duração da dieta vai ficando cada vez menor.* Essa incapacidade de fazer dieta por períodos mais longos pode levar a pessoa a acreditar que não consegue emagrecer. Mas as dietas criam uma situação fadada ao fracasso, como já mencionado. O corpo é muito inteligente e foi programado para sobreviver, então se aperfeiçoa a cada restrição alimentar autoimposta.
- *A Última Ceia.* É comum que, antes de começar uma dieta, as pessoas aproveitem para comer coisas que serão "proibidas" . As quantidades do que se come costumam aumentar nessa fase, que pode durar alguns dias. A Última Ceia parece ser o último passo antes do "detox", quase uma festa de despedida à comida. Para Marilyn, uma paciente nossa, *toda* refeição era como se fosse a última. Ela comia até ficar estufada,

morrendo de medo de nunca mais comer. Claro! Marilyn fazia dieta desde os 11 anos – mais de dois terços da vida passados em restrição alimentar! Tinha tentado períodos de jejum e uma série de programas de passar fome. Para seu corpo, havia sempre uma dieta à espreita, então era melhor comer enquanto podia. Cada refeição era um alívio para a fome.

- *Isolamento social.* Como é difícil manter a dieta saindo para jantar ou indo a festas, acaba sendo mais fácil recusar esse tipo de convite. No início, evitar comer em ocasiões sociais pode parecer uma decisão sensata, mas isso vira um problema na hora de voltar à cena social. Há sempre o medo de não ser capaz de manter o controle. Não é incomum que essa experiência seja reforçada pela ideia de "economizar calorias para a festa", o que geralmente significa comer muito pouco antes do evento. O problema é que, quando chega à festa, a pessoa sente uma fome avassaladora e perde o controle.
- *Metabolismo preguiçoso.* A cada dieta o corpo aprende a se adaptar melhor para a próxima fase de fome autoimposta (outra dieta). O metabolismo desacelera à medida que o corpo utiliza cada caloria com o máximo de eficiência, como se fosse a última. Quanto mais radical a dieta, mais ela empurra o corpo para o modo sobrevivência. Esse efeito virou manchete quando um estudo feito pelo reality show *O grande perdedor* mostrou que, seis anos depois, o metabolismo dos participantes ainda *estava programado* para consumir uma média de 700 calorias por dia. Ainda pior era o fato de que tinham perdido quase 5 quilos de massa muscular (Fothergill et al., 2016). Manter o metabolismo abastecido é como alimentar uma fogueira: se você tira a madeira, o fogo diminui. Da mesma forma, precisamos ingerir determinada quantidade de calorias para manter o metabolismo, senão o corpo compensa o déficit diminuindo o ritmo. Parte dessa compensação se dá com a canibalização do tecido muscular, usando-o como fonte de energia (pois ele tem a capacidade de converter aminoácidos da proteína muscular em glicose, em um processo chamado gliconeogênese).
- *Recorrer à cafeína para passar o dia.* Muitas pessoas consomem café e bebidas dietéticas em exagero com o objetivo de manter a energia mesmo estando desnutridas.
- *Transtornos alimentares.* Por fim, para alguns, dietas sucessivas são o

primeiro passo para um transtorno alimentar que inclui restrição, purgação e/ou compulsão. Pesquisas mostram que 35% das pessoas que fazem dieta vão desenvolver comer transtornado e, em 30% a 45%, esse quadro evoluirá para um transtorno alimentar (Shisslak e Crago, 1995). Infelizmente, esse estudo, publicado muitos anos atrás, não foi atualizado porque há pouco ou mesmo nenhum interesse por parte dos pesquisadores tradicionais pelos prejuízos das dietas e sua ligação com comer transtornado e transtornos alimentares. Além disso, poucos estudos sobre a perda de peso avaliam as consequências negativas da restrição alimentar.

Embora sentisse que não suportaria nem mais uma dieta, Sandra ainda apresentou o fenômeno da Última Ceia (frequente em pacientes que atendemos pela primeira vez). Ela comeu uma quantidade muito maior que a habitual e ainda vários de seus alimentos preferidos (achou que estava dando adeus a eles). Era como se estivesse se preparando para uma longa viagem e colocasse roupas extras na mala. Só pensar em enfrentar suas questões alimentares a deixava num estado mental pré-dieta, algo bem comum.

Ainda que Sandra estivesse começando a entender que fazer dieta não ajuda em nada, o desejo de ser magra não tinha mudado, o que era claramente um dilema. Ela continuava apegada ao fascínio do ideal de magreza imposto pela cultura da dieta, como forma de escapar do estigma do peso.

## O paradoxo da dieta

Em nossa sociedade, a busca pela magreza virou o grito de guerra da cultura da dieta, sob o pretexto da saúde e do bem-estar. Comer um único pedaço de qualquer coisa com alto teor de carboidratos – os supostos alimentos não saudáveis – é passível de punição com a sentença irrevogável de "culpado" por cumplicidade no crime. Mas você pode ser colocado em liberdade condicional por "bom comportamento", que significa começar uma nova dieta ou ter a intenção de emagrecer. É assim que tem início o ciclo de privação da dieta – a batalha entre restrição e permissividade. Bolachas de água e sal numa semana, sorvete e bolo de chocolate na outra.

"Sinto culpa só de o caixa do mercado ver o que estou comprando", lamentou uma paciente, que por acaso estava com o carrinho cheio de frutas, vegetais, grãos integrais, macarrão e um potinho de sorvete *de verdade*. É como se vivêssemos num estado de vigilância alimentar comandado pela máfia da comida. E a todo momento surge alguma dieta nova que você não pode deixar de experimentar. Exagero? Que nada. Há um bom motivo para essa percepção – trata-se de uma confluência de fatores.

## A medicalização e a política de peso corporal

Até o início dos anos 2000, a busca pelo emagrecimento girava em torno dos setores da beleza e do condicionamento físico. Mas isso mudou com os seguintes fatos políticos:

- Em 2002, o presidente americano George W. Bush declarou guerra à gordura, o que levou ao que Sonya Renee Taylor chama de "terrorismo do corpo" em seu ótimo livro *The Body Is Not an Apology* (O corpo não é um pedido de desculpa).
- Em 2010, a então primeira-dama americana Michelle Obama lançou uma campanha para resolver a "epidemia" de "obesidade" infantil, o que criou uma nova forma de culpa para os pais.
- Em 2013, a Associação Médica Americana votou *contra* seu comitê científico ao declarar "obesidade" uma doença, apesar de não haver evidências suficientes para sustentar essa afirmação. De repente, o tamanho do corpo por si só se tornou uma doença, com base não em ciência, mas em voto popular e nos incentivos financeiros dos reembolsos das receitas para perda de peso.

Um dos fatores preditivos mais fortes de ganho de peso são as dietas, seja qual for o peso corporal da pessoa (O'Hara e Taylor, 2018) – o que é uma grande ironia, dada a medicalização da busca pelo emagrecimento. Se fossem avaliadas segundo os mesmos padrões dos medicamentos, as dietas não seriam sequer aprovadas para uso! Diversas pesquisas mostram que se valer de restrições alimentares com o objetivo de perda de peso – *mesmo aquelas prescritas por médicos ou nutricionistas* – não é eficaz a longo prazo, tampouco sustentável, além de ser prejudicial. Mesmo assim, a medicina continua a prescrever a perda de peso. É uma versão moderna do Efeito Semmelweis, que é a rejeição de uma evidência nova porque ela contradiz as normas, convicções ou paradigmas estabelecidos. Esse reflexo cultural recebeu o nome do médico que descobriu que pacientes podiam ser salvos se os médicos lavassem as mãos, mas Semmelweis foi sumariamente demitido e virou alvo de zombaria de colegas de profissão, que consideraram sua ideia absurda. Depois, sua tese foi comprovada, mas isso só veio a acontecer após sua morte. (Veja o quadro "Dietas aumentam o risco do efeito sanfona", pág. 56.)

Consequentemente, enquadrar a "obesidade" como doença e epidemia legitimou a busca pela magreza nos setores de beleza, nutrição e condicionamento físico. De repente, perder peso passou a ser um imperativo moral e de saúde. O problema é que o emagrecimento em nome da saúde perpetua o estigma do peso e o efeito sanfona, além de aumentar o risco de transtornos alimentares e prejudicar a relação da pessoa com a comida, a mente e o corpo. Acrescente a isso os meios de comunicação populares, que amplificam essas mensagens em reportagens com base em estudos sem comprovação, e as redes sociais, com seus influenciadores e anúncios publicitários. O resultado é um desastre. Um breve panorama:

## Publicidade

Um estudo publicado em 1993 no periódico *Eating Disorders: The Journal of Treatment and Prevention* verificou que, entre os anos 1973 e 1991, os anúncios de produtos de emagrecimento (alimentos dietéticos, suplementos emagrecedores e dietas) aumentaram de maneira quase linear. Dado o crescimento da indústria de emagrecimento desde então, esse número sem dúvida vem se multiplicando. Atualmente, quase metade da população americana adulta está fazendo esforço para emagrecer (Mundell, 2018).

Os pesquisadores também observaram uma tendência paralela na ocorrência de transtornos alimentares. Eles acreditam que a pressão da mídia (por meio da publicidade) para se fazer dieta é uma grande influência na tendência de transtornos alimentares.

Antes de as propagandas de cigarro serem proibidas nos Estados Unidos, alguns dos nomes de produtos exibidos em outdoors com mensagens sutis para as mulheres remetiam a silhuetas longilíneas, como Ultraslim e Virginia Slims. O anúncio dos cigarros Kent "Slim Lights" mais pareciam de clínica de emagrecimento, pois as legendas destacavam as palavras "longo", "fino" e "leve". Não é de surpreender que o Centro de Controle de Doenças americano (CDC) tenha atribuído o aumento no número de mulheres fumantes ao desejo de serem mais magras. Infelizmente, escutamos alguns pacientes em nosso consultório considerando a ideia de começar a fumar, ou usar o cigarro eletrônico, como recurso para perder peso.

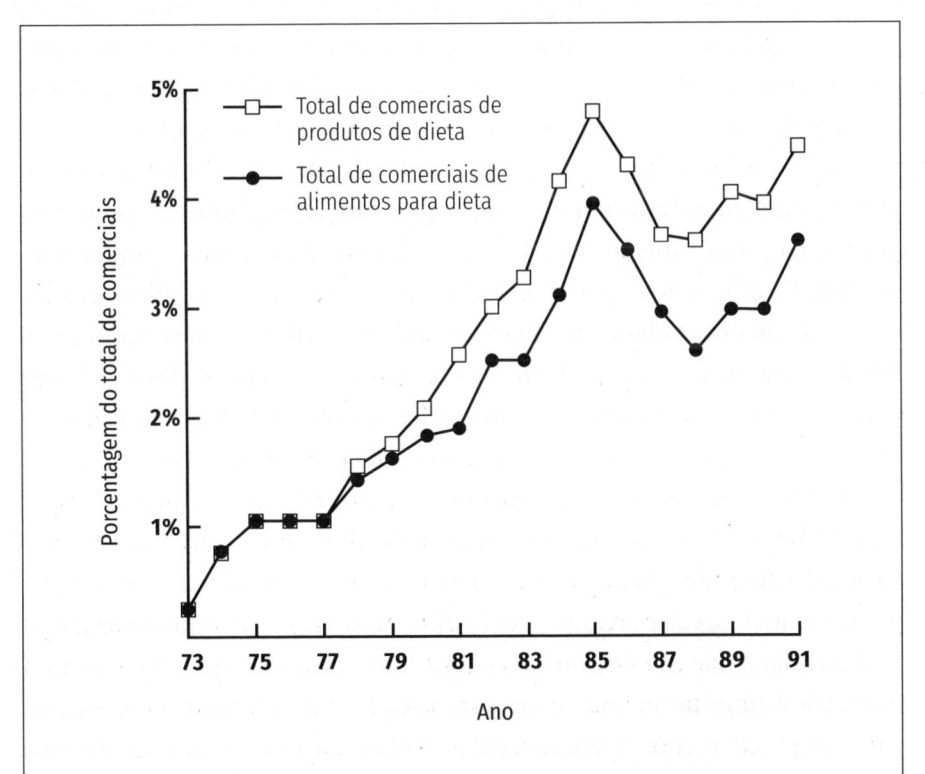

Número total de comerciais de produtos de dieta e número total de comerciais de alimentos para dieta como percentual do total de comerciais, 1973-1991.

Reproduzido com a permissão de Wiseman, Claire e outros, "Increasing pressure to be thin: 19 years of diet products in television commercials", em *Eating Disorders: The Journal of Treatment & Prevention* 1(1):55, 1993.

## Mídia

Artigos de revistas, redes sociais e filmes também estimulam a insatisfação corporal e a pressão para que as pessoas sejam magras. Segundo a Beauty Redefined, organização não lucrativa dedicada a promover uma imagem corporal positiva, as representações de corpos femininos em todos os meios de comunicação diminuíram bastante nos últimos 30 anos.

Mas a perda de peso e a forma do corpo não são um problema exclusivo das mulheres (embora elas claramente sofram mais pressão nesse sentido). A proliferação de comerciais de cervejas light nos Estados Unidos plantou a semente da consciência corporal também na mente dos homens – afinal, uma barriga tanquinho é melhor do que uma barriga de chope. Não é coincidência que no fim dos anos 1980 tenham sido lançadas revistas voltadas para o público masculino, tais como *Men's Fitness* e *Men's Health*.

Embora a busca por formas esguias tenha atravessado a barreira de gênero, infelizmente surgiu a primeira geração de vigilantes do peso. Um perturbador modismo de fazer dieta está afetando a saúde das crianças americanas. Estudos chocantes mostraram que as crianças em idade escolar estão ficando obcecadas com o peso, o que é reflexo de uma nação obcecada. Em todo o país, crianças de até 6 anos têm medo de ficar gordas e cada vez mais precisam ser tratadas de transtornos alimentares que ameaçam sua saúde e seu desenvolvimento. Consequência da pressão social pela magreza.

Em 2019, para completar, os Vigilantes do Peso dos Estados Unidos (Weight Watchers) lançaram um aplicativo chamado Kurbo, para crianças a partir de 7 anos. Com fotos de antes e depois, a novidade foi alvo de críticas por parte de profissionais de saúde e organizações que lutam contra transtornos alimentares.

Fazer dieta não só *não funciona* como, junto com o estigma do peso, está na raiz de muitos problemas. É um paradoxo, pois muita gente recorre a isso para emagrecer ou por "razões médicas". Veja o que os números dos Estados Unidos têm a dizer sobre dietas e estigma do peso:

- Tanto adultos quanto crianças apresentam peso corporal maior do que nunca.
- O peso recuperado no efeito sanfona expõe ainda mais as pessoas ao estigma do peso.

- Os transtornos alimentares estão aumentando. A incidência mais do que dobrou do período de 2000 a 2006 para o período de 2013 a 2018, saltando de 3,5% para quase 8% (Galmiche et al., 2019).
- Procedimentos de lipoaspiração contabilizaram mais de 1.200 quilos de gordura removidos no período de 1982 a 1992. Um estudo mostrou que em apenas um ano a gordura já retorna, só que para outra parte do corpo. A lipoaspiração é o procedimento cirúrgico estético mais realizado nos países ocidentais (Bellini et al., 2017).

## A dieta não consegue vencer a biologia

Fazer dieta é uma forma de jejuar por um curto espaço de tempo. Por consequência, na primeira oportunidade que a pessoa tem de *realmente* se alimentar, o ato de comer muitas vezes é vivido com tamanha intensidade que parece incontrolável, como um ato de desespero. Quando a fome biológica se instala, todas as intenções de manter um plano alimentar soam fúteis e paradoxalmente irrelevantes.

Embora comer intensamente possa parecer algo descontrolado e pouco natural, trata-se de uma reação normal ao jejum e às dietas. No entanto, a alimentação pós-dieta é muitas vezes vista como "falta de força de vontade" ou falha de caráter. Aos poucos, dieta após dieta, essa interpretação destrói a confiança das pessoas em si mesmas. A cada violação da dieta, a cada situação de suposto descontrole alimentar, um tijolo é acrescentado à base da "mentalidade de dieta". Não se pode lutar contra a biologia. Quando está em situação de fome, o corpo precisa receber nutrientes e se restabelecer.

As pessoas se lamentam: "Se ao menos eu tivesse força de vontade..." Mas está claro que não se trata disso (embora os depoimentos entusiasmados que vemos em anúncios de clínicas de emagrecimento estimulem essa culpa inapropriada). Se a pessoa está desnutrida, seja por conta de uma dieta autoimposta ou por fome mesmo, ela *vai* ficar obcecada por comida.

Talvez você não faça dieta, mas se alimente de maneira controlada ou "leve" em nome da saúde e da forma física. Esse parece ser o termo adotado socialmente nos últimos anos no lugar de "fazer dieta". Para muitos, no entanto, é o mesmo problema alimentar, com os mesmos sintomas. Evitar carboidratos a todo custo – uma tendência que de vez em quando volta à moda como uma porta giratória – e sobreviver à base de alimentos low-carb é fazer dieta e geralmente resulta em subnutrição.

## Cultura da dieta

Não culpamos quem quer emagrecer, não há nenhuma vergonha nisso. É totalmente compreensível, por ser um subproduto da cultura da dieta e uma estratégia para sobreviver ao estigma do peso. É importante compreender a influência da cultura da dieta porque ela está em todo lugar, faz parte da nossa vida e pode nos afetar de formas nada óbvias. Gostamos da definição dada por Christy Harrison, que é certificada em Comer Intuitivo* e apresentadora do podcast *Food Psych*. A cultura da dieta é um sistema de crenças que:

- Cultua a magreza e a considera uma virtude moral e de saúde, o que significa que você pode passar a vida inteira se sentindo um grande erro só porque está longe do "ideal" inalcançável de magreza.
- Promove o emagrecimento como meio de melhorar sua posição social, o que significa se sentir compelido a investir tempo, energia e dinheiro na tentativa de diminuir o tamanho do corpo, apesar de as pesquisas mostrarem claramente que quase *ninguém* consegue manter a perda de peso intencional por mais que alguns anos.
- Demoniza determinadas formas de alimentação enquanto estimula outras, o que significa ser forçado a ser hipervigilante com o que come, a ter vergonha de fazer certas escolhas alimentares e a ter o foco desviado de seu prazer, seu propósito e sua força.
- Oprime as pessoas que não correspondem a essa suposta imagem de "saúde", o que prejudica desproporcionalmente mulheres, pessoas LGBTQIA+, pessoas com corpo grande, pessoas de cor e pessoas com deficiência, afetando sua saúde física e mental.

---

* Veja na pág. 445 informações sobre como se certificar em Comer Intuitivo.

O impacto da cultura da dieta e do estigma do peso se manifesta das seguintes maneiras:

- Crianças de 5 anos não comem o biscoito feito pela mãe e colocado na lancheira, por medo do que a professora e os amigos vão pensar delas.
- Pesagens realizadas nas escolas públicas americanas, que provocam vergonha nas crianças.
- Pessoas desconhecidas fazendo comentários sobre suas escolhas alimentares.
- Pessoas desconhecidas importunando um atleta por estar acima do peso.
- Tratar os exercícios físicos como uma penitência a ser cumprida pelo que foi ou será comido.
- Pressão sobre as noivas para que emagreçam a fim de "ficar bem" no vestido.
- Pressão sobre as mães para que "recuperem o corpo de antes" já no pós--parto.
- Conversas constantes sobre planos alimentares e dietas em quase todas as instâncias sociais, do escritório à igreja, do pátio do recreio a cerimônias de casamento, como se isso fosse normal.
- Eternas negociações e pedidos de desculpas por ter determinado corpo e pelo que está prestes a comer.
- Pessoas de corpo grande são mais afetadas por:
  - Impossibilidade de sentar em espaços e transportes públicos
  - Cintos de segurança de tamanho insuficiente nos aviões
  - Falta de oportunidade para se movimentar
  - Assistência médica negada (tratamentos de infertilidade, transplantes de órgãos, cirurgias de colocação de prótese no quadril e no joelho)

Essa conversa incessante sobre alimentos, nutrientes e corpo lembra o famoso Experimento da Fome de Minnesota, em que homens com idades entre 18 e 24 anos que não tinham problemas alimentares nem de imagem corporal passaram a conversar obsessivamente sobre comida (um sintoma de subnutrição) após serem submetidos a uma dieta de semi-inanição, simulando as condições de fome enfrentadas na Segunda Guerra Mundial. Os pesquisadores relataram que um homem não aguentava essa preocupação egocêntrica e disse se tratar de "masturbação nutricional" (Keys et al., 1950). Na cultura da dieta atual, esse tipo de conversa passou a ser considerado normal.

Não há nada de errado em querer ser saudável e se sentir bem. O problema é que a cultura da dieta dissimuladamente sequestrou a palavra "saúde", fazendo dela sinônimo de peso corporal – de perder peso ou ser magro, o que, na prática, restringe o que comemos. A saída é mudar o foco para os hábitos que auxiliam a saúde e são possíveis na vida de cada um. O peso não é um hábito nem um comportamento. A saúde não é um imperativo moral ou um requisito para alguém ser tratado com dignidade e respeito.

Há muitos tipos de dieta e muitos tipos de pessoa adepta de dietas. No próximo capítulo vamos analisar os diferentes estilos alimentares e conhecer os Comedores Intuitivos.

### Dietas aumentam o risco do efeito sanfona

Se passassem pelo mesmo escrutínio dos medicamentos, os programas de emagrecimento nunca seriam aprovados. Imagine, por exemplo, tomar por algumas semanas um remédio para asma que melhora a respiração mas que a longo prazo provoca novas crises de asma e ainda por cima danos aos pulmões. Você culparia a si mesmo por não ter se recuperado da asma e continuaria a tomar esse remédio? Claro que não. Pois saiba que as dietas funcionam assim, mesmo aquelas prescritas por um profissional de saúde. Você realmente embarcaria numa dieta (até mesmo as que se dizem menos rígidas) se soubesse que no final não daria certo? A busca pelo peso ideal é muito problemática, pois perpetua o efeito sanfona e afeta a relação da pessoa com a comida, a mente e o corpo. A relação entre fazer dieta e engordar ainda mais que antes é tão forte que o Conselho Nacional de Saúde e Pesquisa Médica da Austrália a classificou como evidência de nível "A", o que, segundo a acadêmica Fiona Willer, é o equivalente científico a relacionar tabagismo com câncer de pulmão!

A seguir citamos alguns estudos preocupantes que indicam que as dietas promovem o ganho de peso. (Uma ressalva: estes fatos sobre o ganho de peso no pós-dieta não significam que nós compactuamos com o estigma do peso, são meros dados científicos que confirmam o absurdo das dietas.)

- Uma equipe de pesquisadores da Universidade da Califórnia em Los Angeles (UCLA) analisou 31 estudos de longo prazo sobre o tema e concluiu que a prática de fazer dieta é um preditor consistente de ganho de peso: até dois terços das pessoas analisadas ganharam *mais* peso do que perderam (Mann et al., 2007).
- Uma pesquisa envolvendo quase 17 mil crianças com idades entre 9 e 14 anos concluiu que, "a longo prazo, fazer dieta para controlar o peso não só é ineficaz como pode promover o aumento de peso" (Field et al., 2003).
- Adolescentes que fazem dieta têm duas vezes mais risco de ganhar mais peso em comparação com aqueles que não fazem dieta, segundo um estudo de cinco anos (Neumark-Sztainer et al., 2006). Curiosamente, no início da pesquisa os adeptos de dietas não eram mais pesados que o outro grupo. Esse é um detalhe importante, porque, se quem faz dieta tivesse peso corporal maior, isso seria um fator de confusão – isto é, poderia apontar para outros fatores em vez da dieta (digamos, a genética).
- Um estudo envolvendo mais de 2 mil pares de gêmeos da Finlândia com idades entre 16 e 25 anos mostrou que a dieta em si, independentemente da genética, tem forte relação com um maior ganho de peso (Pietiläinen et al., 2011). Um gêmeo que embarcasse em um único episódio intencional de perda de peso tinha aproximadamente duas a três vezes mais probabilidade de ganhar mais peso, em comparação com seu irmão gêmeo que não tivesse feito dieta. Além disso, a cada dieta, o risco de ganhar peso aumentava mais.

A oscilação constante na balança, que é o engorda-emagrece provocado pela dieta, também é conhecida como efeito sanfona. O efeito sanfona em si é um fator de risco independente para doenças cardiovasculares, inflamações, pressão arterial alta e resistência à insulina, mas ele raramente é controlado em estudos abrangentes que associam peso a questões de saúde (Bacon e Amphamor, 2011). Dois estudos revelaram que o efeito sanfona é responsável por toda a mortalidade excessiva atribuída ao tamanho do corpo.

Estudos à parte, o que as suas experiências de emagrecimento mostraram? Muitos pacientes e participantes de workshops contam que sua primeira dieta foi fácil. Os quilos simplesmente evaporaram. Mas essa primeira experiência é uma armadilha de sedução que dá o pontapé inicial para a inútil tentativa de emagrecer com dieta. E dizemos que é inútil porque o corpo humano é muito engenhoso e programado para a sobrevivência.

Em termos biológicos, seu corpo percebe o processo da dieta como uma forma de inanição. Suas células não sabem que você está restringindo seu consumo alimentar voluntariamente. Seu corpo desacelera o metabolismo para o modo de sobrevivência primal e os desejos por alimentos crescem. A cada nova dieta, o corpo aprende e se adapta, resultando num efeito rebote de ganho de peso. O resultado é que muitos pacientes se sentem um fracasso, embora tenha sido a dieta que fracassou em atendê-los.

CAPÍTULO 3

# QUAL O SEU ESTILO DE COMER?

Talvez você ainda esteja de dieta e não saiba. Existem muitos estilos de comer que, na realidade, são formas inconscientes de fazer dieta. Muitos pacientes nossos disseram que *não* estavam de dieta, mas, após uma verificação mais atenta de como e o que comiam, comprovamos que estavam, sim. A cultura da dieta, com seus subterfúgios, se apropriou da linguagem da saúde, do estilo de vida e do bem-estar, até mesmo da atenção plena. Talvez seja possível seguir um plano alimentar em nome da saúde, mas na maioria das vezes isso é, na verdade, uma forma de restrição alimentar com o objetivo de emagrecer.

Veja um bom exemplo. Ted disse que, em seus 50 anos de vida, fez apenas quatro dietas rigorosas. Ao passar os olhos pelos títulos dos livros na estante do consultório (textos sobre compulsão alimentar, transtornos alimentares, etc.), ele comentou: "Você trata de problemas alimentares muito sérios... Bem, não é o meu caso." Ted obviamente não se via como um adepto de dietas, apenas como alguém que cuidava de sua alimentação. Na verdade, ele fazia dietas, sim, só que de modo inconsciente. Apesar de não estar ativamente seguindo regras, Ted comia *tão pouco* que quase desmaiava no período da tarde. A razão? A eterna insatisfação com o peso. Todo dia de manhã ele saía para andar de bicicleta por uma hora num circuito intenso em terreno acidentado e na volta tomava um café da manhã frugal. O almoço em geral era uma salada de frango com chá gelado (refeição com baixíssimo teor de carboidratos, embora pareça saudável). Quando chegava a hora do jantar, seu corpo estava implorando por comida. Ted não tinha apenas um alto déficit de calorias mas também de carboidratos. As noites viravam um festival de excessos. Ted achava que seu problema era o "volume de comida" e o "fraco por doces". O fato é que ele inconscientemente vivia de dieta, o que acionava os gatilhos biológicos da fome noturna e do desejo de açúcar (doces).

Alicia também não tinha consciência de que vivia de dieta. Ela procurou ajuda porque queria ter mais energia, e já na primeira consulta ficou clara sua relação problemática com a comida. Perguntada se fazia regime com frequência, Alicia ficou surpresa: "Como você sabe que já fiz um trilhão de dietas?" Apesar de garantir que estava confortável com seu corpo, ela vivia em guerra com os alimentos. Não confiava em si mesma quando o assunto era comida. Na realidade, Alicia fazia dieta desde criança. Embora no momento não estivesse fazendo oficialmente, ela havia incorporado (e ampliado) diversas regras a cada dieta feita, o que praticamente a impedia de comer normalmente. Essa "ressaca" é muito comum. A pessoa evita determinados alimentos a todo custo, acha que perdeu o controle quando come algum alimento "proibido", sente culpa quando infringe alguma regra sagrada autoimposta (como "Não comerás após as 18 horas!") e por aí vai.

A dieta inconsciente em geral acontece na forma de hábitos alimentares meticulosos, que em alguns casos evoluem para um comer transtornado e, depois, para um transtorno alimentar. Até mesmo as marcas de comida "light" e os programas de emagrecimento costumam enfatizar o foco na saúde. Os Vigilantes do Peso mudaram recentemente seu nome para WW (em vez de Weight Watchers) e trocaram os nomes das reuniões para workshops de bem-estar. Boa tentativa, estamos de olho em vocês.

Enquanto estiver fazendo algum tipo de dieta ou seguindo alguma restrição alimentar para reduzir suas medidas, você não vai se livrar das preocupações com a comida e o corpo. Seja uma dieta consciente ou inconsciente, os efeitos colaterais são os mesmos: o efeito desgaste, que se caracteriza por períodos de cuidado com a alimentação e outros de "escorregar" ou "chutar o balde", para depois pagar penitência com mais dieta ou com uma alimentação extremamente cuidadosa.

Neste capítulo vamos avaliar os diversos estilos de dieta e de comer para ajudar a entender onde você se encontra no momento. Depois você conhecerá o Comer Intuitivo, a solução para viver sem dieta.

## Estilos de comer

Para ajudar a explicar seu estilo de comer (ou de fazer dieta), identificamos alguns padrões característicos: o Cuidadoso, o Profissional de dieta e o Inconsciente. Todas se manifestam mesmo quando a pessoa não está oficialmente de dieta. É possível ter mais de um estilo de comer, embora a tendência seja assumir uma característica dominante. Também há situações pessoais e eventos que podem influenciar ou mudar sua "personalidade alimentar", como no caso de um paciente que era advogado tributarista: ele se encaixava no tipo Cuidadoso, mas, quando chegava a época do imposto de renda, virava um Inconsciente Caótico.

Você pode se ver ocasionalmente apresentando as características descritas nos três estilos principais. Observe se isso acontece com você e, caso se encaixe em uma destas três personalidades na maior parte do tempo, isso pode ser um problema.

Leia com atenção a descrição de cada estilo e veja qual delas reflete melhor o seu comportamento à mesa. Depois que você entende onde se encaixa, fica mais fácil aprender a se tornar um Comedor Intuitivo. Talvez você descubra, por exemplo, que estava seguindo algum tipo de dieta sem sequer ter consciência disso. Ou talvez descubra características que trabalham contra você sem seu conhecimento.

### O Cuidadoso

É aquela pessoa muito atenta a cada coisa que ingere. Era o caso de Ted (durante o dia). À primeira vista, os Cuidadosos são "perfeitos", pois são muito conscientes dos aspectos nutricionais. Aparentemente, preocupam-se com a saúde e o condicionamento físico (objetivos nobres que são admirados e reforçados pela sociedade), mas hoje em dia sabemos que esse comportamento pode ser uma condição chamada ortorexia.

**Estilo:** Há uma gama de comportamentos alimentares que os Cuidadosos podem apresentar. Num extremo, eles ficam angustiados com cada pedaço de comida que ingerem. As idas ao supermercado são oportunidades de passar horas analisando os rótulos dos produtos. Nos restaurantes, interrogam o garçom (o que tem naquele prato, como ele é preparado) e querem garantias de que seu pedido está sendo preparado da maneira que gostam. O que tem de errado nisso? Ler os rótulos e ser assertivo no restaurante não são cuidados com a saúde? Talvez. A diferença está na intensidade da vigilância e na capacidade de deixar de lado qualquer culpa em relação a suas escolhas alimentares. Os Cuidadosos tendem a ser muito rígidos e a monitorar a quantidade e a qualidade daquilo que comem.

A pessoa do estilo Cuidadoso pode passar a maior parte do dia planejando a refeição ou o lanche seguinte, sempre preocupada com o que vai comer. Embora não esteja oficialmente de dieta, sua mente está – e a recrimina por cada alimento "não saudável" (isto é, com açúcar ou gordura) ingerido. O Cuidadoso oscila entre o interesse genuíno pela saúde e a alimentação controlada em nome da imagem corporal.

Às vezes ele é guiado pelo tempo ou pelos eventos. Há quem seja meticuloso durante a semana para ter o "direito de comer" e "se esbaldar" no fim de semana ou numa festa. Só que os fins de semana representam 104 dias do ano e as "farras" podem levar a um comer desconectado. Consequentemente, não é incomum que Cuidadosos considerem começar uma dieta ou seguir o plano alimentar da moda.

**O problema:** Não há nada de errado em estar interessado no bem-estar de seu corpo. O problema é quando esse comer "cuidadoso" (no limite da militância) afeta uma relação saudável com a comida e provoca um impacto negativo no corpo. O problema é a rigidez. Quando observada com atenção, a pessoa do estilo Cuidadoso parece empenhada em converter para seu modo de comer qualquer um que esteja disposto a ouvi-la. É sua identidade e fonte de orgulho. Ela pode não fazer dieta, mas examina cada situação alimentar, inclusive as escolhas das pessoas ao seu redor.

## O Profissional de dieta

Os Profissionais de dieta são facilmente identificados, pois estão sempre seguindo algum plano alimentar. Em geral, experimentam a dieta da moda, leem o livro mais recente sobre o assunto ou usam a mais nova estratégia de emagrecimento. Muitas vezes sua dieta é fazer jejum – ou "jejum intermitente". O Profissional de dieta sabe tudo sobre porções, calorias e "truques", embora esteja sempre embarcando numa nova dieta porque a anterior não funcionou. Hoje em dia, o Profissional de dieta também é versado na contagem de nutrientes.

**Estilo alimentar:** Assim como os Cuidadosos, os Profissionais também têm características alimentares criteriosas. A diferença é que o Profissional de dieta escolhe os alimentos de olho na perda de peso, quase sempre com a desculpa da saúde (com a cultura da dieta cada vez mais difundida, essa linha está ficando progressivamente mais incerta, porque para muitas pessoas magreza é sinônimo de saúde). Quando não está oficialmente de dieta, o Profissional está pensando na próxima que vai fazer e chega a acordar esperançoso de que "hoje vai ser um dia bom para recomeçar" (mais uma vez).

O Profissional de dieta tem um grande conhecimento sobre o assunto, mas isso não é de muita ajuda. Muitos têm episódios de compulsão ou partem para a Última Ceia depois de comer um alimento proibido. A razão disso é que os adeptos de dietas sucessivas acreditam que não vão mais comer daquilo, que amanhã começarão um novo plano alimentar ou que vão recomeçar do zero. É melhor comer agora, é sua última chance. Obviamente, o Profissional de dieta fica frustrado com esse círculo vicioso. Ele faz dieta, perde peso, recupera, exagera aqui e ali e então volta à dieta.

**O problema:** É difícil viver assim. A subnutrição crônica geralmente resulta em comer excessivo ou em episódios periódicos de compulsão.

A frustração de não conseguir emagrecer é tão grande que alguns Profissionais de dieta tomam laxantes, diuréticos e remédios, o que pode ser bem perigoso. E, como esses recursos não funcionam, eles podem experimentar métodos radicais, como a restrição crônica, que pode desencadear a anorexia nervosa, ou episódios de purgação (por exemplo, vomitar depois de um episódio de compulsão), que pode levar à bulimia nervosa. Embora a anorexia e a bulimia se devam a questões psicológicas (e a muitas outras questões, inclusive genéticas, sociais e familiares), várias pesquisas já mostraram que fazer dietas sucessivas é um gatilho comum para o surgimento de um transtorno alimentar. Um estudo revelou que quem faz dieta antes de completar 15 anos tem oito vezes mais probabilidade de desenvolver um transtorno alimentar do que um adolescente que nunca fez dieta.

## O Inconsciente

O Inconsciente geralmente está acostumado a comer e fazer outra coisa ao mesmo tempo, como ver TV, ler ou mexer no celular – seja jogando, vendo redes sociais ou acessando outra coisa. Por causa das sutilezas e da falta de consciência, pode ser difícil identificar esse estilo. Existem muitos subtipos de Inconscientes.

**O Inconsciente Caótico.** Em geral tem uma vida atribulada, cheia de atividades e afazeres. O estilo de alimentação caótico é aleatório, ou seja, a pessoa consome qualquer coisa que estiver disponível (biscoitos, fast-food, etc.). A nutrição é importante para este subtipo, mas não no *momento crítico* do caos. Os Inconscientes Caóticos estão tão ocupados resolvendo problemas que muitas vezes só percebem a fome biológica quando já estão famintos. Passam longos períodos sem comer.

**O Inconsciente Antirrecusa.** Essa pessoa é vulnerável à mera disponibilidade de comida, não importando se está saciada ou com fome. Baleiros, recipientes expostos em salas de reuniões ou no balcão da cozinha em geral não saem ilesos se há algum Inconsciente Antirrecusa por perto. Na maior parte do tempo, no entanto, essa pessoa nem se dá conta de que *está* comendo, muito menos da quantidade – ela automaticamente pega algumas balas no caminho para o banheiro, por exemplo. Encontros sociais que giram em torno de comida, como churrascos e aniversários de criança, são especialmente desafiadores para esse subtipo.

**O Inconsciente Antidesperdício.** Valoriza cada centavo que gasta com comida. Sua vontade de comer costuma ser influenciada pela ideia de obter o máximo de comida possível em troca do dinheiro gasto. Não desperdiça nada e costuma limpar o prato (e os dos outros também). Não é incomum que esse tipo de pessoa coma os restos deixados pelos filhos ou pelo parceiro.

**O Inconsciente Emocional.** O subtipo Inconsciente Emocional usa a comida como forma predominante de lidar com as emoções, principalmente as negativas, como estresse, raiva e solidão. Apesar de achar que seu problema está na alimentação, esse comportamento costuma ser apenas um sintoma de uma questão mais profunda. O comportamento alimentar do Inconsciente Emocional varia de recorrer a uma barra de chocolate em momentos tensos a compulsões crônicas que envolvem grandes quantidades de comida.

**O problema:** Comer de forma inconsciente é um problema se resultar no hábito crônico do comer em excesso (o que é fácil de ocorrer quando se come sem prestar muita atenção).

Saiba que é no espaço *entre* o primeiro e o último pedaço que acontece o lapso de consciência. Sem essa de "Nossa, acabou!". Por exemplo, você já comprou um saco grande de doces ou de pipoca no cinema e começou a comer até que *de repente* seus dedos estavam raspando o fundo vazio? Esse é um exemplo simples de comer desatento. Mas ele também acontece num nível intenso, numa espécie de estado alterado. Nesse caso, a pessoa não tem consciência do que está comendo, do que a levou a comer e nem mesmo do sabor. Ela se desliga da comida.

## Quando seu estilo de comer trabalha contra você

O estilo de comer do Cuidadoso, do Profissional de dieta e do Inconsciente acabam, com o tempo, se tornando uma forma ineficaz de comer. A solução para a frustração: se esforçar ainda mais, com uma nova dieta! De início, a nova dieta empolga e traz esperança, mas por fim não funciona, mais uma vez. Fica mais difícil seguir as regras e restrições, e, mesmo depois de retomar seu estilo alimentar, você pode se sentir mais desconfortável que antes.

Isso acontece porque as regras internas ficam mais fortes a cada dieta, e essas regras muitas vezes perpetuam a sensação de culpa em relação à comida, mesmo quando a pessoa não está oficialmente de dieta. Além disso, os efeitos biológicos da dieta (conforme descritos no Capítulo 6) tornam cada vez mais difícil ter uma relação normal com a comida.

O Comedor Intuitivo é uma exceção. É o único estilo alimentar que não trabalha contra você e que pode ajudar a encerrar sua guerra pessoal com seu corpo, a comida e a mente.

## Apresentando o Comer Intuitivo

Os Comedores Intuitivos respondem aos sinais internos de fome e comem o que querem com satisfação, sem culpa e sem dilema ético. Não tiveram seu estilo de comer natural afetado. No entanto, está cada vez mais difícil não sofrer influência da cultura da dieta, considerando o bombardeio de mensagens sobre nutrientes, alimentos e peso na publicidade, nas redes sociais e por parte dos profissionais de saúde.

Quando descrevemos as características básicas do Comer Intuitivo às pessoas que atendemos, é incrível a frequência com que ouvimos respostas do tipo "Minha esposa é assim" ou "Meu namorado é assim". Quando perguntamos a essa pessoa como é a *sua* relação com a comida e o corpo, ela diz: "Sem problemas!"

Pense nas crianças de até 3 anos. Elas são Comedoras Intuitivas por natureza, praticamente alheias às mensagens da sociedade sobre comida e imagem corporal. As crianças têm uma sabedoria inata em relação aos alimentos, basta não interferir. Elas não comem de acordo com regras de dietas ou em nome da saúde. Estudo após estudo mostra que, se puderem comer espontaneamente e tiverem acesso livre aos alimentos, elas comerão o que precisam. É extremamente difícil para um pai ou mãe preocupado fazer isso – confiar que a criança tem uma capacidade inata para comer! (Veja o Capítulo 16 para mais informações sobre como criar Comedores Intuitivos.)

Um estudo fundamental realizado por Leann Birch e publicado no *New England Journal of Medicine* confirmou que as crianças em idade pré-escolar têm uma capacidade inata para regular sua alimentação de acordo com a necessidade que seu corpo tem para se desenvolver. Isso vale mesmo quando a alimentação dos pequeninos parece ser um pesadelo. O estudo mostrou que o consumo de calorias variava muito de refeição para refeição, mas que se equilibrava ao longo do tempo. Muitos pais supõem que as crianças não conseguem regular adequadamente sua ingestão de alimentos, então adotam estratégias coercitivas na tentativa de garantir uma boa nutrição aos filhos. Pesquisas anteriores realizadas por Birch e colaboradores indicam que essas estratégias de *controle* são contraproducentes.

De modo semelhante, o psicólogo Philip Costanzo, da Universidade Duke, descobriu uma forte associação entre crianças em idade escolar com mais peso e o nível de restrição imposto a sua alimentação. Mesmo mães e pais bem-intencionados interferem no Comer Intuitivo. Quando os responsáveis tentam contrariar os sinais naturais de alimentação da criança, o problema só piora, ao invés de melhorar.

Quando o bebê é alimentado sempre que emite sinal de fome e param de alimentá-lo quando ele mostra que está saciado, isso pode desempenhar um papel importante no desenvolvimento inicial do Comer Intuitivo. Essa é uma das razões para estarmos tão animadas com o desmame conduzido pelo bebê (ver Capítulo 16).

Infelizmente, pais, mães e outros cuidadores e cuidadoras também foram influenciados pela cultura da dieta. Por causa do estigma do peso, é comum temer que a criança venha a ser prejudicada se tiver um corpo grande. Daí muitos responsáveis bem-intencionados as pressionarem em relação a quantidades e tipos de alimento. O trabalho inovador da terapeuta e nutricionista Ellyn Satter mostrou que, se você conseguir fazer com que as pessoas responsáveis não pressionem as crianças, com o tempo elas passarão a comer *menos*. Por quê? Porque começam a ouvir e entender seus sinais internos de fome e saciedade. Além disso, elas sabem que terão o que comer. Segundo Satter, "as crianças que sofrem restrições alimentares na tentativa de emagrecer passam a se preocupar com comida, temem não ter o suficiente à disposição e ficam mais propensas a comer demais quando têm a chance". Descobrimos que isso vale também para adultos que fazem dieta. Só que as pessoas adultas já passaram anos e anos com o Comer Intuitivo reprimido dentro de si. Em vez de esperar uma mudança de atitude por parte dos pais, isso precisará vir de dentro – no sentido de combater o desvirtuado culto ao corpo propagado pela cultura da dieta.

Por sorte, *todas as pessoas têm a capacidade inata do Comer Intuitivo;* ela só foi suprimida dentro de nós, especialmente pela prática de fazer dieta. Este livro é dedicado a mostrar como despertar seu Comedor Intuitivo.

## Como o Comer Intuitivo é reprimido

À medida que crescemos, as mensagens contraditórias começam a se infiltrar em nossa mente – desde as primeiras influências dos comerciais de comida até os adultos que, embora bem-intencionados, nos mandam "limpar o prato". O problema não acaba com o fim da infância. São muitas as forças externas que influenciam o nosso modo de comer e podem tolher o Comer Intuitivo.

**Dietas.** Já explicamos os danos que as dietas crônicas promovem, entre eles:

- Aumento da compulsão alimentar
- Diminuição da taxa metabólica
- Aumento da preocupação com comida
- Aumento da sensação de privação
- Aumento da sensação de fracasso
- Diminuição da força de vontade

Isso só serve para minar sua confiança em sua capacidade de lidar com comida e para levar você a confiar em fontes *externas* para orientar sua alimentação (programas alimentares, dietas, o que comer ou não comer em quais horas do dia, regras alimentares e assim por diante). Quanto mais você procura fontes externas para "julgar" se sua alimentação está adequada, *mais* você se afasta do Comer Intuitivo, pois ele se baseia nos *seus* sinais internos.

**Mensagens catastróficas.** As mensagens sobre alimentação saudável estão em toda parte, desde organizações de saúde sem fins lucrativos a empresas propagandeando os benefícios de seus produtos. A ideia central de todas elas? Que você pode melhorar sua saúde dependendo do que come. Em contrapartida, a cada passo (ou mordida) em falso você está um passo mais perto do túmulo. Estamos exagerando? Não. Veja algumas manchetes recentes encontradas em uma mera pesquisa no Google:

- "12 alimentos que podem matar você", na revista *Men's Journal*
- "16 alimentos que você não sabia que podem matá-la", na revista *Cosmopolitan*
- "Alimentação ruim causa mais mortes no mundo que o cigarro, afirma estudo", no jornal *The Washington Post*

Esse tipo de mensagem desperta em muita gente culpa por comer coisas "erradas" e desorientação quanto ao que deveria comer.

Não estamos dizendo que você deve ignorar a importância de uma alimentação saudável. Claro que não. No entanto, quando você tem uma mentalidade de dieta, a quantidade de mensagens sobre "alimentação saudável" pode incutir-lhe ainda mais culpa pelo que escolhe comer. Considere as seguintes estatísticas:

- Em 2015, uma pesquisa da Harris Poll com mais de 2 mil participantes dos Estados Unidos apontou que quase 8 em cada 10 mulheres e 7 em cada 10 homens sentem culpa ao comer.
- Em 2013, o jornal *The Guardian* publicou que três quartos das mulheres no Reino Unido (24 milhões) afirmaram se sentir culpadas com frequência pela quantidade de alimentos que comem.

Tudo indica que esse efeito é maior entre a população feminina. Uma pesquisa Gallup feita por encomenda da Associação Dietética Americana mostrou que as mulheres se sentem mais culpadas que os homens em relação ao que comem (44% vs. 28%). Será que isso acontece porque as mulheres fazem dieta com mais frequência? Ou porque elas são alvos preferenciais de mensagens e anúncios de alimentos e saúde? (Pense no número de revistas femininas.) As mulheres são as principais responsáveis por cuidar da saúde da família, bem como das questões de alimentação e nutrição. Elas são o alvo ideal.

Sinceramente, a não ser que você tenha assassinado o cozinheiro ou o agricultor, não deve sentir culpa por suas escolhas alimentares. Isso acaba com a alegria de comer. É por causa do fator culpa, entre outros motivos, que é contraproducente estabelecer uma alimentação com foco em nutrientes e alimentos específicos como prioridade *inicial* do processo de Comer Intuitivo. No começo *ignoramos* a questão nutricional, porque ela interfere no processo de reaprendizagem do comer. Heresia? Não. É possível respeitar e obedecer a nutrição; ela só não pode ser a principal prioridade se você passou a vida inteira de dieta. Veja da seguinte forma: você concentrou toda a sua atenção na nutrição, mas isso funcionou? Mesmo o programa de alimentação mais nutritivo (incluindo a contagem de nutrientes) pode ser adotado como mais uma forma de dieta. Aliás, já vimos pessoas tentando, involuntariamente, transformar o Comer Intuitivo em dieta.

Para saber se você já é um adepto do Comer Intuitivo ou se precisa de algum trabalho adicional, veja a "Escala de Avaliação do Comer Intuitivo", pág. 72. Trata-se de uma adaptação da pesquisa que define as características do CI.

Você pode recuperar seu Comer Intuitivo, mas primeiro tem que se livrar das regras da mentalidade de dieta que mantêm o Comer Intuitivo em segundo plano. No próximo capítulo, vamos apresentar rapidamente os princípios básicos do CI. O restante do livro vai lhe mostrar, passo a passo, como se tornar um Comedor Intuitivo.

| RESUMO DOS ESTILOS DE COMER | | |
|---|---|---|
| Estilo de comer | Razão | Característica |
| Cuidadoso | Condicionamento físico e saúde | Parece se alimentar perfeitamente, embora se angustie com cada bocado de comida e seu efeito no corpo. Passa a impressão de ser dedicado à saúde e à boa forma. |
| Profissional de dieta | Redução do tamanho do corpo | Vive fazendo dieta. Costuma experimentar as dietas da moda e acompanhar os últimos livros lançados sobre o assunto. |
| Inconsciente | Come e faz outra coisa ao mesmo tempo | Muitas vezes não tem consciência de que está comendo nem das quantidades. Sentar-se para apenas comer é encarado como perda de tempo. Costuma comer enquanto faz outra coisa, em nome da produtividade. Há vários subtipos. |
| Inconsciente Caótico | Vida atribulada | Alimentação aleatória, apressada, quando há comida disponível. Parece se desenvolver na tensão. |
| Inconsciente Antirrecusa | Disponibilidade de comida | Especialmente vulnerável a lanches ou alimentos disponíveis em bufês ou áreas comuns da casa e do trabalho. |
| Inconsciente Antidesperdício | Comida de graça | Pessoa que é impulsionada a comer pelo preço pago. É suscetível a bufês liberados e comida gratuita. |
| Inconsciente Emocional | Emoções desconfortáveis | Come para lidar com o estresse ou com emoções desconfortáveis, principalmente quando está só. |
| Intuitivo | Fome biológica | Faz escolhas alimentares sem sentir culpa ou enfrentar dilemas éticos. Respeita a fome e a saciedade e tem prazer em comer. |

## ESCALA DE AVALIAÇÃO DO COMER INTUITIVO

Este questionário avaliará se você é um Comedor Intuitivo ou, talvez, que pontos precisa trabalhar. É uma adaptação da pesquisa de Tracy Tylka sobre o nosso modelo de Comer Intuitivo. Esta avaliação atualizada foi validada para ser aplicada a homens e mulheres. Em cada questão, marque aquela que melhor descreve você.

1. Eu tento evitar comidas ricas em gordura, carboidratos ou calorias
☐ Discordo completamente ☐ Discordo ☐ Neutro ☐ Concordo ☐ Concordo completamente

2. Eu como quando estou emotivo(a) (por exemplo: ansioso(a), deprimido(a), triste), mesmo não estando com fome
☐ Discordo completamente ☐ Discordo ☐ Neutro ☐ Concordo ☐ Concordo completamente

3. Se eu estiver com vontade de comer um certo tipo de comida, eu me permito comer
☐ Discordo completamente ☐ Discordo ☐ Neutro ☐ Concordo ☐ Concordo completamente

4. Eu fico triste comigo mesmo(a) se como algo que não é saudável
☐ Discordo completamente ☐ Discordo ☐ Neutro ☐ Concordo ☐ Concordo completamente

5. Eu como quando me sinto sozinho(a), mesmo não estando com fome
☐ Discordo completamente ☐ Discordo ☐ Neutro ☐ Concordo ☐ Concordo completamente

6. Eu confio no meu corpo para me dizer *quando* comer.
☐ Discordo completamente ☐ Discordo ☐ Neutro ☐ Concordo ☐ Concordo completamente

7. Eu confio no meu corpo para me dizer *o que* comer.
☐ Discordo completamente ☐ Discordo ☐ Neutro ☐ Concordo ☐ Concordo completamente

8. Eu confio no meu corpo para me dizer *o quanto* comer.
☐ Discordo completamente ☐ Discordo ☐ Neutro ☐ Concordo ☐ Concordo completamente

9. Eu tenho "comidas proibidas" que não me permito comer
☐ Discordo completamente ☐ Discordo ☐ Neutro ☐ Concordo ☐ Concordo completamente

10. Eu uso a comida para me ajudar a aliviar minhas emoções negativas
☐ Discordo completamente ☐ Discordo ☐ Neutro ☐ Concordo ☐ Concordo completamente

11. Eu como quando estou estressado(a), mesmo não estando com fome
☐ Discordo completamente ☐ Discordo ☐ Neutro ☐ Concordo ☐ Concordo completamente

12. Eu consigo lidar com minhas emoções negativas (ansiedade, tristeza) sem ter que usar a comida como uma forma de conforto
☐ Discordo completamente ☐ Discordo ☐ Neutro ☐ Concordo ☐ Concordo completamente

13. Quando eu estou entediado(a), eu NÃO como alguma coisa só por comer
☐ Discordo completamente ☐ Discordo ☐ Neutro ☐ Concordo ☐ Concordo completamente

14. Quando me sinto sozinho(a), eu NÃO uso a comida como uma forma de conforto
☐ Discordo completamente ☐ Discordo ☐ Neutro ☐ Concordo ☐ Concordo completamente

15. Eu descobri outras formas, diferentes de comer, para lidar com o estresse e a ansiedade
☐ Discordo completamente ☐ Discordo ☐ Neutro ☐ Concordo ☐ Concordo completamente

16. Eu me permito comer a comida que eu tenho vontade naquele momento
☐ Discordo completamente ☐ Discordo ☐ Neutro ☐ Concordo ☐ Concordo completamente

17. Eu NÃO sigo dietas ou regras que definem o que, como e quanto eu devo comer
☐ Discordo completamente ☐ Discordo ☐ Neutro ☐ Concordo ☐ Concordo completamente

18. Na maioria das vezes, eu tenho vontade de comer comidas nutritivas
☐ Discordo completamente ☐ Discordo ☐ Neutro ☐ Concordo ☐ Concordo completamente

19. Principalmente, eu como alimentos que ajudam meu corpo a funcionar bem
☐ Discordo completamente ☐ Discordo ☐ Neutro ☐ Concordo ☐ Concordo completamente

20. Principalmente, eu como alimentos que dão disposição e energia para meu corpo
☐ Discordo completamente ☐ Discordo ☐ Neutro ☐ Concordo ☐ Concordo completamente

21. Eu confio na minha fome para me dizer quando comer
☐ Discordo completamente ☐ Discordo ☐ Neutro ☐ Concordo ☐ Concordo completamente

22. Eu confio na minha sensação de saciedade para me dizer quando devo parar de comer
☐ Discordo completamente ☐ Discordo ☐ Neutro ☐ Concordo ☐ Concordo completamente

23. Eu confio no meu corpo para me dizer quando devo parar de comer
☐ Discordo completamente ☐ Discordo ☐ Neutro ☐ Concordo ☐ Concordo completamente

### Forma de avaliar
**As questões 1, 2, 9, 10, 11 são pontuadas assim:** Discordo completamente = 5 / Discordo = 4 / Neutro = 3 / Concordo = 2 / Concordo completamente = 1
**As demais questões são pontuadas assim:** Discordo completamente = 1 / Discordo = 2 / Neutro = 3 / Concordo = 4 / Concordo completamente = 5
Quanto maior a pontuação, mais intuitivo é o comer.

### Fontes
1. Tylka, Tracy L. "Development and psychometric evaluation of a measure of intuitive eating". *Journal of Counseling Psychology* 53(2), abril de 2006: 226-40.
2. Tylka, T. L. "A psychometric evaluation of the Intuitive Eating Scale with college men". *Journal of Counseling Psychology*, 60(1), janeiro de 2013: 137-53.

### Referência da escala adaptada ao Brasil
1. Referência: Da Silva et al. (2018). "A psychometric investigation of Brazilian Portuguese versions of the Caregiver Eating Messages Scale and Intuitive Eating Scale-2", em *Eating and Weight Disorders-Studies on Anorexia, Bulimia and Obesity*, 1-10.

**CAPÍTULO 4**

# PRINCÍPIOS DO COMER INTUITIVO: VISÃO GERAL

Só quando você prometer parar com as dietas e assumir o compromisso de comer de maneira intuitiva é que vai se libertar da prisão do efeito sanfona e das obsessões alimentares. Neste capítulo, você vai conhecer os princípios básicos do Comer Intuitivo. Para cada conceito veremos uma explicação breve e o relato de um ou dois casos.

A conquista mais significativa de todo e toda paciente que citamos foi o desenvolvimento de uma relação saudável com a comida e com o próprio corpo. Ao seguir os 10 princípios do Comer Intuitivo, você vai normalizar e resgatar sua relação com a comida. E não esqueça que estes 10 princípios são simplesmente diretrizes e não novas regras para serem convertidas em mais uma dieta. A vontade de emagrecer deve ser colocada em segundo plano, para não sabotar o processo de resgate da sua relação com os alimentos, a mente e o corpo.

O Comer Intuitivo é um trabalho interno – trata-se de prestar atenção nas mensagens do corpo através da consciência interoceptiva. Se você se concentrar no peso, o processo será prejudicado. Manter o foco na balança introduz imediatamente um fator externo, criando assim uma barreira entre sua sabedoria interior e suas escolhas alimentares. Não temos nada contra as pessoas emagrecerem como efeito não intencional do Comer Intuitivo. Muita gente faz confusão sobre essa importante diferença de perspectiva, inclusive meios de comunicação e profissionais de saúde.

Ao longo do livro, cada princípio será discutido passo a passo, em detalhes. Depois você pode voltar a este capítulo para uma recapitulação.

**PRINCÍPIO 1.** REJEITAR A MENTALIDADE DE DIETA

Jogue fora os livros e artigos que oferecem a falsa esperança de emagrecer de modo rápido, fácil e permanente. Rejeite a cultura da dieta que promove o emagrecimento e perpetua as mentiras que fizeram você se sentir um fracasso sempre que uma dieta parava de funcionar e você recuperava todo o peso perdido. Se ainda restar uma pequena esperança de que apareça uma dieta melhor, você não estará livre para redescobrir o Comer Intuitivo.

James passou praticamente a vida inteira de dieta. No começo, eram as pequenas restrições que a mãe lhe impunha, mas no final ele já estava na dieta da proteína líquida, que lhe proporcionara seu mais recente "sucesso" de curta duração. Quando foi ao consultório, James reclamou que estava com seu maior peso. Ele sabia que não suportaria mais nenhuma dieta, mas se sentia culpado, pois achava que "deveria". *Rejeitar a mentalidade de dieta* era uma etapa essencial para James. Ele descobriu que o fracasso não era seu, mas uma consequência do próprio sistema de dieta.

Hoje em dia, James é um convicto ex-adepto de dietas que descobriu a saída por meio do Comer Intuitivo. Já não acha mais que "deveria" estar de dieta. Fez as pazes com seu corpo e está satisfeito e surpreso por conseguir ter prazer com a comida sem sentir culpa, ainda por cima comendo tudo de que gosta. Ironicamente, James vê o chefe pulando de dieta em dieta, mas sabe que dietas são a forma mais rápida de provocar um curto-circuito em uma relação saudável com a comida.

**PRINCÍPIO 2.** RESPEITAR A SUA FOME

Mantenha seu corpo fisiologicamente alimentado com a energia e os nutrientes necessários, senão você pode desencadear um estímulo primal para o comer excessivo. Quando se atinge o ápice da fome, todas as intenções de uma alimentação moderada e consciente se tornam efêmeras e irrelevantes. Aprender a respeitar esse primeiro sinal biológico prepara o terreno para a reconstrução da confiança em si mesmo e na comida.

Para Tim, um médico sempre ocupado, uma etapa fundamental para se tornar um Comedor Intuitivo foi aprender a respeitar sua fome. Tim fez dietas ao longo de toda a faculdade de Medicina, enquanto tentava cumprir uma agenda frenética de mais de 80 horas de trabalho por semana. Ignorava a fome quase incessante, pois achava que não merecia comer por conta do seu tamanho. No meio da tarde, perdia o controle e atacava pacotes de salgadinhos. Por conta desse comer caótico, ele quase sempre tinha pouca energia.

Tim aprendeu a prestar atenção em seus sinais biológicos de fome e passou a respeitá-los, reservando tempo para se alimentar. Ele sabe que, se não der ouvidos aos roncos de seu estômago e não tomar café da manhã antes de sair para o trabalho, não vai conseguir se concentrar no que os pacientes disserem durante as consultas. Tim aprendeu a *respeitar a sua fome*.

Desde que se tornou um Comedor Intuitivo, Tim passa o dia cheio de energia. Acabaram os ciclos de restrições e excessos que o atormentaram durante 20 anos e ele agora está confiante de que esse ciclo inútil ficou para trás.

**PRINCÍPIO 3.** FAZER AS PAZES COM A COMIDA

Peça uma trégua e pare de brigar com a comida! Dê a si mesmo permissão incondicional para comer. Convencer-se de que não pode ou não deve comer determinado alimento pode provocar fortes sensações de privação, que, por sua vez, despertam desejos incontroláveis e eventuais episódios de compulsão. Quando você enfim "se rende" aos seus alimentos proibidos, o ato de comer se dá com tamanha intensidade que em geral leva a excessos como a Última Ceia e a uma culpa avassaladora.

Nancy é garçonete de um restaurante sofisticado que oferece uma enorme variedade de opções calóricas e deliciosas. Antes de se tornar uma Comedora Intuitiva, ela fazia um esforço enorme para se privar de todas aquelas tentações. Todos os dias ia embora do trabalho cansada fisicamente e assombrada por visões das coisas que achava que não deveria comer. Nancy se manteve firme e forte até marcar a primeira consulta. De repente, na semana anterior ao dia combinado, ela só pensava em comer. E como comeu!

Nancy sofreu o efeito Última Ceia, que acompanha a privação intensa. Teve essa reação por não se permitir comer as coisas de que mais gostava. Achava que qualquer nutricionista lhe confirmaria que precisava abrir mão para sempre dessas coisas e seguir um plano alimentar rígido. Segundo nos relatou, ela sentiu medo e irritação ao pensar nas privações que passaria e entrou numa fase de excessos, principalmente dos itens que achava que seriam banidos de sua alimentação.

Hoje uma Comedora Intuitiva, Nancy come o que tiver vontade no restaurante (e em qualquer outro lugar), deixou de se privar de seus itens preferidos e não se sente culpada pelos exageros ocasionais. Ela inclusive descobriu que alguns dos pratos que pareciam maravilhosos nem eram gostosos! Nancy *fez as pazes com a comida* e ama a liberdade que isso lhe proporciona.

---

**PRINCÍPIO 4.** DESAFIAR O POLICIAL ALIMENTAR

Grite um sonoro NÃO para os pensamentos que afirmam que você "fez bem" em ingerir poucas calorias ou que "fez mal" em comer bolo de chocolate. O policial alimentar monitora o cumprimento das regras irracionais criadas pela cultura da dieta. A delegacia fica localizada no fundo da sua psique e seu alto-falante dispara sarcasmos e negatividades, frases de desesperança e acusações com o objetivo de provocar culpa. Expulsar o policial interior é um passo fundamental para a retomada do Comer Intuitivo.

---

Quando adolescente, Linda disputava corridas de velocidade e chegou a se qualificar para as eliminatórias olímpicas. Seu treinador era uma forte influência em sua vida e até hoje a voz dele reverbera em sua mente: "Para competir, você precisa fazer dieta para eliminar a gordura do corpo." Ela ouve também a voz da mãe concordando e mencionando quais alimentos eram "bons" ou "ruins".

Sua obediência às repetitivas preleções que ressoavam em sua cabeça resultaram em anos de dieta e efeito sanfona. Essas imagens repetidas internamente surgiram das inúmeras dietas e de seu bem-intencionado treinador, e foram reforçadas pelas mensagens negativas da mãe. O policial alimentar de Linda foi se fortalecendo a cada tentativa de emagrecer, a cada conselho e a cada repressão.

A mudança se deu quando Linda descobriu como *desafiar o policial alimentar*. Ela aprendeu a contestar as vozes de crítica internalizadas que tentavam restringir suas escolhas. Também passou a enviar a si mesma mensagens reconfortantes e a tomar decisões alimentares sem julgamento. Com o policial alimentar silenciado, a voz do Comedor Intuitivo conseguiu se fazer ouvir novamente. Linda hoje come sem culpa, seu peso já não oscila tanto e seus pensamentos sobre alimentos "bons" e "ruins" desapareceram.

---

**PRINCÍPIO 5.** DESCOBRIR O FATOR SATISFAÇÃO

Os japoneses têm a sabedoria de incluir o prazer como um dos objetivos de uma vida saudável. Na ânsia por atendermos à cultura da dieta, muitas vezes ignoramos uma das dádivas fundamentais da existência: o prazer e a satisfação que se pode ter em comer. Quando comemos o que realmente desejamos, e num ambiente convidativo, o prazer desfrutado atua como uma força poderosa no sentido de promover satisfação e contentamento.

---

Denise é assistente de produção e passa o dia rodeada por uma variedade de alimentos "proibidos" no set de filmagem. Em vez de se permitir comer o que realmente desejava, ela ignorava os sinais de preferência. Quando as batatas fritas lhe saltavam aos olhos, ela "nobremente" as substituía por uma austera batata assada sem recheio. Se os cookies a chamavam, ela se conformava com uma fruta. Mais do que isso, ao fazer essas trocas ela continuava comendo mais e mais, tentando encontrar satisfação em comidas não satisfatórias.

Quando entendeu que todas essas substituições eram meros tapa-buracos que não a satisfaziam, Denise decidiu experimentar comer o que tinha vontade. Ficou encantada ao descobrir que não só tinha prazer como parava de comer quando se sentia saciada, às vezes até deixando um pouco no prato. Satisfeita e contente, não precisava de outras substituições para suas comidas "proibidas". Denise *descobriu o fator satisfação* no comer. Ela agora raramente continua comendo depois que se sente satisfeita e já descobriu os benefícios de nosso lema: "Se não gosta, não coma, e se gosta, saboreie."

> **PRINCÍPIO 6.** SENTIR A SUA SACIEDADE
>
> Para respeitar a sua saciedade, você precisa confiar que se permitirá comer os alimentos que desejar. Preste atenção nos sinais do corpo de que você já não está com fome e observe os sinais do corpo que mostram que você está satisfeito. Faça uma pausa no meio da refeição para perceber o sabor da comida e o nível da sua fome naquele momento.

Jackie adorava ir a festas, sair para comer com as amigas depois do trabalho e achava que os fins de semana não estavam completos sem um evento social. Amava a vida e adorava comer. O que ela não sabia era como parar de comer quando começava a se sentir satisfeita (muitas vezes só reconhecia a sensação de saciedade quando já estava se sentindo desconfortável e estufada). No dia seguinte a um evento social sempre repetia para si a mesma promessa: "Nunca mais quero comer. Fico enjoada e inchada e odeio me sentir assim."

Aprender a sentir a saciedade foi um elemento-chave na jornada de Jackie para o Comer Intuitivo. Ela começou a prestar atenção na transição de um estômago vazio para um estômago ligeiramente cheio. Logo aprendeu a perceber os sinais de saciedade que começavam a se fazer notar no meio das refeições.

Ficou mais fácil para Jackie respeitar os sinais de saciedade de seu corpo quando ela entendeu de verdade que poderia comer novamente se ainda tivesse fome (mesmo que fosse uma hora depois) e, acima de tudo, comer seus alimentos preferidos (afinal, que pessoa com fome pararia de comer quando estivesse satisfeita se achasse que nunca mais teria acesso a comida ou a determinado alimento?). Jackie fez um comentário interessante enquanto alimentava gatos de rua após uma festa: o gato de rua come até o último farelo, mas os gatos domésticos sabem que serão alimentados de novo, então podem tranquilamente dar meia-volta e deixar ração sobrando na tigela. Os gatos domésticos podem respeitar sua saciedade porque sabem que suas refeições estão garantidas.

Jackie também descobriu que, ao respeitar os sinais de saciedade e dar a refeição por encerrada (quando *estava* pronta), sentia que estava mostrando mais respeito por si mesma. Depois de adotar o Comer Intuitivo, tudo se ajeitou: Jackie podia continuar saindo com as amigas sempre que quisesse e acordar no dia seguinte se sentindo ótima!

> **PRINCÍPIO 7. LIDAR COM AS SUAS EMOÇÕES COM GENTILEZA**
>
> Primeiro reconheça que a restrição alimentar, tanto física como mental, pode por si só provocar a perda de controle e que isso pode dar a impressão de fome emocional. Descubra formas gentis de se consolar, se cuidar, se distrair e de resolver seus problemas. Ansiedade, solidão, tédio e raiva são emoções que todo mundo experimenta ao longo da vida. Cada uma delas tem seu gatilho e seu alívio. A comida não resolve nenhum desses sentimentos. Ela pode trazer conforto a curto prazo, distrair da dor ou até anestesiar, mas não resolve nada. Um dia você terá que lidar com a origem do problema.

Marsha era escritora e trabalhava em casa a maior parte do tempo. Ela adorava o que fazia, mas às vezes tinha breves períodos de bloqueio criativo. Para aliviar a tensão de encontrar a palavra certa, ela ia à cozinha muitas vezes ao dia para beliscar. Marsha estava *usando* a comida para conseguir trabalhar.

Lisa, de 14 anos, era o tipo de adolescente que chegava da escola e se plantava diante da TV com um saco de batatas chips. Lisa estava *usando* a comida para postergar o dever de casa.

Cynthia tinha filhos já adultos. Ela sofria de uma doença que a deixava sem energia e a impedia de trabalhar, e o marido não lhe dava muita atenção. Cynthia descobriu que a comida a mantinha ocupada quando estava entediada e confortava sua alma solitária.

Usamos a comida para lidar com as emoções em vários níveis de intensidade. Para algumas pessoas, comer é uma distração para atividades chatas ou uma ocupação para momentos à toa. Para outras, pode ser o *único* alívio para aguentar uma vida de sofrimento.

Antes de se tornarem Comedoras Intuitivas, Marsha, Lisa e Cynthia usavam a comida para se distrair, se satisfazer, relaxar e, assim, lidar com os problemas. Elas logo aprenderam a saborear os alimentos que escolhiam, a comer num ambiente acolhedor e a respeitar a fome biológica. À medida que tinham mais experiências alimentares gratificantes, elas deixavam de usar a comida como mecanismo de lidar com as dificuldades. Essas experiências também lhes deram clareza: ficou mais fácil distinguir um desejo de comida de um desejo emocional.

Essas mulheres descobriram que a comida nunca era tão saborosa ou satisfatória se não estivessem com fome ou ainda não soubessem o que realmente queriam, ou quando devoravam a comida sem respeitar os sinais de saciedade. Marsha, Lisa e Cynthia encontraram mecanismos e válvulas de escape adequadas para lidar com as emoções. Agora elas comem apenas quando a comida realmente lhes dá satisfação e estão em sintonia com as quantidades de que seu corpo necessita.

---

**PRINCÍPIO 8.** RESPEITAR O SEU CORPO

Aceite sua genética. Assim como quem calça 38 não considera usar um sapato tamanho 36, de nada adianta (e ainda é desagradável) ter uma expectativa semelhante em relação ao tamanho do seu corpo. Acima de tudo, cuide bem dele para se sentir melhor consigo mesmo. É difícil rejeitar a mentalidade de dieta se você tem uma visão irrealista e crítica do formato e do tamanho de seu corpo. Todo corpo é digno de respeito.

---

Um dos objetivos mais importantes que Andrea alcançou ao se esforçar para se tornar uma Comedora Intuitiva foi *respeitar o seu corpo*. Ela estava com 50 anos, tinha dado à luz quatro filhos e era atuante em sua comunidade. Seu corpo lhe permitiu vivenciar partos, viagens, trabalho e exercícios. Era um corpo que merecia respeito, não desprezo. Ainda assim, Andrea passou muito tempo criticando a própria imagem e sonhando com o tempo em que era jovem e magra. Quanto mais comentários negativos ela fazia sobre si mesma, mais desesperada ficava. Comia mesmo sem fome, para aliviar a angústia. E passou a comer demais como forma de se punir pela aparência "ruim".

Quando parou de se comparar com toda mulher que conhecia e começou a respeitar e honrar seu corpo, Andrea passou a comer menos e a se cuidar melhor. Tornou-se uma Comedora Intuitiva, orgulhou-se de suas conquistas e parou de tentar ter o corpo "perfeito".

Janie, uma relações-públicas de 25 anos, também fazia o jogo da "verificação corporal". Sempre que ia a uma festa, ficava se comparando com as outras mulheres e acabava sentindo que não estava à altura delas. Ficava humilhada com isso e jurava que começaria uma dieta no dia seguinte. Só quando começou a respeitar o próprio corpo e seus sinais internos em vez de se concentrar nas forças externas (a aparência das outras pessoas, o que estão fazendo) é que Janie conseguiu um avanço importante.

---

**PRINCÍPIO 9.** MOVIMENTAR-SE – SENTINDO A DIFERENÇA

Esqueça o exercício combativo. Simplesmente se mexa e sinta a diferença. Mude o foco para a sensação de movimentar o corpo em vez de pensar em queimar calorias. Focar em como você se sente ao se exercitar (se tem mais energia, por exemplo) pode fazer a diferença entre sair da cama para uma caminhada vigorosa pela manhã e apertar o botão soneca do despertador.

---

Miranda tinha todos os recursos de uma mulher fisicamente ativa: matrícula na academia, bicicleta ergométrica em casa, roupas e tênis de ginástica. O único problema era que ela *não* se exercitava. Miranda estava esgotada. Tinha experimentado quase tantos programas de exercícios quanto dietas. Era um círculo vicioso: começar uma dieta e ao mesmo tempo voltar a malhar, depois abandonar as duas coisas. A questão é que Miranda nunca sentira prazer verdadeiro em se exercitar. Parte do problema era que, ao comer menos do que precisava (dieta), tinha pouca energia, e menos ainda para praticar atividades físicas – e isso *não é prazeroso*. Consequentemente, fazer exercícios era sempre um desafio. O entusiasmo inicial da dieta a levava a aguentar, mas, como a dieta tinha vida curta, o mesmo acontecia com os exercícios.

Quando começou a nutrir seu corpo (*respeitando sua fome*), Miranda passou a se sentir mais disposta e pensou em fazer caminhadas. Ela descobriu que, ao mudar o foco – ao encarar a atividade física como forma de *se sentir* bem, e não de emagrecer –, de fato tinha prazer em caminhar.

Pela primeira vez na vida Miranda conseguiu se movimentar regularmente e ainda *gostar* de fazer isso. Ela também sabe que dessa vez vai continuar, porque está gostando da recompensa – que inclui saber que está cuidando melhor de si mesma.

> **PRINCÍPIO 10.** HONRAR A SUA SAÚDE COM UMA NUTRIÇÃO GENTIL
>
> Faça escolhas alimentares que respeitem sua saúde e seu paladar e proporcionem bem-estar. Lembre-se que você não precisa ter uma alimentação perfeita para ser saudável. Ninguém desenvolve uma deficiência de nutrientes ou uma doença por causa de um único lanche, uma refeição ou pelo que comeu em um único dia. É o que você come com regularidade que importa. O que importa é o progresso, não a perfeição.

Como muitas outras pessoas que nos procuram, Louise tinha passado a vida inteira de dieta. Quando soube do movimento antidieta, ela adquiriu uma mentalidade de rejeição a tudo aquilo, mas ainda contava os nutrientes, tal como quem conta calorias. Ou seja, no fundo, ela ainda estava fazendo dieta. E usava as informações nutricionais de forma obsessiva para se manter na linha. Alegava que escolhia basicamente alimentos com baixo teor de carboidratos, por serem seguros e saudáveis. Apesar disso, não conseguia entender por que ainda comia compulsivamente. Só quando percebeu que estava usando a nutrição como recurso de emagrecimento, não como aliada para a saúde, é que começou a mudar sua forma de escolher o que comer. Louise passou a respeitar seu paladar e a escutar seu corpo no que se refere às sensações provocadas pelos alimentos. Quando conseguiu enfim relaxar e ser menos rígida com a alimentação, descobriu que era possível agradar tanto ao paladar quanto à saúde. Ao fazer isso, passou a se satisfazer mais com a comida e viu sua compulsão alimentar desaparecer.

## Grandes recompensas

Todas as pessoas mencionadas nesses exemplos estavam insatisfeitas com a relação que mantinham com a comida e com o próprio corpo. Cada uma delas experimentou dietas formais e informais e vivenciou momentos de fracasso e desespero. Ao aprender os princípios do Comer Intuitivo e colocá-los em prática, elas sentiram uma grande melhoria na qualidade de vida e na satisfação em comer. Você também pode sentir isso!

CAPÍTULO 5

# DESPERTANDO O COMEDOR INTUITIVO

A jornada para o Comer Intuitivo é como uma caminhada em terreno acidentado. Antes mesmo de calçar as botas, é claro que você vai querer saber o que esperar de uma atividade desse tipo. E, embora seja útil, um mapa não informa o que você precisa saber para se preparar – as condições da trilha, o clima, os pontos com vistas panorâmicas, o tipo de roupa adequado e assim por diante. O objetivo deste capítulo é ajudar você a compreender o que esperar de sua jornada rumo ao Comer Intuitivo.

Seja uma caminhada ou a reaprendizagem de um estilo de comer mais prazeroso, você percorrerá muitos estágios ao longo do percurso. A duração de cada um deles vai variar bastante de pessoa para pessoa. Por exemplo, fazer novas trilhas vai depender do seu condicionamento físico, de como você lida com o medo, da sua disponibilidade de tempo e da existência de trilhas na área em que você mora. Da mesma forma, sua jornada de retorno ao Comer Intuitivo vai depender do tempo que você vem fazendo dieta, de quão consolidado está seu pensamento sobre o assunto, de há quanto tempo você usa a comida para lidar com a vida e da sua disposição a confiar em si mesmo. Outro fator é sua vontade de tornar a aprendizagem do Comer Intuitivo um objetivo fundamental, ao mesmo tempo que aceita que o foco em emagrecer vai sabotar seu processo. Você vai começar a sentir autocompaixão quando entender que esse seu desejo vem do fato de ter sido condicionado pela cultura da dieta a acreditar em seu significado como uma medida de seu valor.

Vez ou outra você vai avançar ou retroceder entre os estágios. Se aceitar que isso faz parte do processo, ficará mais fácil seguir em frente sem achar que regrediu ou que empacou.

Imagine o seguinte cenário: você está em uma trilha e encontra uma bifurcação que não consegue identificar no mapa. Direita ou esquerda? Você pensa um pouco e opta pela esquerda. Alguns passos adiante, vê algo que nunca viu antes: uma lagarta verde-fluorescente subindo por uma flor roxa. Mais à frente, encontra um pássaro exótico. Só que, alguns passos depois dessas maravilhas da natureza, uma rocha enorme sinaliza que você escolheu o caminho errado. O jeito é voltar até a bifurcação e enveredar pelo outro. Esse desvio foi uma perda de tempo? Não. Da mesma forma, no caminho para o Comer Intuitivo você pegará muitos desvios e experimentará novas ideias e comportamentos. Pode até retomar caminhos antigos que são desconfortáveis e decepcionantes depois de fazer progressos notáveis. Mas, assim como no caminho "errado" na trilha, você perceberá que as incursões aos antigos padrões alimentares podem ser usadas como experiências de aprendizado (a maioria das pessoas que fazem trilhas não ficaria chateada por ter dúvidas sobre qual caminho seguir, e sim grata pelo que encontrou no caminho sem saída). É importante ser gentil consigo mesmo e valorizar o aprendizado que vem com a experiência. Para isso, é preciso partir com uma postura de curiosidade, não de crítica, portanto, não importa o que fizer, não se martirize!

Comer de modo intuitivo é muito diferente de fazer dieta. As pessoas costumam sentir frustração quando não seguem a dieta à perfeição. Já vimos muitos adeptos de dieta crônicos darem um passo em falso em uma única refeição e por isso jogarem tudo pelos ares pelo resto do dia, do fim de semana ou mesmo por mais tempo.

Não esqueça que a jornada para o Comer Intuitivo é um *processo* cheio de altos e baixos, ao contrário da dieta, em que a expectativa é de um progresso linear.

O caminho para o Comer Intuitivo é como uma aplicação de longo prazo. Com o tempo, você terá um retorno sobre o valor investido, não importando as flutuações diárias do mercado. Isso é normal e esperado. Que ironia termos aprendido que, em economia, as oscilações da bolsa são normais e que raras são as soluções rápidas para enriquecer, mas ao mesmo tempo acharmos que, no multibilionário mercado do emagrecimento, "perder peso rápido" é a única meta. Estamos determinadas a ajudar você a encontrar paz na sua relação com a comida e com o corpo. Você terá mais satisfação ao comer e se sentirá em sintonia com os sinais do seu corpo. Até chegar lá, não se esqueça das definições da palavra "processo": "realização contínua e prolongada de alguma atividade" e "sequência contínua de fatos ou operações que apresentam certa unidade ou que se reproduzem com certa regularidade; andamento, desenvolvimento, marcha".

Como em qualquer processo, é importante manter o foco no presente e amadurecer com as várias experiências. Se você só pensar no resultado, pode sentir pressão e desânimo e acabar sabotando o processo. Por outro lado, reconhecer as pequenas mudanças feitas ao longo do caminho e valorizar as experiências de aprendizagem (que às vezes podem ser frustrantes) ajudarão você a permanecer no caminho do Comer Intuitivo e avançar. Quando se perceber um Comedor Intuitivo, você vai estar em constante sintonia com sua sabedoria interior e se sentirá melhor em corpo, mente e espírito.

Neste ponto, sentimos que é importante esclarecer a questão da busca por emagrecer. Entendemos que você talvez se sinta desconfortável em seu corpo e acredite que emagrecer vai lhe permitir ter todas as experiências de vida que talvez esteja evitando. Temos uma enorme compaixão por você ter que enfrentar a pressão exercida pela cultura da dieta para atingir metas irreais do ideal cultural de magreza da sociedade. Nosso objetivo é ajudar você a viver da forma mais produtiva possível, seja qual for o tamanho ou o formato do seu corpo, além de ajudar você a se concentrar nos comportamentos que impedem você de sentir, tanto em termos físicos quanto emocionais. Lembre-se que o foco no emagrecimento vai interferir em sua capacidade de fazer escolhas baseadas nos sinais de seu corpo.

Quando tiver desistido de vez das dietas inúteis, você vai se perceber consumindo a quantidade de comida de que seu corpo de fato precisa e sentindo desejo de se movimentar com regularidade. Vai notar que seu corpo funciona muito melhor quando seu estômago não está cheio de mais nem de menos. E vai notar também que sente mais tranquilidade à medida que seus pensamentos sobre comer e sobre seu corpo começam a mudar, em vez de se deixar tomar pela ansiedade crônica a cada escolha alimentar. No entanto, se continuar a ter como meta o emagrecimento, você vai continuar preso à velha mentalidade de dieta, que não lhe serve.

Ao longo dos anos, percebemos que nossos pacientes passam por uma progressão em cinco estágios no aprendizado de como passar a se alimentar de maneira intuitiva. A seguir vamos lhe dar uma ideia do que esperar em sua jornada pessoal.

## Estágio um
### Preparação: Chegando ao cansaço com as dietas

É aqui que a maior parte das pessoas começa. Você tem consciência de que todas as suas tentativas de emagrecimento foram um "fracasso". Não aguenta mais avaliar cada dia de acordo com as subidas e descidas do número da balança (ou se comeu demais no dia anterior). Você pensa em comida o tempo todo. Preocupa-se com comida o tempo todo. Conversa muito sobre as restrições das dietas: "Se eu não tivesse que vigiar meu peso, poderia comer isso" ou "Comi dois biscoitos, me saí muito mal hoje".

Nesse momento da vida você está muito focado em seu peso, pois provavelmente vem perdendo e ganhando quilos com a mesma frequência e rapidez com que as roupas são lavadas e logo estão sujas de novo.

Você se distanciou de sua fome biológica e dos sinais de saciedade. Com isso, esqueceu o que realmente gosta de comer e come o que acha que "deve". Sua relação com a comida ganhou um tom negativo e você tem medo de comer as coisas de que gosta porque acha que pode não conseguir parar. E, quando cede à "tentação" dos alimentos proibidos, exagera, por causa da culpa que sente. Depois, sempre faz uma genuína promessa interior de nunca mais cair em tentação.

É possível que você coma para se consolar, se distrair ou mesmo anestesiar seus sentimentos – um mecanismo de enfrentamento primário. Se for esse o caso, você vai perceber que essa obsessão por comida e o comer desconectado vinham afetando sua qualidade de vida.

Sua imagem corporal é negativa. Você não gosta da sua aparência nem de como se sente em seu corpo e seu amor-próprio é reduzido. Você aprendeu com a experiência que dietas não funcionam – chegou ao seu limite. Sente estagnação, frustração e desânimo.

Esse estágio continua até que você decida que está infeliz com sua vida e sua alimentação e pronto para fazer algo a respeito. Seus primeiros pensamentos podem se voltar para a busca de uma dieta nova que resolva seus problemas, mas quase imediatamente você percebe que não aguentaria passar por isso de novo. Se você está vivendo este dilema, então está pronto para o processo que vai recuperar o Comer Intuitivo em você.

## Estágio dois
Exploração: Aprendizado consciente e busca de prazer

Este é o estágio de descoberta. Você vai passar por uma fase de *hiperconsciência* que ajudará você a se reconciliar com sua intuição: sinais de fome, preferências de sabor, satisfação e saciedade.

Este estágio é muito parecido com o processo de aprender a dirigir. Para o motorista novato, tirar o carro da garagem já exige muita atenção, além de uma checklist mental completa: colocar a chave na ignição, conferir se a marcha não está engatada, ligar o motor, olhar o retrovisor, desativar o freio de mão e assim por diante. Essa hiperconsciência é o que realiza todas as ações necessárias só para fazer um carro sair do lugar! Você passará por algo semelhante, prestando mais atenção nos detalhes da sua alimentação que se desenvolveram de modo inconsciente (isso é necessário para recuperar o Comedor Intuitivo que há em você).

Pode parecer estranho e desconfortável, até mesmo obsessivo, mas saiba que hiperconsciência é algo diferente. O pensamento obsessivo é opressor e se caracteriza pela preocupação: ele toma conta da sua mente e impede você de pensar em outra coisa. Já a hiperconsciência é mais específica: ela entra em ação quando você está prestes a comer, mas se desliga ao final da refeição. Da mesma maneira que as ações necessárias para pôr um carro em movimento já são automáticas para o motorista experiente, o Comer Intuitivo, com o passar do tempo, vai acontecer sem esse estranhamento inicial.

Neste estágio, você talvez se sinta quase sempre em um estado de hiperconsciência. No início, isso pode parecer desconfortável, até estranho. Lembre-se que sua alimentação até então era, de modo geral, desconectada ou orientada por dietas.

Nesta fase você vai começar a *fazer as pazes com a comida*, dando a si mesmo permissão incondicional para comer. Essa parte pode parecer assustadora, então tudo bem se você quiser diminuir o ritmo (de acordo com seu nível de conforto) até aprender a se livrar da culpa induzida pelo comer e começar a descobrir a importância do fator satisfação com a comida. Quanto mais satisfação você tiver ao comer, menos vai pensar em comida quando estiver sem fome, pois já não estará em constante estado de alerta.

Você vai experimentar alimentos que pode ter deixado de comer há muito tempo. Isso inclui selecionar aqueles de que você *realmente* gosta e não gosta. Pode ser até que você descubra que nem gosta do sabor de alguns itens com os quais vinha sonhando (não esqueça que anos fazendo dieta ou comendo apenas o que "deve" acabaram por desconectar você de sua motivação alimentar interior e de suas verdadeiras preferências).

Você vai aprender a *respeitar a sua fome* e a reconhecer os sinais corporais que indicam os muitos níveis de fome. Além disso, vai aprender a separar esses sinais biológicos a partir dos sinais emocionais que também podem desencadear vontade de comer.

Neste estágio, você pode achar que está comendo quantidades acima das necessidades de seu corpo. É difícil respeitar a saciedade porque leva tempo para você perceber as quantidades que satisfazem um paladar em privação. Também leva tempo recuperar a relação de confiança com a comida e a percepção de que comer é permitido. Como perceber os sinais de saciedade se você não se sente seguro em comer determinadas coisas ou se tem medo de não estarem disponíveis amanhã?

Se comer é a sua principal estratégia de alívio pessoal, você provavelmente vai começar a *sentir* suas emoções e talvez experimente desconforto, tristeza ou mesmo depressão.

Talvez você comece a comer muito os alimentos que antes se proibia (embora talvez já os comesse em grandes quantidades, só que escondido ou com culpa). *Dificilmente sua maneira de comer nesta fase se tornará o padrão que você vai estabelecer para toda a vida.* Durante este período, você vai notar um desequilíbrio nutricional e, talvez, a sensação de não estar muito bem fisicamente. Tudo isso é normal e esperado. Você precisa relaxar e passar por essa fase pelo tempo que for necessário. Não esqueça que está compensando anos de privação, de diálogos internos negativos e de culpa e que está reconstruindo experiências alimentares positivas, como se formasse um cordão de pérolas: individualmente, cada experiência (tal como cada pérola) pode parecer insignificante, mas em conjunto elas fazem a diferença.

## Estágio três
### Cristalização

Neste estágio, virão as primeiras manifestações do Comer Intuitivo, que sempre fez parte de você mas estava soterrado pelos destroços das dietas. Quando se entra nesta fase, grande parte do trabalho de exploração do estágio anterior começa a se cristalizar e você percebe uma sólida mudança de comportamento. Seus pensamentos sobre comida deixam de ser obsessivos. A hiperconsciência do início já é quase desnecessária. Como consequência, suas decisões alimentares praticamente não exigem pensamento dirigido. Você descobre que suas escolhas e respostas aos sinais biológicos são em grande parte intuitivas.

Você sente mais confiança, tanto em relação ao direito de escolher o que realmente quer comer quanto à descoberta de que é seguro seguir seus sinais biológicos. Você está mais confortável com suas escolhas alimentares e vai começar a notar mais satisfação com as refeições.

A essa altura, você *respeita a fome* na maior parte do tempo e é mais fácil entender o que quer comer quando sente fome. Você continua a *fazer as pazes com a comida*.

O que parece novidade neste estágio é que é mais fácil fazer uma pausa no meio da refeição para avaliar conscientemente seu nível de saciedade. Você conseguirá perceber e respeitar a presença desse sinal, embora possa achar que às vezes come além do que é recomendável. Assim como um arqueiro precisa disparar várias flechas para conseguir atingir um alvo novo, você pode estar ainda escolhendo alimentos até então proibidos, mas logo vai perceber que não precisa mais tanto deles para se satisfazer.

Se antes as emoções guiavam seu comportamento alimentar, você vai adotar a separação dos sinais de fome biológica dos sinais de comer emocional. Graças a essa clareza, você vai perceber seus sentimentos com frequência e encontrará formas de se consolar e se distrair sem recorrer à comida.

Não se esqueça de colocar o desejo de perder peso em segundo plano (pois ele é resultado do caráter traiçoeiro da cultura da dieta). O mais importante nesta fase é a sensação de bem-estar e autonomia que começa a surgir. Você não se sentirá mais impotente e sem esperanças. Vai começar a respeitar o seu corpo e entender que tem comido mais do que o necessário por culpa da mentalidade de dieta, não por falta de força de vontade.

### Estágio quatro
O despertar

Quando se chega a este estágio, todo o trabalho realizado culmina num estilo de comer confortável e livre. Você decide, de maneira consistente, o que realmente quer comer e quando está com fome. Como sabe que pode ter acesso à comida de sua escolha sempre que estiver com fome, fica mais fácil parar quando se sente satisfeito.

Você vai descobrir que escolhe os alimentos mais ricos em nutrientes não porque acha que deve, mas porque assim *se sente* melhor fisicamente. A necessidade urgente de provar a si mesmo que pode comer os alimentos antes proibidos vai diminuir. A confiança em que eles estarão sempre disponíveis e que não tem problema algum se você quiser realmente comê-los faz com que eles percam seu poder de sedução. O chocolate passa a ter a mesma conotação emocional de um pêssego. Como você não precisa mais se testar, o efeito rebote diante da privação alimentar desaparece.

Quando estiver mesmo com vontade de comer os alimentos de que antes se privava, você terá mais prazer e prestará mais atenção na satisfação, sem sentir culpa (a sensação de culpa tira o prazer de comer).

Se lidar com os sentimentos era difícil, agora você terá menos medo desse sentir e será mais fácil conviver com eles. Encontrar alternativas diversificadas para se distrair e se consolar sempre que for necessário será algo natural.

Sua conversa sobre alimentos e seu diálogo interno serão positivos e sem críticas. Seu pacto de paz com os alimentos foi estabelecido e você já resolveu quaisquer conflitos ou resquícios de culpa que ainda carregava.

Você parou de fazer comentários desrespeitosos sobre seu corpo. Respeita e aceita que existem muitos tamanhos e formas no mundo e começou a valorizar suas qualidades interiores, certo de que valem muito mais que um número na balança.

## Estágio cinco
### O estágio final: valorização do prazer

A essa altura, você recuperou sua intuição sobre a alimentação. Já confia nos sinais de seu corpo, o que facilita o *respeito à fome e à saciedade*, e finalmente não sente mais culpa por suas escolhas alimentares ou pelas quantidades. Como está confortável em sua relação com os alimentos e valoriza o prazer que a comida agora lhe proporciona, você vai, de modo geral, evitar as situações alimentares insatisfatórias e os alimentos desinteressantes. Lembre-se que o respeito à saciedade e à satisfação com a comida só acontecem quando há segurança alimentar. O Comer Intuitivo é inacessível a quem não tem segurança alimentar.

Você vai querer passar a sonhar com a experiência de comer nas melhores condições possíveis e não vai deixar que o estresse emocional atrapalhe. Sentirá internamente a convicção de não mais usar a comida como estratégia para lidar com os problemas, se esse for seu hábito predominante. Quando as emoções ficarem muito avassaladoras, você vai notar que, para lidar com seus sentimentos ou se distrair, prefere recorrer a algo que não a comida.

Como seu estilo de comer se tornou uma fonte de prazer em vez da angústia de antes, você vai experimentar a nutrição e o movimento de maneira diferente. A *obrigação* de fazer exercícios deixará de existir; movimentar o corpo passará a ser uma fonte de satisfação. O exercício não será mais usado como catalisador para a queima de calorias, mas como forma de *melhorar* seu estado físico e mental. Assim também a nutrição deixará de ser um mecanismo de crítica à maneira como você se alimenta. Em vez disso, ela se tornará uma opção de bem-estar físico e passará a fazer parte de sua jornada rumo ao autocuidado.

Ao alcançar o último estágio, suas preocupações com o peso diminuem conforme você passa a valorizar as outras qualidades que tornam você uma pessoa única. Você se sentirá livre da influência da cultura da dieta e da opressão da restrição alimentar. Será novamente um Comedor Intuitivo. Muita gente se sentirá fortalecida e protegida das forças externas que dizem o que e quanto comer, além de como deve ser seu corpo, mas é importante reconhecer que o Comer Intuitivo não atua na eliminação das forças opressivas que ocorrem num nível sistêmico (tal como racismo, antissemitismo, transfobia, homofobia, capacitismo, pobreza, classismo e estigma do peso).

## Você consegue!

Esses estágios e as mudanças que ocorrem com sua alimentação e com seus pensamentos podem parecer objetivos impossíveis. Ou assustadores. Por exemplo, a ideia de dar a si mesmo permissão incondicional para comer pode parecer temerária e você pode ter medo de nunca mais parar. Vamos explicar em detalhes como implementar cada princípio, por que ele é necessário e as razões por trás dele. Você também vai descobrir como as pessoas que faziam dieta regularmente se tornaram adeptas do Comer Intuitivo e como isso mudou a vida delas. Quando terminar a leitura, você entenderá que também é possível se tornar um Comedor Intuitivo e parar com as dietas.

CAPÍTULO 6

# PRINCÍPIO 1
## *Rejeitar a mentalidade de dieta*

Jogue fora os livros e artigos de revistas que oferecem a falsa esperança de emagrecer de modo rápido, fácil e permanente. Rejeite a cultura da dieta que promove o emagrecimento e perpetua as mentiras que fizeram você se sentir um fracasso sempre que uma dieta parava de funcionar e você recuperava todo o peso perdido. Se ainda restar uma pequena esperança de que apareça uma dieta melhor, você não estará livre para redescobrir o Comer Intuitivo.

Se você for como a maioria das pessoas que atendemos, a ideia de *não* fazer dieta ou *não* seguir regras alimentares pode ser assustadora (mesmo quando você sabe que não aguenta mais nenhuma comida ou bebida dietética). Esse pânico é normal, principalmente porque parece que todo mundo ao seu redor está seguindo algum tipo de dieta ou adotando algum novo "estilo de vida" para emagrecer. Essa é a única ferramenta que você conhece para (tentar) perder peso (ainda que temporariamente).

Chegar ao limite das dietas traz uma sensação paralisante, mesmo que você nem faça dieta. Em nossos consultórios, vemos muitas pessoas que se sentem encurraladas entre dois medos contraditórios: "Se eu insistir em dietas, vou continuar me sentindo um fracasso" e "Se eu parar, vou me sentir perdida". Alguns outros medos que costumamos ouvir:

MEDO: Se eu parar de fazer dieta, não vou parar de comer.
REALIDADE: A dieta às vezes é o *gatilho* para o comer excessivo. Claro que é difícil parar de comer quando você está há um tempo com uma alimentação insuficiente e cheia de restrições. É uma resposta normal à fome (você aprenderá mais sobre isso no próximo capítulo). Mas, quando

seu corpo percebe (e confia) que não vai mais passar fome (por conta de alguma dieta ou algum plano alimentar restrito), o impulso para o comer excessivo vai diminuir.

MEDO: Não sei o que comer quando não estou de dieta ou seguindo um programa alimentar.
REALIDADE: Quando bane da sua vida os planos alimentares e recupera o Comer Intuitivo, você passa a comer em resposta aos sinais internos, que então se tornam seu guia. É como aprender a nadar: a sensação de estar rodeado de água pode ser aterrorizante para um iniciante, ainda mais quando totalmente submerso. Da mesma forma, estar rodeado de comida pode ser apavorante para quem sempre fez dieta e agora está reaprendendo a comer. Mas ninguém aprende a nadar se não entrar na piscina (mesmo que acredite que aprender a nadar é algo bom). Você começa molhando os pés, depois aprende a respirar embaixo d'água. Por fim, quando se sentir capaz e confortável, você mergulha.

MEDO: Vou perder o controle.
REALIDADE: O controle não é uma questão no Comer Intuitivo. Pelo contrário, você conta com seus sinais internos em vez de fatores externos, influenciadores digitais e figuras de autoridade (que temos a obrigação de contestar). Ninguém pode ser especialista em "você". Somente *você* conhece seus pensamentos, seus sentimentos e suas experiências. Além disso, você não estará reagindo à privação que acompanha as dietas, mas aprendendo a confiar na sua sabedoria interior e a ouvir e respeitar seus alertas internos (tanto físicos quanto emocionais). Tudo isso lhe confere poder e confiança.

## O vazio da dieta

Para muitas pessoas, a dieta é uma forma de lidar com a vida, assumindo diversas funções que vão desde preencher o tempo até transmitir a sensação de que se está no controle. Pense nas tentativas que você já fez nesse sentido. Quantas vezes uma nova dieta coincidiu com um momento difícil ou de transição em sua vida? Não é incomum começar uma dieta durante as seguintes fases de transição: passagem da infância para a adolescência, saída da casa dos pais, casamento, emprego novo ou dificuldades conjugais. Embora tenha sido inútil em termos funcionais, a dieta lhe proporcionou entusiasmo e esperança: a empolgação de perder peso rápido e de ver o ponteiro da balança descer. É uma esperança semelhante à ida ao salão para um novo corte de cabelo na expectativa de que isso vá revolucionar seu visual e sua autoconfiança, quem sabe até mudar sua vida. No entanto, quando você diz adeus à emoção das dietas, também está se libertando das falsas esperanças e das frustrações que elas causam.

Existe um elemento social na experiência de fazer dieta que pode lhe fazer falta: *a ligação afetiva*. Quando você decidir parar com as dietas, pode se surpreender com a frequência com que o tema aparece nas conversas em festas, entre amigos e no trabalho. Só que agora você não faz mais parte desse jogo. A sensação é a mesma de quando todo mundo fala de um filme imperdível que você não viu e não planeja ver. Isso pode fazer você se sentir meio deslocado.

Lembre-se que enquanto houver dinheiro envolvido haverá sempre um novo truque ou uma nova dieta prometendo emagrecimento rápido. Uma vez, o fabricante de um produto chamado "Sleepers Dieter" prometeu fazer as pessoas perderem mais peso enquanto dormiam. Haja sonho! A empresa foi multada por propaganda enganosa, mas ainda teve quem pagasse por essa mentira.

## A armadilha da última dieta

O primeiro passo para se tornar uma pessoa Intuitiva é rejeitar a mentalidade de dieta, mas pode ser difícil dar o primeiro passo mesmo depois que você entende o efeito nocivo das dietas sobre o corpo (e a mente) e sua inutilidade como estratégia de emagrecimento. A carta da paciente Lisa descreve bem isso:

> *Passei minha vida inteira no dilema da dieta. Toda dieta que fiz deu certo, pelo menos o que eu achava que era dar certo. Antigamente, isso significava perder determinada quantidade de quilos sem pensar na realidade de recuperar o peso e mais um pouco, mas ainda assim eu continuava. Aos*

*36 anos, cheguei a um ponto em que não suportava mais. Eu sabia que tinha que haver outra maneira, mas meu primeiro pensamento foi o de me permitir uma última dieta de despedida e aí eu faria uma promessa a mim mesma de realizar uma mudança no meu estilo de vida para nunca recuperar o peso.*

A carta de Lisa apresenta um conflito comum. A pessoa chegou ao seu limite, sabe que dietas não funcionam, mas está desesperada – só mais uma, só dessa vez, "Juro que vou me comportar". E assim começa o conhecido apelo da pessoa que faz dieta de maneira crônica: me deixe perder peso agora, *depois* eu descubro o que fazer. O problema é que, enquanto se agarrar à esperança de que uma dieta rápida mudará seu peso ou transformará você numa nova pessoa, você não se livrará da tirania da cultura da dieta. Ceder ao "só mais uma" está entre as piores armadilhas, porque é não encarar a realidade: dietas não funcionam. Então como mais uma dieta pode ser parte da solução?

Jack, outro paciente nosso, fazia dieta regularmente desde os 12 anos. Ele nos procurou achando que estava pronto para mudar isso de uma vez por todas. Jack melhorou muito em três meses e começou a ter uma relação normal com os alimentos pela primeira vez na vida, sem preocupação e obsessão permanentes por comida. Mas quis fazer uma pausa no processo que vínhamos desenvolvendo juntos. Cinco meses depois ele ligou, desesperado, pedindo para voltar. Disse que finalmente tinha entendido que as dietas só geram *mais* problemas. Revelou que, durante sua iniciação no Comer Intuitivo, nutria a secreta esperança de que precisasse de só mais uma dietinha. Achava que após perder alguns quilos poderia enfrentar seus "verdadeiros problemas alimentares", sem se preocupar com seu corpo, e assim teria mais paciência. Foi por isso, em parte, que ele interrompeu o trabalho.

No período em que ficou afastado, Jack experimentou duas dietas rápidas que foram um desastre. A primeira consistia em só ingerir alimentos líquidos e fazer exercícios físicos intensos. A segunda era um detox. Jack estava tão "motivado" que achou que resolveria seus problemas. Mal sabia ele. O resultado foi uma maior obsessão por comer e episódios de compulsão. Acabou mais frustrado e menos confiante em si mesmo e na sua relação com a comida.

Toda dieta funciona como um bambolê. No início, manter o bambolê em movimento não exige esforço, mas vários ao mesmo tempo atrapalham o ritmo normal e se tornam um incômodo. Você não consegue girar os bambolês, não consegue sequer se movimentar. Para se livrar de vez da armadilha da última dieta, é preciso aceitar que dietas não funcionam e podem inclusive ser prejudiciais. Acreditamos que as pessoas (inclusive os profissionais de saúde) não optariam pelo caminho ineficaz das dietas se reconhecessem genuinamente que estão na verdade promovendo o estigma do peso.

Talvez você queira argumentar que vai se *sentir* melhor *quando* emagrecer, mas estudos demonstram que a sensação de bem-estar psicológico associada à perda de peso é temporária, tanto quanto os quilos a menos. Essa "sensação boa" vai desaparecendo à medida que o peso é recuperado, trazendo de volta também os problemas de autoestima e a função psicológica geral tal como eram antes. Igualmente importante, concentrar-se em emagrecimento e dieta só serve para você continuar acreditando que seu peso é uma medida de "quem você é". Lembre-se que você é muito mais do que um número na balança!

## Pseudodieta

Muitas das pessoas que atendemos dizem que desistiram de fazer dieta, mas ainda têm dificuldade em abandonar a mentalidade de dieta. Elas podem não estar seguindo regras oficialmente, mas os pensamentos restritivos permanecem. O problema é que esses pensamentos em geral se revelam em comportamentos parecidos com os de quem está fazendo dieta, o que configura a *pseudodieta* ou dieta inconsciente. Consequentemente, essas pessoas ainda sofrem os efeitos colaterais da dieta, mas acaba sendo bem mais difícil de identificar a fonte do problema (e depois sua alimentação fica descontrolada). Os comportamentos da *pseudodieta* em geral não são evidentes para a pessoa. Não se esqueça que comer é algo tão universal que fica difícil ter objetividade. Às vezes é complicado descobrir os subterfúgios em seu comportamento alimentar caso você não saiba o que está procurando. Muitas das pessoas que atendemos acabam se surpreendendo ao descobrir que estão numa pseudodieta quando analisam *junto conosco* seu diário alimentar. Veja alguns exemplos de comportamentos típicos da pseudodieta:

- *Contagem meticulosa dos gramas de carboidratos ou dos nutrientes*. É a versão moderna da contagem de calorias. Ter consciência do que se come tem seus méritos, sem dúvida, mas é diferente dessa contagem meticulosa. Muitas pessoas que fazem dieta de maneira crônica são profissionais em racionar seus gramas de carboidratos do dia e não conseguem se livrar desse hábito.
- *Comer apenas alimentos "seguros"*. Em geral, significa escolher somente itens sem gordura, sem carboidratos e/ou com poucas calorias, além de contar a quantidade de gorduras ou carboidratos ingerida. Um exemplo: por achar que não era saudável, uma paciente não comia nada que tivesse mais de 1 grama de gordura no rótulo, não importando sua ingestão de gorduras totais e de energia no dia. Lembre-se: um único alimento, uma única refeição ou um único dia não vão melhorar ou piorar sua saúde.
- *Comer apenas em determinados momentos do dia*, estando ou não com fome, é um hábito residual comum em quem faz dieta, principalmente *não* comer depois de certo horário (digamos, após as 18 horas). A realidade é que nosso corpo não tem relógio de ponto; nós não encerramos o expediente biológico, não desligamos nossa necessidade de energia de repente. Isso pode ser um problema sobretudo para quem se exercita após o trabalho, pois quando chega em casa decide que é tarde demais para comer. Faz sentido não querer ir dormir com o estômago cheio, porque seria desconfortável, mas *negar* comida ou energia a um corpo com fome não faz sentido.
- *Pagar penitência por comer alimentos vistos como "ruins"*, tais como biscoitos, tortas ou sorvetes. A penalidade pode ser pular a refeição seguinte, comer menos, prometer "se comportar bem" no dia seguinte ou se exercitar mais.
- *Restringir a comida,* principalmente quando as roupas ficam apertadas ou quando surge o convite para um evento especial (um casamento, uma festa de formatura, etc.). É incrível a frequência com que isso acontece sob a forma de uma *subalimentação* inconsciente. Lembre-se que comer menos do que o necessário costuma provocar excessos no futuro.

- *Aliviar a fome com café ou refrigerante diet.* Um truque comum para acalmar o estômago vazio sem ingerir calorias.
- *Limitar a ingestão de carboidratos (pão, macarrão, arroz, etc.).* Ficamos impressionadas com o número de pacientes que admitem saber a importância de consumir essa forma de energia mas a comem em quantidade *inadequada*, por medo de engordar.
- *Simular uma imagem falsa em público.* Você só come "direito" na frente dos outros. É o chamado comer encenado, para atender a expectativas alheias. Uma paciente, Alice, tinha feito uma refeição agradável com amigos quando o garçom passou com o carrinho de sobremesas. Ela queria muito uma fatia de torta, mas se controlou para manter a aparência de alguém que comia de modo consciente e saudável. Na volta para casa, porém, o desejo chegou a um nível incontrolável. Alice parou numa doceria, comprou uma torta inteira e devorou um quarto dela, ou seja, *mais* do que teria comido se tivesse respeitado seu desejo original. Seu comportamento de performar dieta socialmente, simulando uma imagem falsa, deu errado (como quase sempre acontece).
- *Competir com alguém que também está de dieta,* sentindo-se na obrigação de ser igualmente "virtuoso" (se não mais). Como nossa sociedade valoriza o ato de fazer dieta como algo virtuoso, não é raro incorrer nesse comportamento. Isso pode ocorrer quando amigos, familiares ou o cônjuge está de dieta.
- *Questionar ou condenar o que você merece comer* com base no que comeu mais cedo, em vez de se guiar pelos sinais de fome. Uma paciente nossa, Sally, tinha comido duas tigelas grandes de cereal de arroz no café da manhã, depois de correr por uma hora, e ficou com a sensação de ter exagerado. Por isso, algumas horas depois não se permitiu comer mais nada, apesar de estar com o estômago roncando. "Como posso estar com fome apenas duas horas depois de um café da manhã farto?", pensou. Na verdade, apesar de a quantidade de cereal ter sido maior do que o seu normal, foi *inadequada* para a intensidade dos exercícios realizados. Seu corpo estava tentando avisá-la que precisava de mais energia, mas ela se sentia culpada por sua fome e também pelo café da manhã "exagerado". No fim, Sally entendeu que na realidade tinha comido *menos* que o necessário. Só porque a refeição ou o lanche não

se encaixa na porção "padrão" de seus tempos de dieta não significa que você esteja incorrendo em excesso.
- *Adotar o vegetarianismo/veganismo ou cortar o glúten só para perder peso.* Um estilo de vida vegetariano pode ser um estilo de vida e de alimentação saudável, mas, se for adotado com a mentalidade de dieta, é isso que se torna. Por exemplo, Karen começou a evitar carne para emagrecer, mas depois de um mês começou a ter um forte desejo de comer especificamente carne, coisa que nunca tinha sentido antes. Foi quando ela percebeu que não tinha realmente a intenção de se tornar vegetariana, pois não o fizera pela saúde nem por razões éticas, mas como modo de emagrecer. Por isso sua dieta deu errado. Muitas pessoas que não têm doença celíaca nem sensibilidade a glúten seguem esse mesmo caminho ao cortar alimentos com glúten, um disfarce para seu objetivo de emagrecer.
- *"É um estilo de vida."* Graças à influência da cultura da dieta, atendemos pessoas que monitoram ou eliminam alimentos de seu dia a dia com o propósito e a expectativa de emagrecer, mas, acreditando na retórica de que é um estilo de vida, não veem sua opção como uma dieta. Contar nutrientes não é um estilo de vida. Contar pontos não é um estilo de vida. Valeu a tentativa, cultura da dieta, mas estamos de olho em você!
- *Ser rigorosamente saudável.* Alimentação inflexível em nome da saúde.

## O dilema de quem faz dieta

Qualquer forma de dieta está fadada a causar problemas, seja ela assumida ou uma pseudodieta. Essa ineficácia inerente é explicada pelo modelo do "dilema de quem faz dieta", criado pelos psicólogos John P. Foreyt e G. Ken Goodrick. O dilema é acionado pelo desejo de *reduzir* medidas do corpo, disseminado pela cultura da dieta, que leva à restrição alimentar. É aí que o dilema se apresenta. As dietas aumentam os desejos e os impulsos alimentares. A pessoa não resiste às compulsões, acaba comendo demais e por fim recupera o peso perdido. Ela volta para onde começou, com o peso original ou maior. Mas a vontade de emagrecer sempre ressurge… e assim começa outra dieta. O dilema se perpetua e se agrava a cada novo ciclo, levando a pessoa a ficar mais descontrolada.

Como romper esse ciclo? Simplesmente tomando a decisão de parar com as dietas. Apesar da crescente popularidade do movimento antidieta, há sempre uma nova dieta ou um novo programa alimentar surgindo. A cultura da dieta é sorrateira.

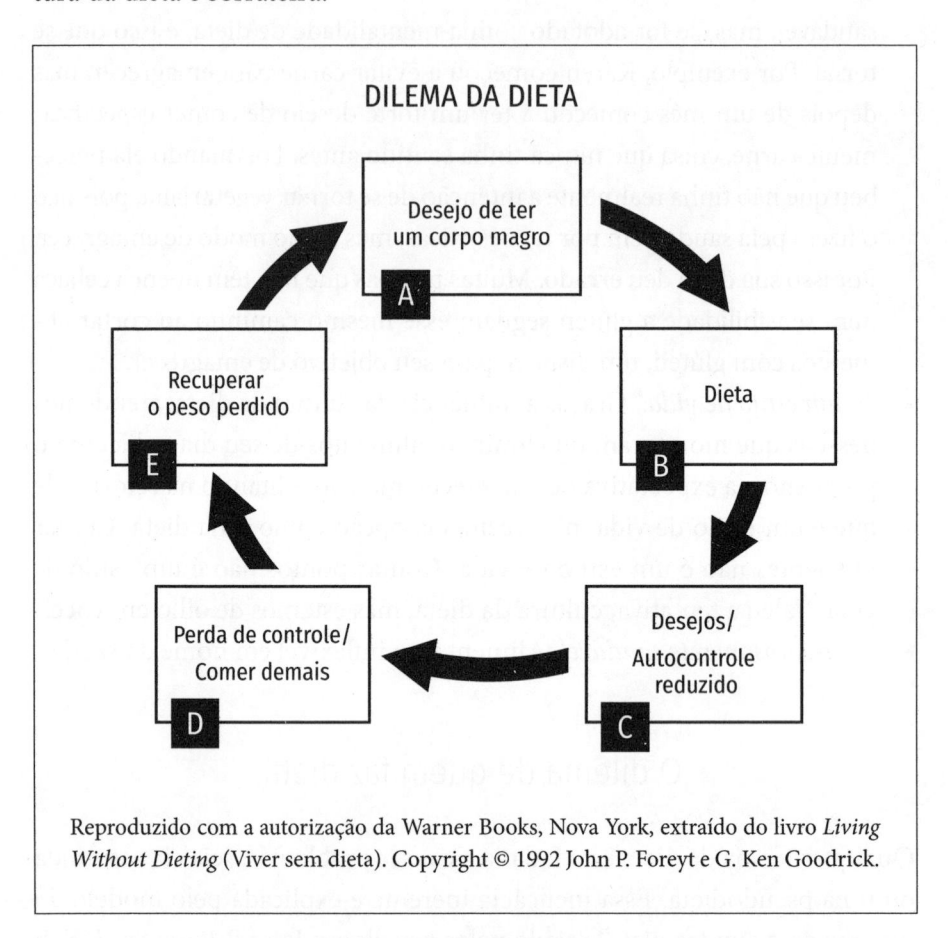

**DILEMA DA DIETA**

- A: Desejo de ter um corpo magro
- B: Dieta
- C: Desejos/ Autocontrole reduzido
- D: Perda de controle/ Comer demais
- E: Recuperar o peso perdido

Reproduzido com a autorização da Warner Books, Nova York, extraído do livro *Living Without Dieting* (Viver sem dieta). Copyright © 1992 John P. Foreyt e G. Ken Goodrick.

## Como rejeitar a mentalidade de dieta

Para abandonar o mito da dieta e a mentalidade de dieta, nossa mente precisa de um novo modelo de referência. Em seu livro best-seller *Os sete hábitos das pessoas altamente eficazes*, Stephen Covey popularizou o conceito de mudança de paradigma. O paradigma é um modelo ou estrutura de referência através do qual entendemos e percebemos o mundo. No mundo da "gestão de peso", a dieta é o paradigma cultural através do qual tentamos controlar o peso corporal. Uma mudança de paradigma é uma ruptura com a tradição, com as velhas formas de pensar e com os velhos paradigmas. É preciso mudar nosso paradigma para rejeitar a dieta. Só assim poderemos construir um relacionamento saudável com a comida e com nosso corpo.

Apesar de ser voltado para a comunidade empresarial, o trabalho de Covey aborda uma questão que se encaixa perfeitamente na realidade de quem faz dieta. Em sua opinião, as pessoas tendem a resolver os problemas sem considerar as implicações de longo prazo de "soluções rápidas". Isso na verdade agrava o problema em vez de resolvê-lo, explica Covey. Para ele, o corpo físico é um bem precioso que muitas vezes é destruído quando se direciona o foco para resultados rápidos e benefícios de curto prazo.

Vários pesquisadores e profissionais de saúde estão pedindo uma mudança no paradigma dos cuidados de saúde com foco no peso (O'Hara e Taylor, 2019; Hunger et al., 2020). O peso não é um comportamento! Veja a seguir o passo a passo para você começar sua mudança de paradigma e rejeitar a mentalidade de dieta.

### Passo 1
Entenda e reconheça os danos causados pelas dietas

Há um número substancial de pesquisas sobre esse tópico. Reconheça que os prejuízos são reais e que continuar com as dietas e as restrições alimentares só vai perpetuar seus problemas. A seguir descreveremos alguns dos principais prejuízos constatados pelos estudos mais relevantes, divididos em duas categorias: biológicos e emocionais. Ao longo da leitura, faça um inventário pessoal e se pergunte quais desses problemas já vêm afetando sua vida. Reconhecer que as dietas são *o* problema vai ajudar você a romper com o mito cultural de que elas funcionam. Lembre-se: *se as dietas são o problema, como podem ser parte da solução?*

## Danos biológicos e prejuízos à saúde

Fome e inanição sempre existiram ao longo dos séculos e, infelizmente, ainda existem hoje em dia. No passado, a sobrevivência dos mais aptos significava a sobrevivência dos mais gordos. Somente quem tinha reservas adequadas de energia (gordura) sobrevivia à fome. Nosso corpo ainda está programado, na era moderna, para combater a fome no nível celular. No entender do corpo, dietas são uma forma de inanição (mesmo sendo voluntárias).

- *Fazer repetidas dietas (dieta crônica) ensina o corpo a reter mais gordura quando a pessoa volta a comer normalmente.* Regimes hipocalóricos (com teor calórico reduzido) dobram o número de enzimas que produzem e armazenam gordura no corpo, uma forma de compensação biológica para ajudar o organismo a armazenar mais energia, ou gordura, após o período da dieta.
- *Redução do metabolismo.* As dietas diminuem a necessidade de energia do corpo, o que o torna mais eficiente na utilização das calorias (lembra do estudo com os participantes do programa *O grande perdedor*, que mostrou que esse efeito se prolongou por seis anos?).
- *Aumento dos desejos e compulsões.* Está provado que tanto seres humanos quanto ratos comem em excesso depois de um período prolongado de restrição alimentar. O cérebro é estimulado a lançar uma cascata de desejos para que a pessoa coma *mais*, pois o corpo, no nível celular, está tentando sobreviver à fome autoimposta.
- *Maior risco de morte prematura e doença cardíaca.* Uma pesquisa de 32 anos com mais de 3 mil homens e mulheres, o "Estudo de Framingham sobre o Coração", mostrou que, *independentemente do peso inicial,* as pessoas cujo peso aumenta e diminui repetidas vezes – fenômeno conhecido como ciclo do peso ou efeito sanfona – têm taxa de mortalidade mais elevada e correm duas vezes mais risco de morrer de doença cardíaca. Esses resultados independeram dos fatores de risco cardiovasculares e se mostraram verdadeiros não importando o peso das pessoas (Lissner et al., 1991).

Da mesma forma, um estudo realizado com ex-alunos de Harvard mostrou que indivíduos que perdem e ganham pelo menos 5 quilos ao longo de mais ou menos uma década não vivem tanto quanto aqueles que mantêm um peso estável (Lee et al., 1992).

- *Atrofiamento dos sinais de saciedade.* Quando fazem dieta, as pessoas geralmente param de comer em função de um limite autoimposto, não para atender seus sinais internos de saciedade. Somado ao hábito de pular refeições, isso pode condicionar você a comer refeições cada vez maiores.
- *Mudanças no formato do corpo.* Quem começa e termina dietas com frequência e sofre continuamente do efeito sanfona tende a recuperar peso na região abdominal, um tipo de armazenamento de gordura que aumenta o risco de doenças cardíacas.

Outros efeitos nocivos documentados incluem dores de cabeça, irregularidade no ciclo menstrual, fadiga, pele seca e queda de cabelo.

## Danos psicológicos e emocionais

Em 1992, na Conferência dos Institutos Nacionais de Saúde e Controle de Peso, estudiosos da área de psicologia relataram as seguintes observações a respeito dos efeitos adversos das dietas:

- *Ligação com transtornos alimentares.* Num estudo independente, os participantes que faziam dieta apresentaram chances oito vezes maiores de desenvolver algum transtorno alimentar antes dos 15 anos, em comparação com aqueles que não faziam dieta.
- *Possibilidade de causar estresse ou maior vulnerabilidade a seus efeitos.*
- *Correlação com sensação de fracasso, autoestima baixa e ansiedade social,* independentemente do peso corporal.
- *Episódios mais frequentes de descontrole e excesso alimentar* quando a pessoa violava as "regras" da dieta, seja em casos de transgressão real ou *percebida*! Isto é, basta a pessoa acreditar que comeu algo proibido (seja qual for o teor calórico) para despertar o comer excessivo.

Em um outro trabalho, os psicólogos David Garner e Susan Wooley criticam com veemência o custo elevado da falsa esperança obtida com as dietas e concluem que:

- *Fazer dieta corrói aos poucos a autoconfiança e a autoestima.*
- Muitas pessoas de corpo grande supõem que isso só pode ser consequência de alguma *falha de caráter fundamental*. Garner e Wooley argumentam que, se muitas dessas pessoas desenvolvem compulsão alimentar e depressão, isso costuma ser *resultado de fazer dietas*. Mas essas pessoas logo interpretam tais sintomas como confirmação de um problema inerente – apesar de não apresentarem mais distúrbios psicológicos que as pessoas de corpo menor.

## Passo 2
### Esteja consciente dos pensamentos e traços da mentalidade de dieta

A mentalidade de dieta se revela de formas sutis, mesmo quando você já tomou a decisão do Passo 1. É importante reconhecer as características comuns dessa mentalidade para saber se você ainda está ativo no jogo da dieta. Esqueça essa história de força de vontade, obediência e fracasso. No final desta seção (pág. 116) incluímos um quadro que mostra resumidamente como as pessoas que fazem dieta e as que não fazem encaram a alimentação, a atividade física e a ideia de progresso de maneiras diferentes.

**Esqueça a força de vontade.** Nenhum médico espera que um paciente tenha força de vontade para controlar a pressão arterial, mas muitos esperam isso de pessoas obesas quando se trata de emagrecer por meio de restrição alimentar, afirma a médica Susan Z. Yanovski. Essa é também a atitude predominante entre nossos pacientes e na população em geral – de que basta ter garra e um pouco de autocontrole. Numa pesquisa realizada pelo Gallup em 1993, o obstáculo mais comum citado pelas mulheres para a perda de peso foi a força de vontade. Uma crença comum até hoje!

Vejamos o exemplo de Marilyn, uma advogada muito bem-sucedida que chegou ao topo da hierarquia corporativa. Ela credita seu sucesso na carreira a determinação, força de vontade e disciplina, mas, sempre que tentou aplicar esses princípios exemplares a tentar emagrecer, falhou. Seu sucesso profissional foi apagado pela sensação de fracasso em seu modo de comer.

Por que Marilyn conseguiu ser tão disciplinada em uma área da vida e não em outra? A palavra "disciplina" tem origem em "discípulo" e, segundo a teoria de Stephen Covey, se você é discípulo de seus valores fundamentais que têm um propósito predominante, é provável que tenha o *desejo* de realizá-los. Marilyn acreditava com firmeza que preparar contratos exigentes e manter registros imaculados eram requisitos para construir uma relação de confiança com seus clientes e com o escritório de advocacia, mas escutar que comer pão é errado numa dieta e comer qualquer coisa com açúcar é errado em outra não gerou o mesmo tipo de convicção. Por mais que tentasse, ela não conseguia realmente acreditar que biscoitos recheados de chocolate eram tão diabólicos!

"Força de vontade" pode ser definida como uma tentativa de contrariar os desejos naturais e substituí-los por regras de interdição. Implica também a capacidade de fazer tarefas desagradáveis que não são essenciais. O desejo de doces é natural, normal e bastante prazeroso. Qualquer dieta que diz que você não pode comer doces vai contra seu desejo natural. A dieta se transforma num conjunto de regras rígidas, e esse tipo de regras só pode levar à rebelião.

*O Comer Intuitivo não envolve força de vontade.* Quando se tornou uma Comedora Intuitiva, Marilyn descobriu que ouvir seus sinais pessoais reforçava seus instintos naturais, em vez de contrariá-los. Não tinha mais regras externas para seguir nem para se rebelar e finalmente conseguiu fazer as pazes com a comida e com seu corpo.

**Esqueça a obediência.** Uma sugestão bem-intencionada feita por um companheiro ou uma companheira, do tipo "Querida, você *devia* grelhar o frango" ou "Você *não devia* comer essas batatas fritas", pode desencadear uma rebelião interior. Nesse tipo de guerra alimentar, seu único arsenal de resistência é pedir uma porção grande de fritas. Nossos pacientes chamam isso de "efeito dane-se".

Na física, a resistência sempre ocorre como uma reação à força. Vemos esse princípio em ação na sociedade, especialmente nas revoltas que explodem quando o autoritarismo se torna sufocante. Da mesma forma, o *simples fato de ter alguém lhe dizendo o que fazer* (mesmo que seja algo que você queira fazer) pode levar a uma reação de rebeldia. Exatamente como a terrível fase dos 2 anos das crianças ou a atitude rebelde dos adolescentes para provar que são independentes, a pessoa de dieta pode iniciar revoltas alimentares como reação à obrigação de seguir regras rígidas. Portanto, não é nenhuma surpresa ouvir de nossos pacientes que quando "saem da dieta" se sentem como se voltassem aos desafios típicos de sua época de adolescência.

Mas calma: a rebeldia é um ato normal de autopreservação, uma maneira de proteger seu espaço, seus limites pessoais.

Pense num limite pessoal como uma parede alta ao seu redor e apenas uma porta. Só você pode abri-la, se assim decidir, portanto ninguém pode entrar a não ser que seja convidado por você. Dentro de seu mundo moram sentimentos, pensamentos e sinais biológicos. Se alguém *acha* que sabe do que você precisa e lhe dá ordens, essa pessoa está forçando a fechadura da sua porta ou invadindo seus limites. Lembre-se que ninguém pode ser especialista em "você". Só *você* conhece seus pensamentos, suas emoções e suas experiências. Ninguém tem como conhecer seu eu interior, a menos que você lhe mostre ou o convide a entrar.

Qual dieta ou influenciador social pode saber quando você está com fome ou a quantidade de comida que vai satisfazer seu estômago? Como alguém pode saber quais são as texturas e os sabores que agradam a seu paladar? No mundo das dietas, os limites pessoais se cruzam em muitos níveis. Por exemplo, você recebe instruções sobre o que, quanto e quando comer, mas essas decisões devem ser escolhas pessoais, respeitando a autonomia individual e os sinais do corpo. Embora a orientação possa vir de qualquer lugar, *você* deve ser responsável por definir *quando, o que* e *quanto* comer.

Quando um nutricionista ou um programa de emagrecimento invade seus limites, é normal que você se sinta impotente. E quanto mais tempo você seguir as restrições alimentares, maior será a agressão à sua autonomia. É aqui que se encontra o paradoxo. Ao fazer dieta, é provável que você se rebele comendo mais do que o permitido, numa tentativa de recuperar sua autonomia e proteger seus limites. Mas o ato de rebeldia pode fazer você se sentir tão fora de controle quanto um motim. Você está enfrentando uma batalha alimentar interna. Assim que a rebelião é iniciada, sua intensidade reforça a sensação de falta de controle e a crença de que você não tem força de vontade. Então você começa a afundar num mar de insegurança e vergonha. *O que começa como um comportamento psicologicamente saudável acaba em desastre.* O resultado final dessa rebelião natural é que sua relação saudável com a comida e com seu corpo é sabotada. Com o Comer Intuitivo não há necessidade de se rebelar, porque você finalmente assume o comando da situação!

Os limites pessoais também são ultrapassados quando alguém faz comentários sobre seu peso ou sua aparência. É natural que sua rebeldia se manifeste por meio da alimentação reativa. É a sua forma de dizer, mais uma vez: "Que se dane! Você não tem o direito de me dizer qual deve ser meu peso."

Rachel é artista e fez dieta a vida inteira. Foi casada com um advogado bem-sucedido que queria exibir a esposa para todos os colegas de trabalho e sempre fazia observações sutis sobre ela não ser tão magra quanto deveria. Chegava a lançar olhares de reprovação quando a esposa ia pegar algum doce numa festa. Rachel reagia escondendo alimentos (assim ficava livre de suas críticas veladas). Ao passar pelo processo do Comer Intuitivo, ela descobriu que estava comendo escondido e mais do que queria, como forma de se rebelar contra o marido.

Só que, em vez de se sentir forte e poderosa em sua "vingança", Rachel percebeu que na verdade se sentia fraca, descontrolada e angustiada. Ela sabia que se sentiria melhor se comesse de acordo com os sinais de fome e saciedade de seu corpo, mas "alguma coisa" a fazia comer escondido. Rachel passara a vida presa no jogo do controle, da invasão de limites e da revolta. Seu marido e a cultura da dieta tentaram controlar sua independência. Para se proteger, ela combatia as dietas comendo em excesso e recusava as exigências inapropriadas do marido para ter um corpo menor.

Um dia, Rachel enfrentou o marido e disse que ele não tinha o direito de fazer comentários sobre sua alimentação ou seu peso. Apesar de resistir no início, ele começou a respeitar suas decisões. E ela assumiu o compromisso firme de não fazer mais dietas. Rachel ficou em choque quando notou que parara de comer escondido, assim como parara de sentir insegurança, e começou a seguir os sinais intuitivos do corpo e a comer apenas segundo suas necessidades.

**Esqueça a ideia de ser um fracasso.** Todas as pessoas que fazem dieta desde sempre entram em nosso consultório se sentindo fracassadas. Não importa se são altos executivos, celebridades ou alunos brilhantes, elas falam sobre suas experiências alimentares com vergonha e são inseguras sobre sua capacidade de ter sucesso no controle da alimentação. A mentalidade de dieta reforça os sentimentos de sucesso e fracasso. No Comer Intuitivo não existe o fracasso, pois trata-se de um processo de aprendizado em cada etapa do caminho. O que era considerado um obstáculo passa a ser visto como experiência de aprendizado. Quando o revés se torna seu professor, você aprende a se superar e a perceber esse processo como um progresso, não como a busca pela perfeição.

## Passo 3
### Livre-se das garras das dietas

Quem faz dieta se apoia em forças externas para regular sua alimentação, para aderir ao programa alimentar recomendado, para comer porque está na hora ou para comer apenas uma quantidade específica, esteja ou não com fome. Isso não tem nada a ver com autonomia do corpo! Quem faz dieta também valida seu progresso por meio de forças externas, principalmente da balança, verificando sempre "Quantos gramas eu perdi?", "Será que meu peso está aumentando ou diminuindo?". Está na hora de abandonar as ferramentas das dietas. Livre-se dos programas alimentares, dos aplicativos de acompanhamento e das balanças de cozinha e de corpo.

**A balança como falso ídolo.** "Por favor, por favor, que o número seja…" Essa prece pelo número desejado não está acontecendo nos cassinos de Las Vegas, mas na privacidade dos lares de todo o país. Mas, da mesma forma que o jogador desesperado torce para tirar seu número da sorte, é inútil prestar homenagens à "deusa balança". Em um único giro da roleta, esperança e desespero se unem, formando um drama diário que definirá o seu humor naquele dia. Ironicamente, tanto um número "bom" quanto um "ruim" podem desencadear excessos – seja um excesso alimentar de comemoração ou de consolo.

O ritual da balança sabota os esforços do corpo e da mente, pois pode destruir num instante o progresso de dias, semanas, até meses, como ilustra a história de Connie.

Connie vinha se esforçando muito para recuperar o Comer Intuitivo. Ela evitava se pesar, o que já era um grande feito, considerando que antes fazia isso diariamente, até duas vezes por dia. No entanto, sentindo que tinha avançado tanto em três meses, decidiu subir na balança. O contato, ainda que breve, com a balança e o foco na perda de peso a levaram de volta à mentalidade de dieta. Naquela semana ela comeu em quantidades menores, o que provocou um episódio de forte compulsão. Não é de surpreender que Connie tenha reagido à experiência na balança seguindo uma mentalidade de dieta. Ela também achou que devia estar fazendo algo errado. A confiança recém-conquistada começou a se desfazer, tudo por causa de uma única pesagem.

O poder atribuído à balança é tão grande que ela acaba sabotando nossos esforços. No caso de Sherry, o processo de pesagem a fazia se sentir tão humilhada que ela passou 15 anos sem ir a médico algum. Aos 55 anos, Sherry ainda não tinha feito uma mamografia e outros exames essenciais porque não queria ser pesada no consultório. Nesse caso, a balança estava prejudicando sua saúde, pois ela estava no grupo de risco para câncer de mama, considerando que havia casos na família. Fazer a mamografia era mais importante do que qualquer número na balança, mas Sherry não conseguia enfrentar as críticas habituais da equipe de enfermagem. A pesagem do paciente era um procedimento-padrão, não importando a razão da consulta. Sherry não sabia que podia se negar a ser pesada. Ela finalmente tomou coragem depois de fazer o tratamento conosco. Marcou a consulta e se recusou a subir na balança, já que não era um elemento essencial ao tratamento naquele momento. Por sorte, os resultados de seus exames foram bons.

Descobrimos que o fator pesagem geralmente atrapalha o progresso das pessoas. Antigamente, quando ainda pesávamos todos os nossos pacientes, percebemos que as consultas muitas vezes acabavam girando em torno de justificativas para um aumento ou uma estagnação e acabavam virando sessões de aconselhamento. Nossos pacientes odiavam a pesagem tanto quanto nós. Lamentamos profundamente essa fase.

**Quando um quilo não é um quilo.** Muitos fatores podem influenciar o número na balança, portanto, supervalorizá-la a ponto de permitir que ela defina se você vai se sentir bem ou mal consigo é se tornar refém de fatos enganosos. A medida do peso corporal é afetada pela retenção ou a eliminação de água. Quase sempre que o ponteiro da balança sobe ou desce de repente é porque houve uma mudança nos fluidos corporais. Muitos fatores podem influenciar a retenção de líquidos: hormônios, ingestão de sódio em excesso e até o clima. Mas as pessoas logo acreditam que fizeram algo errado. Por outro lado, uma queda rápida do peso logo após uma hora de exercícios aeróbicos se deve principalmente à perda de água pelo suor.

Além disso, os músculos são compostos majoritariamente de água (70%). Quando um corpo com fome não recebe calorias suficientes, ele se "canibaliza" em busca de energia. A principal diretriz do nosso corpo é ter energia a qualquer preço – isso faz parte do mecanismo de sobrevivência. A proteína nos músculos é convertida em valiosa energia. Quando uma célula muscular é destruída, a água é liberada e por fim excretada. O desgaste muscular contribui para diminuir o metabolismo. Os músculos são tecidos ativos em termos metabólicos. Geralmente, quanto mais musculosos somos, maior nossa taxa metabólica. Essa é uma das razões pelas quais os homens queimam mais calorias do que as mulheres. Eles têm mais massa muscular.

A massa muscular aumentada, apesar de metabolicamente mais ativa, pesa mais do que a gordura. Quem faz dieta desde sempre costuma se frustrar pelo aumento ou pela falta de variação nos números da balança. *A balança não reflete a composição corporal*, assim como pesar um pedaço de carne no açougue não revela se é uma carne magra ou não.

Subir na balança só serve para manter o foco no peso, não ajuda com o *processo* de recuperar o contato com o Comer Intuitivo. Pesagens constantes podem provocar frustração e impedir o seu progresso. O melhor a fazer é parar de se pesar.

## Passo 4
### Seja compreensivo consigo

Quando todos ao seu redor estão fazendo dieta e eufóricos que o peso está diminuindo muito rápido com a dieta do momento, é compreensível que você tenha vontade de fazer o mesmo. Pena que essa vontade envolva mais do que a parte estética.

A teóloga e acadêmica de Harvard Michelle M. Lelwica, autora do livro *The Religion of Thinness* (A religião da magreza), apresenta um argumento convincente sobre como a busca incessante da magreza por meio de dieta preenche uma fome espiritual e atende o "objetivo final" de:

- Fornecer um conjunto de mitos em relação às "recompensas" da magreza
- Oferecer rituais para organizar o cotidiano das mulheres
- Criar um código moral que orienta a vida e a alimentação
- Criar um vínculo comum e uma comunidade para mulheres

Embora Lelwica se refira especificamente às mulheres, esses resultados podem ser aplicados a qualquer um no espectro de gênero.

Quando se consideram esses "benefícios" subliminares das dietas, não é de admirar que as pessoas fiquem seduzidas pelas "recompensas". Não se culpe por fantasiar os efeitos de mais uma dieta ou por só querer fazer dieta. Leva um tempo para esse desejo desaparecer, mesmo quando se compreende racionalmente que isso não funciona. A autocompaixão e a gentileza são muito importantes no caminho para se tornar uma pessoa Intuitiva. Lembre-se que, ao contrário das dietas, esse processo não é uma questão de ser aprovado ou reprovado. Trata-se de uma jornada de autodescoberta.

## Ferramentas do Comer Intuitivo

As ferramentas de quem come intuitivamente são os sinais internos, não as forças externas lhe dizendo o que, quando e quanto comer. No entanto, para compreender e desenvolver essas pistas internas, você precisa de novas ferramentas – ferramentas de *fortalecimento* –, que serão apresentadas nos próximos capítulos.

| **RESUMO.** Mentalidade de dieta vs. Mentalidade sem dieta |||
|---|---|---|
| Questão | Mentalidade de dieta | Mentalidade sem dieta |
| Escolhas alimentares | • Eu mereço isso?<br>• Quando como um alimento de alto valor calórico, tento descobrir um jeito de compensar o deslize.<br>• Sinto culpa quando como alimentos com alto teor de calorias ou carboidratos.<br>• Costumo descrever a alimentação do dia como boa ou ruim.<br>• Vejo a comida como inimiga. | • Estou com fome?<br>• Eu quero comer isso?<br>• Vou me sentir em privação se não comer isso?<br>• Isso vai me satisfazer?<br>• O sabor é bom?<br>• Mereço comer com prazer, sem culpa. |
| Benefícios da atividade física | • Meu objetivo principal é queimar calorias.<br>• Sinto culpa se deixo de treinar um dia. | • Meus interesses principais são a sensação proporcionada pelo movimento, o alívio do estresse e o aumento da energia. |
| Vejo o progresso como: | • Quantos quilos eu perdi?<br>• Como está minha aparência?<br>• O que as pessoas pensam do meu peso?<br>• Tenho muita força de vontade. | • Meu peso não é meu principal objetivo nem um indicador de progresso.<br>• Estou cada vez mais confiante em mim e na comida.<br>• Consigo me libertar dos "deslizes alimentares".<br>• Reconheço os sinais internos do meu corpo. |

## Rejeite a mentalidade de dieta: dieta é dieta

A cultura da dieta é tão sorrateira que a indústria da perda de peso está se afastando dos termos abertamente alusivos à dieta. Ela passou a se aproximar das descrições que remetem à saúde, tais como "estilo de vida", "saudável" e "bem-estar". Seja qual for o nome que escolherem, se tiver como objetivo diminuir o tamanho do corpo e seguir regras alimentares, ainda é uma dieta. Se você está contando calorias, nutrientes ou pontos, está fazendo dieta. O reality show *O grande perdedor*, que usava o estigma do peso como atração, anunciou uma reformulação em 2019 tendo como base uma visão de bem-estar, na linha da mudança implementada pelos Vigilantes do Peso. Inacreditável.

Em 2019, os Vigilantes do Peso mudaram seu nome para WW, mas ainda se trata de um programa de emagrecimento. Muitas pessoas ficam surpresas quando escutam que contar pontos é um comportamento de quem está fazendo dieta. É nesse momento que, educadamente, perguntamos: "O que você faz se estiver com fome e seus pontos estiverem esgotados?" A resposta quase sempre é "Ahhh... Como você adivinhou?", acompanhada de um suspiro profundo.

Não importa o ângulo de análise, o WW é uma dieta em todos os aspectos. Veja sete exemplos:

1. O foco nos pontos afasta a pessoa dos sinais internos de fome e saciedade.
2. Os pontos se tornam uma obsessão. Mesmo depois de anos fora do programa, os pontos continuam incutidos no cérebro das pessoas, assombrando-as.
3. O programa estimula a pessoa a comer mais do que deve. Como os vegetais (antigamente) e as frutas (agora) são liberados, isso promove o ato de comer para afastar os sentimentos, a escolha de alimentos que dão falsos sinais de plenitude e a substituição desses alimentos por outros que poderiam dar mais satisfação.
4. O programa promove o conceito de alimentos "bons" e "ruins". Alimentos com um número baixo de pontos são considerado bons e aqueles com número alto de pontos são considerados ruins.

5. Quando sobra algum ponto no fim do dia, a pessoa acaba comendo mais do que precisa só para não desperdiçá-los.
6. Se a pessoa naquele dia está com uma fome maior do que seus pontos permitem, ou ela "passa fome", ou extrapola os pontos. Isso estimula a sensação de culpa por ir além do limite e/ou a intenção de compensar no dia seguinte. Se conseguir fazer isso, a pessoa ficará novamente num estado de semi-inanição, restringindo ou não conseguindo restringir o que come, o que leva a mais culpa.
7. Fotos de antes e depois são exibidas nas redes sociais e/ou em anúncios, mas existem corpos de tamanhos os mais diversos e esse tipo de fotografia que mostra o corpo menor do "depois" é uma forma de expressão da cultura da dieta (lembre-se que esse tipo de foto é usado no aplicativo Kurbo, para crianças a partir de 7 anos).

Outros exemplos de dietas, estes não tão óbvios:

- Tomar um shake em lugar do café da manhã e do almoço e fazer uma refeição "razoável" no jantar.
- Fazer jejum desintoxicante, que geralmente é associado à ingestão de algum tipo de líquido para "remover as toxinas" do corpo. Nosso corpo possui um incrível sistema interno de limpeza: o fígado, os rins e o sistema digestório.
- Limpeza do cólon, que envolve um processo de forçar o cólon a esvaziar seu conteúdo (provocando diarreia) por meio do uso de laxantes, enemas (clisteres) ou irrigação do cólon, conhecida como hidrocolonterapia.
- Beber chás desintoxicantes ou emagrecedores. Esses chás têm, em geral, laxantes em sua composição, portanto, você pode passar muito tempo no banheiro.

A cultura da dieta está até mesmo começando a cooptar o Comer Intuitivo para vender seus produtos emagrecedores. Se houver alguma regra alimentar, contagem de nutrientes ou dias de "folga", é porque não tem nada a ver com o Comer Intuitivo. É jogada de marketing.

CAPÍTULO 7

# PRINCÍPIO 2
## *Respeitar a sua fome*

Mantenha seu corpo fisiologicamente alimentado com a energia e os nutrientes necessários, senão você pode desencadear um estímulo primal para o comer excessivo. Quando se atinge o ápice da fome, todas as intenções de uma alimentação moderada e consciente se tornam efêmeras e irrelevantes. Aprender a respeitar esse primeiro sinal biológico prepara o terreno para a reconstrução da confiança em si mesmo e na comida.

Um corpo em dieta é um corpo com fome. Comparação radical? Não. Embora um corpo em dieta não *pareça* o de uma pessoa em estado de inanição, os "sintomas" de emagrecimento são incrivelmente parecidos. O corpo não sabe que há um McDonald's em cada esquina quando você começa uma dieta. Para o corpo, é como viver num estado de fome e readaptação. Nossa necessidade de comida (energia) é tão essencial e primal que, se não estivermos conseguindo energia suficiente, nosso corpo naturalmente compensa com poderosos mecanismos biológicos e psicológicos.

O poder da privação alimentar foi demonstrado em detalhes no marcante estudo sobre a fome conduzido pelo Dr. Ancel Keys durante a Segunda Guerra Mundial, como mencionamos anteriormente, projetado para ajudar pessoas em estado de inanição. Os participantes, 32 homens saudáveis, foram selecionados por terem "resistência psicobiológica superior", ou seja, saúde mental e física acima da média.

Nos três primeiros meses do estudo, os homens comeram o que quiseram, na quantidade normal para eles. Os seis meses seguintes foram um período de subnutrição, com as calorias cortadas quase pela metade. Os efeitos foram surpreendentes e refletem de forma impressionante os sintomas da dieta crônica:

- Taxa metabólica 40% menor.
- Os homens ficaram obcecados por comida. Eles tiveram um aumento de apetite, só conversavam sobre comida e passaram a colecionar receitas.
- Seu estilo de comer mudou, oscilando entre engolir a comida com voracidade e uma paralisia durante a refeição. Alguns homens brincavam com a comida e chegavam a passar duas horas para terminar uma refeição.
- Os pesquisadores observaram que "vários homens não seguiram a dieta e relataram episódios de compulsão". Um deles relatou ter perdido completamente a "força de vontade". Outro "descumpriu abertamente as regras" e tomou vários sorvetes e copos de leite maltado, chegando a roubar um doce que custava 1 centavo.
- Alguns se exercitavam com o objetivo deliberado de conseguir porções maiores de comida.
- Houve mudança de personalidade e, em muitos casos, apatia, irritabilidade, mau humor e depressão.

No período de realimentação, quando os participantes puderam novamente comer à vontade, as dores no estômago indicando fome ficaram mais intensas e o apetite parecia insaciável. Embora autorizados a comer quanto quisessem, alguns homens desenvolveram um medo irracional de que não haveria comida disponível.

Os participantes tiveram dificuldade de parar de comer. Episódios de compulsão alimentar nos fins de semana chegavam a somar 8 mil a 10 mil calorias a mais. A maioria dos homens demorou em média cinco meses para normalizar sua alimentação, sendo que alguns nunca se recuperaram totalmente.

É importante lembrar que no período em que esse estudo clássico foi realizado não havia programas sobre comida na televisão, muitos menos celebridades fitness. A pesquisa sobre nutrientes estava em seus primórdios. No entanto, esses homens experimentaram uma obsessão primal pela comida que não foi estimulada pelos meios de comunicação nem pela sociedade. Pelo contrário, a obsessão foi desencadeada por um mecanismo de sobrevivência. Esse comportamento não foi observado nesses homens antes de enfrentarem a privação de alimentos! Apesar de se tratar de um estudo clássico sobre a fome, o nível calórico consumido é representativo de uma dieta de emagrecimento moderna para homens. É significativo que os participantes continuassem apresentando sintomas físicos e psicológicos marcantes. Imagine se esse mesmo estudo fosse realizado sob as pressões atuais por magreza.

Vários pacientes nossos leram as principais partes desse clássico estudo de Minnesota e ficaram surpresos ao notar que as próprias experiências lembravam aquelas vividas pelos homens em estado de semi-inanição. Mary, por exemplo, notou que ficou mais obcecada por comida depois de concluir o segundo programa de jejum líquido. Ela comprou vários livros de receitas e equipamentos culinários, como máquinas para fazer waffle e pão, além de um processador de alimentos. O maior paradoxo é que Mary não gosta de cozinhar e nunca usou nada do que comprou.

Dan foi colocado de dieta aos 4 anos e desde então segue o mesmo tipo de programa alimentar. Ele descreveu o "medo irracional" que sentia cada vez que se sentava para fazer uma refeição, como se aquela fosse sua última oportunidade de comer (essa é uma forma de insegurança alimentar associada a transtornos de compulsão).

Jan fez dieta a maior parte da vida, porém quanto mais tentava emagrecer, mais se interessava por comida. Colecionava receitas publicadas em revistas e jornais de todos os tipos de culinária, desde iguarias gourmet a pratos espartanos de spas, e lia cada receita como se fosse um romance cativante. Mas Jan nunca tentou preparar as deliciosas receitas, que, na verdade, funcionavam como uma fantasia gastronômica, um escapismo de sua realidade alimentar.

**Sobre ratos e homens.** Os ratos certamente não estão expostos às pressões sociais e às nuances da alimentação como os seres humanos, no entanto, quando privados de comida, também comem em excesso. Num estudo, os ratos foram divididos em dois grupos, um com privação de comida e o outro como grupo de controle. O primeiro grupo passou até quatro dias sem se alimentar e depois pôde comer até recuperar o peso. Então os dois grupos tiveram acesso livre a uma "dieta palatável", ou seja, algo diferente da ração comum, o equivalente a um jantar cinco estrelas no mundo dos roedores. Embora todos tenham engordado, os integrantes do grupo que fora submetido a fome prolongada tiveram um aumento maior de peso, *na proporção direta do tempo em que ficaram em privação.*

## Fome primal

O terror psicológico da fome é profundo, afirma Naomi Wolf em *O mito da beleza*. Mesmo depois de saciar a fome, a sensação de medo persiste. Ela cita que muitas das crianças órfãs e famintas de países pobres que são adotadas ainda passam muito tempo não conseguindo controlar sua compulsão a separar e esconder alimentos, mesmo depois de anos vivendo num ambiente seguro. Um estudo dos anos 2000 mostrou que um número desproporcional de sobreviventes de campos de concentração sofre de compulsão alimentar.*

A insegurança alimentar ou a escassez de alimentos são tipos de trauma cujos efeitos estão sendo constatados nas pesquisas sobre transtornos alimentares. A ocorrência de bulimia nervosa e de compulsão alimentar é maior entre pessoas com histórico de insegurança alimentar.

Historiadores documentaram que em tempos de fome ou escassez de alimentos a comida se torna a preocupação predominante, levando a problemas sociais: ruptura do comportamento em sociedade, abandono do esforço cooperativo e perda do orgulho pessoal e do senso de laços familiares. Embora tal preocupação tenha sido observada em períodos de privação alimentar generalizada, esses comportamentos refletem o comportamento de indivíduos em dieta. Quantas vezes você não se isolou durante uma dieta e recusou convites para festas, por exemplo, porque não queria ter contato com comida, ou decidiu não sair para evento algum enquanto estivesse de dieta?

Embora possam não ser vistas como um evento assustador, a fome e a obsessão por comida provocadas pela dieta deixam marcas duradouras, principalmente quando começam na infância.

---

* Favaro, A.; Rodella, F. C.; e Santonastaso, P. "Binge eating and eating atitudes among Nazi concentration camp survivors". *Psychological Medicine* 30(2), 463-66, 2000.

Peter participou de vários jejuns com acompanhamento médico ao longo da vida e começou a ter medo de passar fome. Para ele, a fome era aterrorizante e muitas vezes levava a um comer descontrolado, o que só reforçava seu medo. Ele se mantinha sempre "alimentado" entre uma dieta e outra, nunca conseguindo realmente vivenciar sua fome biológica leve. Conhecia apenas a sensação de fome *extrema* com toda a sua intensidade voraz. Para evitá-la, Peter estava sempre comendo alguma coisa, mas isso o fazia se sentir desconfortável com o próprio corpo, o que o levava a começar outra dieta ou outro programa de jejum, e o círculo vicioso continuava: da fome para a dieta, seguido por um comer desenfreado.

## Mecanismos que levam a comer

Mesmo que você não faça dietas sucessivas, alguns mecanismos biológicos são ativados quando seu corpo não recebe dos alimentos a energia de que precisa. Não é por acaso que a comida está entre as necessidades fundamentais na hierarquia de necessidades de Maslow – um modelo que classifica as necessidades humanas, sugerindo que certas necessidades básicas devem ser atendidas antes que a pessoa possa atender outras mais complexas. Os alimentos e a energia são tão essenciais para a sobrevivência da espécie humana que, se não comermos o suficiente, um mecanismo biológico aciona nosso desejo de comer, tanto em termos físicos como psicológicos. O impulso da fome é uma verdadeira conexão mente-corpo. Comer é tão importante que as células nervosas do apetite estão localizadas na região do hipotálamo do cérebro. Vários sinais biológicos nos levam a comer. O que muitas pessoas acreditam ser uma questão de força de vontade é, na verdade, um *impulso biológico*. A força e a intensidade do impulso biológico para comer não devem ser subestimadas. A neuroquímica do cérebro coordena o comportamento alimentar de acordo com a necessidade biológica do corpo. Através de um sistema complexo de feedback químico e neural, o cérebro monitora as necessidades energéticas de todos os nossos sistemas corporais a cada momento. E envia diretivas bastante enfáticas sobre o que devemos comer. Jejuar ou restringir alimentos são especialmente contraproducentes para o apetite, pois ativam os gatilhos neuroquímicos que nos induzem a comer.

Muitos estudos já mostraram que a dieta não faz sentido para o metabolismo nem para a química do nosso cérebro. Na verdade, ela é contraproducente. As substâncias biológicas que regulam o apetite também afetam diretamente os humores e o estado de espírito, nossa energia física e nossa vida sexual.

A maioria dos pesquisadores concorda que existem mecanismos biológicos *e* psicológicos complexos que influenciam nossa alimentação. Neste capítulo focaremos nos mecanismos biológicos profundos que ativam o desejo de comer, especialmente se estamos em privação ou fazendo dieta:

## Digestão aumentada

Nas pessoas em restrição alimentar, pesquisas mostram que o corpo fica biologicamente preparado para o momento de comer, como o corredor agachado na posição para disparar assim que é dada a largada.

- A salivação aumenta com o aumento da privação de comida, mesmo sem a presença de alimentos ou sugestão de que se vai comer. Isso foi demonstrado em estudos realizados tanto com pessoas que fazem dieta como nas que não fazem.
- Maior quantidade de hormônios digestivos foram identificados nas pessoas em dieta, tanto antes quanto depois de comer.

## O neuropeptídio Y e seu apetite por carboidratos

O neuropeptídio Y (NPY) é uma substância química produzida pelo cérebro que ativa nosso apetite por carboidratos, a fonte de energia principal e preferida do corpo. Embora grande parte do que conhecemos sobre o NPY venha de pesquisas feitas com ratos, há muitas provas de que essa substância química cerebral também pode ter forte impacto no comportamento alimentar humano, aumentando a quantidade e a duração de refeições ricas em carboidratos.

A privação ou a insuficiência alimentar estimulam o NPY a entrar em ação, levando o corpo a buscar mais carboidratos. Quando chega o momento de comer, a situação pode facilmente se transformar num episódio de compulsão com excesso de carboidratos. Isso não acontece por falta de força de vontade ou de autocontrole; é a biologia (ou melhor, o NPY) gritando por comida.

O NPY aumenta depois de qualquer período de privação alimentar, inclusive o jejum entre o jantar e o café da manhã. Os níveis de NPY são naturalmente maiores pela manhã por causa da privação alimentar durante a noite, o que faz parte da base biológica para a alimentação da manhã. No jejum noturno, o estoque de carboidrato do corpo (no fígado) é consumido e precisa ser reabastecido. Você literalmente acorda de estômago vazio. Mas, se pular o café da manhã, é provável que pague por isso com aumento no nível de NPY, o que pode levar a grandes excessos no meio da tarde.

O cérebro também produz mais NPY quando carboidratos estão sendo transformados em energia e em momentos de estresse. Ingerir carboidratos desativa o NPY por meio do seu efeito sobre a serotonina, outra substância química produzida no cérebro. Ingerir mais carboidratos ajuda a aumentar a produçao de serotonina, o que, por sua vez, interrompe a produção de NPY e encerra o desejo de carboidratos.

Quanto mais você nega a verdadeira fome e resiste à sua biologia, mais fortes e intensas as obsessões e os desejos de alimento se tornam. Jejuns e restrições alimentares, especialmente, aceleram o nível de NPY e estimulam o corpo a buscar mais carboidratos, de modo que a primeira oportunidade de comer pode *facilmente* se tornar um comer exagerado de alimentos com alto teor de carboidratos.

Por que existe esse estímulo químico à ingestão desse tipo de nutriente? Vamos ver rapidamente o papel fundamental que os carboidratos desempenham no corpo. Isso vai ajudar a entender o impulso primal da fome.

**A importância dos carboidratos.** Essa é a fonte preferencial de energia do corpo. As células funcionam melhor quando recebem certo teor de carboidratos na forma de glicose, e mesmo pequenas reduções desse fornecimento podem causar problemas. O cérebro, o sistema nervoso e os glóbulos vermelhos dependem *exclusivamente* da glicose para obter energia. Por causa da importância da glicose, os níveis dela no sangue são regulados de perto por dois hormônios: a insulina e o glucagon.

O fígado armazena uma quantidade muito limitada de carboidratos, na forma de glicogênio, o que ajuda a fornecer mais glicose ao sangue quando os níveis estão baixos demais. Mas, essa valiosa reserva energética dura apenas de três a seis horas (exceto durante a noite, quando o glicogênio do fígado dura mais porque a necessidade de energia é menor). Como a repomos? Comendo. Mais precisamente, comendo alimentos ricos em carboidratos.

Se os carboidratos são restringidos nas dietas, o corpo tem que recorrer a mecanismos criativos para se abastecer e obter energia vital. A proteína, principalmente dos músculos, será retirada e convertida em energia, basicamente na forma de glicose. É como retirar a madeira da estrutura de sua casa e usá-la para alimentar o fogo na lareira. A madeira vai queimar e atender sua necessidade momentânea, mas a um preço alto. Você começa a perder a integridade da sua estrutura. (O estudo de *O grande perdedor* mostrou que os participantes perderam mais de 10 quilos de *massa magra* até o final do programa e seis anos depois sua massa magra ainda tinha 4 quilos a menos em comparação com a que possuía antes de a competição começar.)

Se você acha que uma alimentação rica em proteínas evitará esse desmonte, não é bem assim. Quando você come uma quantidade inadequada de energia ou de carboidratos, a proteína da alimentação *também* é desviada para ser usada como energia. Por isso, essa alimentação "rica em proteínas" não é garantia de compensação. Na verdade, a proteína é acionada como uma fonte *cara* de combustível em vez de ser usada como deveria no corpo. É como um fornecedor de material de construção entregando pilhas de madeira para reconstruir sua casa: se você usa essa madeira regularmente para fazer fogueiras em vez de empregá-la nos reparos necessários, a estrutura da casa continua deficiente. Da mesma forma, a proteína é necessária para manter e construir músculos, hormônios, enzimas e células. Quando carboidratos e energia são escassos, a proteína é deslocada de sua função original para fornecer energia.

Muita gente acredita que, quando não há energia suficiente, o corpo enfim começa a queimar gordura, mas não é assim que a coisa funciona. Lembre-se: o cérebro e outras partes do corpo precisam exclusivamente de carboidratos para gerar energia. Somente uma parte bem pequena (5%) da gordura armazenada pode ser convertida em combustível. Por outro lado, o corpo tem um grande número de enzimas para converter a proteína em glicose.

Uma das explicações para a acelerada perda de peso com as dietas low--carb ou com jejuns é que o corpo devora seus tecidos de proteínas para gerar energia. Além disso, a cada 453 gramas de proteína corporal utilizada, perde-se de 1,5 a 2 quilos de água. Se o seu corpo continuasse a se autoconsumir nesse ritmo, você morreria em cerca de 10 dias. Mesmo o tão vital músculo cardíaco é transformado em energia. Infelizmente, essa é uma das razões que contribuem para que as pessoas que fazem dietas pobres em calorias morram – por falência cardíaca. Mesmo enquanto é desgastado, o músculo cardíaco ainda tem que manter o volume de trabalho, com *menos* força e batimento mais fraco. Em suma, o músculo cardíaco canibalizado tem que se esforçar mais com um motor menor e defeituoso; o bombeamento não é reduzido na mesma proporção da quantidade de tecido cardíaco perdido.

Após um tempo, o corpo consegue converter a gordura armazenada em uma forma de energia utilizável para o cérebro e o sistema nervoso, a chamada cetona. Esse processo, conhecido como cetose, é uma adaptação a longos períodos de jejum ou de privação de carboidratos. A conclusão? Carboidratos e energia são importantes!

**Uma observação sobre o frenesi em torno da Keto.** Sempre haverá uma nova dieta se vangloriando de ser a melhor e mais eficiente. No entanto, nunca, em nossos delírios mais selvagens, teríamos imaginado que a Keto (dieta cetogênica) ficaria popular, chegando mesmo a ser chamada de "estilo de vida". Embora seja importante no tratamento de epilepsia em crianças, essa dieta – rica em proteínas e pobre em carboidratos – tem muitos efeitos colaterais, como pedras nos rins, osteoporose, hiperlipidemia e redução na taxa de crescimento. Novas pesquisas sobre a Keto mostram algumas tendências preocupantes que podem ter impacto negativo em sua saúde:

- Num estudo prospectivo de 20 anos, uma dieta pobre em carboidratos e rica em proteínas e gorduras animais foi associada a um risco duplo para diabetes tipo 2 em homens (deKoning et al., 2011).
- Em estudos feitos com animais, a dieta Keto aumentou o acúmulo de gordura no fígado e a resistência à insulina (Kosinski & Jornayvaz, 2017).

- A dieta Keto diminui o desempenho em exercícios físicos de homens e mulheres adultos (Wroble K. et al., 2018).
- Em um estudo de caso de uma mulher de 22 anos que foi encaminhada à emergência de um hospital com vômitos, náuseas e cólicas abdominais, ela foi diagnosticada com cetoacidose de lactação causada por seguir uma dieta pobre em calorias enquanto amamentava seu recém-nascido e seu outro filho (Seaton et al., 2018). Isso foi documentado em outros casos em que havia reservas insuficientes de carboidratos (glicogênio) combinadas com uma ingestão inadequada desses nutrientes.

## A teoria das células usinas

Os sinais de fome não são afetados apenas pelo baixo consumo de carboidratos. De acordo com o trabalho dos pesquisadores Nicolaidis e Even (1992), o sinal de fome é gerado pela necessidade total de energia da célula. Quando a energia celular está baixa, ela emite um sinal que induz à fome. Embora as células obtenham energia principalmente dos carboidratos, as proteínas e as gorduras fazem parte da equação de energia celular, que pode ativar a fome. Por exemplo, mesmo que um eletrodoméstico funcione com energia elétrica, ele também pode obter energia de pilhas ou de um gerador a gasolina. Todas essas fontes podem fornecer energia, mas têm custo e eficiência diferentes. Todos os nutrientes que fornecem energia (carboidratos, proteínas e gorduras) depois são convertidos em uma denominação de energia universal utilizada pela célula, a molécula ATP (adenosina trifosfato). A ATP é a energia química que alimenta as células e, por tabela, nosso corpo. Segundo Nicolaidis e Even, o sinal de fome é acionado pela necessidade de ATP da célula.

Resumindo: precisamos de energia. E a energia vem dos alimentos.

### Duvidando da biologia

Apesar dos sistemas biológicos complexos e sofisticados que ajudam a garantir que nosso corpo obtenha energia suficiente (alimentos), volta e meia as pessoas em dietas sucessivas tentam enganar a biologia. Em vez de comer quando têm fome, o comer é ligado a um momento estabelecido pelas regras: "Está na hora?", "Será que eu mereço?", "É low-carb?", etc. Por exemplo: nos dias em que se exercitava de manhã, Alice ficava brava consigo mesma por tomar um café mais farto (porém apropriado). Preocupada por achar que seu corpo não merecia aquela porção "extra", a solução era não almoçar. Isso era fácil para Alice, que, como assistente executiva muito ocupada, estava sempre com a sensação de que faltam horas no dia para fazer todo o trabalho. Seus afazeres tinham precedência sobre qualquer fome que surgisse à tarde. Quando chegava em casa à noite, Alice estava tão esfomeada que comia em excesso no jantar e, muitas vezes, de madrugada também. Quando ia jantar fora, devorava a cesta de pães do couvert e raspava o prato, o que a fazia se sentir estufada e culpada ao fim da refeição.

Mesmo quem não faz dieta acaba comendo em excesso se passar muito tempo sem se alimentar (lembre-se que até os ratos reagem assim). Outro efeito colateral da fome é que você compra mais comida de forma impulsiva, não importando suas intenções quanto à saúde ou à alimentação.

O problema da negação constante de seu estado de fome é duplo. Primeiro, ele vai num crescendo até entrar na fase do excesso. Segundo, quando a mente se acostuma a ignorar os sinais de fome, eles começam a perder força e você deixa de escutá-los. Ou então só consegue "escutar" a fome quando ela se torna extrema, voraz, o que pode ser prejudicial: deixa você ainda mais condicionado a não confiar em si mesmo, porque a voracidade quase sempre desencadeia excessos. Isso é explicado em parte pelo "Modelo Limítrofe para Regulação da Alimentação", desenvolvido pelos psicólogos C. Peter Herman e Janet Polivy, especialistas em dieta crônica. Esse modelo considera tanto a biologia como a psicologia no comportamento alimentar.

O modelo de limites explica como quem faz dieta usa seu ponto de referência cognitivo para empurrar seus sinais biológicos normais de fome e saciedade para os extremos. As sensações suaves de fome ficam atrofiadas em quem está constantemente tentando suprimi-las. A pessoa pode vir a sentir só a fome extrema ou pode chegar a um ponto de tamanha desconexão que tem dificuldade em identificar a sensação de fome. O mesmo pode acontecer com a sensação de conforto que a saciedade traz. Assim, a pessoa em dieta pode transitar por uma zona cinzenta que Herman e Polivy chamam de "indiferença biológica", em que não existem sinais claros de fome nem de saciedade. Para quem faz dietas sucessivas, essa zona é tão ampla que, em vez de comer baseado nos sinais internos do corpo, seus pensamentos e críticas aos alimentos prevalecem e lhe dizem o que fazer.

## Terapia alimentar primal: respeite a fome

O primeiro passo para recuperar o mundo do comer normal, livre de dietas e de preocupações alimentares, é *respeitar sua fome biológica*. O corpo precisa *saber* que terá acesso à comida, isto é, que as dietas e as privações acabaram de uma vez por todas. Do contrário, sua biologia estará sempre em alerta, pronta para evitar uma privação autoimposta.

Seu corpo precisa ser recondicionado biologicamente. Dieta após dieta, ele aprendeu que as fomes são frequentes e que, por isso, precisa ficar alerta. Lembre-se que fome e escassez de alimentos sempre existiram, como ainda existem hoje. Nosso corpo ainda está biologicamente equipado para sobreviver à fome. Para isso, ele reduz nossas necessidades de energia, aumenta as substâncias químicas biológicas que ativam o impulso de comer e assim por diante.

É bem mais fácil parar de comer quando você de fato sabe que poderá comer novamente. Por exemplo, imagine que você está em uma sala com uma criança *faminta* e lhe oferece um pacote de biscoitos, mas diz que ela só pode comer um. Você sai da sala, deixando a criança sozinha com o pacote cheio. O que ela faz? Come *todos* os biscoitos (e as migalhas), é claro. O mesmo vale para quem faz dieta.

Vejamos o exemplo de Barbara, que costumava se manter em um estado de fome permanente. Só se permitia comer quando estava morrendo de fome. Segundo sua própria definição, se ela se permitisse comer quando estivesse com fome *mas não morrendo* de fome, acharia que estava comendo demais. Como sua definição de fome "normal" era algo extremo, ela oscilava entre ciclos de comer excessivo e de fome.

## A fome silenciosa

E se você nunca mais sentir fome ou nunca souber realmente como é a sensação de fome leve? É possível recuperá-la? Sim. Mas primeiro vamos analisar algumas prováveis razões que levam ao silenciamento da fome:

- *Entorpecimento.* Muitas pessoas aprenderam ao longo dos anos a suprimir ou evitar as pontadas de fome recorrendo a bebidas sem calorias, como refrigerantes diet, cafés e chás. O líquido engana temporariamente o estômago, dando a sensação de estar cheio.
- *Dieta.* Quem faz dieta já se acostumou tanto a negar sua fome que fica fácil abstrair-se dela. Um dia, quando a fome bate na sua porta interna e ninguém atende, o estômago simplesmente para de roncar.
- *Caos.* É muito fácil suprimir a fome ou ignorá-la quando você está apagando incêndios na sua vida pessoal ou no trabalho. Se isso se tornar crônico, a fome pode aos poucos desaparecer.
- *Histórico de trauma.* Você precisa se sentir seguro para sentir fome. Se sofreu algum trauma no passado, talvez precise encarar a alimentação como autocuidado e procurar um especialista em traumas para ajudá-lo a superar isso.
- *Pular o café da manhã.* Algumas pessoas não comem de manhã porque dizem que isso evita que sintam fome o resto do dia. No entanto, a fome é um sinal corporal normal e bem-vindo, um sinal de que você está voltando a entrar em contato com as necessidades de seu corpo. Essas pessoas têm medo de sua fome, especialmente à noite, quando ela se torna avassaladora – resultado de não comerem antes –, e reagem não tomando café da manhã no dia seguinte. Assim se repete o círculo vicioso de silenciamento.
- *Estresse.* A cascata biológica da resposta ao estresse pode causar uma diminuição temporária da sensação percebida de fome.
- *Necessidades básicas não atendidas.* Isso entra na categoria de autocuidado. Se você não estiver recebendo o básico, como sono ou descanso suficientes ou espaço para respirar (coisas que podem estar fora do seu controle), essa situação pode abalar sua conexão com seu corpo.

## Como respeitar a fome biológica

O primeiro passo para respeitar sua fome biológica é começar a prestar atenção nela. A sinfonia da fome tem muitos sons, que variam de pessoa para pessoa. Assim como um maestro pode distinguir os sons de cada instrumento da orquestra, você um dia será capaz de identificar as sensações corporais e o que cada uma significa. No início, talvez você consiga reconhecer só a fome voraz e tenha dificuldade com a fome leve – assim como, para o ouvido musical destreinado, é fácil identificar o estrondo do címbalo, enquanto os sons mais sutis do fagote ou do oboé demandam tempo e atenção.

Toda vez que você for comer, pergunte-se: "Estou com fome? Qual é o meu nível de fome?" Se for difícil identificar, pergunte-se: "Qual foi a *última vez* que senti fome? Qual foi a sensação no meu estômago? E na boca?" Os itens a seguir podem ser percebidos como sensações ou sintomas de fome (de leve a voraz) em qualquer combinação:

- Ronco suave ou desconforto no estômago
- Ruídos semelhantes a rosnados roucos
- Fraqueza
- Dificuldade de concentração
- Dor no estômago
- Irritabilidade
- Vertigem
- Dor de cabeça

Tudo bem se as variações da sua fome não correspondem às de outras pessoas; isso é individual. Tome cuidado para não chegar a um ponto de fome intensa. A orientação *geral* para quem tem dificuldade em avaliar é *não passar de cinco horas sem comer quando acordado*. Essa recomendação se baseia na biologia de abastecer a reserva de carboidratos no fígado, que se esgota a cada período de três a seis horas. Percebemos que os pacientes que ultrapassam cinco horas sem comer tendem a exagerar quando enfim o fazem (para algumas pessoas, esse exagero pode acontecer depois de apenas três ou quatro horas em jejum).

Para entender as nuances da fome, pode ser útil verificar o pulso da fome a intervalos regulares. Entre em contato com seu corpo e pergunte simplesmente: "Qual é o tamanho da minha fome?" Vale a pena fazer isso toda vez que comer alguma coisa e também entre as refeições. Pode parecer um exagero hiperconsciente, mas lembre-se que se trata de um passo com foco direcionado para fazer você se reaproximar do próprio corpo e de sua biologia.

Costumamos utilizar várias ferramentas para ajudar as pessoas a perceberem sua fome, mas desenvolvemos uma nova que é especialmente útil e um pouco menos minuciosa. Como nosso cérebro naturalmente classifica as sensações subjetivas em agradáveis, desagradáveis ou neutras, decidimos usar essa classificação qualitativa para ajudar você a se conectar com os sinais de fome e de saciedade. Achamos que se você começar com essas descrições tem menos chance de se viciar em números.

O sistema clássico de classificação de 0 a 10 ainda é bastante útil, sendo 0 = fome absurda e 10 = estufamento desagradável. Algumas pessoas tendem a se apegar aos números para saber o que é certo ou errado, mas esse é meramente um sistema para ajudá-lo a se conectar. Veja a Tabela 3, "Escala de fome e de saciedade", na pág. 136.

Monitore seus níveis de fome cada vez que comer, antes e depois, usando o "Diário da fome" (Tabela 4, na pág. 137). Que padrão você vê surgindo? Há um intervalo de tempo quando você se alimenta? Existe alguma relação entre as quantidades de comida e o tempo entre as refeições?

Você pode descobrir que seu estilo de comer se inclina para beliscar e comer lanches. Não se preocupe. Se você come em pequenas quantidades, mesmo em refeições, provavelmente vai sentir fome mais vezes – digamos, a cada duas, três ou quatro horas. Isso não só é normal como tem vantagens metabólicas. Estudos sobre o hábito de beliscar (em que os participantes se alimentam com múltiplos lanches ou refeições reduzidas) mostraram que a liberação de insulina é menor entre as pessoas que se alimentam com porções pequenas em comparação com as refeições tradicionais maiores com o *mesmo* número de calorias.

Às vezes alguns pacientes se chateiam quando sentem mais fome que o habitual, como se algo estivesse errado, mas, ao analisarem com mais atenção, acabam lembrando que fizeram refeições mais leves nos dias anteriores; nada de dieta, apenas comida em porções pequenas. É que o corpo exige uma compensação, de acordo com suas regras. Mas a maior parte das pessoas tem dificuldade de se lembrar do que comeu um dia atrás, imagine dois. Pesquisas feitas com crianças mostraram que elas atendem a suas necessidades entre uma semana ou dois dias, em média. Por que seria diferente com os adultos? Na realidade, uma pesquisa recente mostrou que o mesmo se aplica aos adultos. O corpo pode fazer o ajuste energético ao longo de dias em vez de hora a hora. Isso parece acontecer mais quando a pessoa tem o costume de comer alimentos dietéticos, como refeições de baixas calorias ou saladas sem molho. Você pode até sentir o estômago cheio, mas a falta de energia vai cobrar a conta. O corpo busca uma compensação.

### Outras vozes da "fome"

Um erro comum entre pacientes novos é que no início eles adotam a ideia de respeitar a fome como se fosse um mantra de dieta: "Comereis apenas quando tiverdes fome!" O problema dessa interpretação estrita é que você pode achar que violou uma "regra" ou que errou em comer algo mesmo sem estar com fome. Quando acha que desrespeitou alguma regra, é porque recaiu na velha mentalidade de dieta.

- *Fome de ocasião.* Às vezes comemos simplesmente porque algo parece gostoso ou porque a situação exige. Chamamos isso de *fome de ocasião*. As pessoas em geral aceitam isso, pois não consideram uma grande violação da dieta. Em quase todas as culturas, a comida desempenha uma função importante nos ritos de passagem e nos eventos comemorativos. Você puniria um noivo ou uma noiva por comer um pedaço do bolo de casamento sem fome? No entanto, é comum que as pessoas que fazem dieta se sintam mal com qualquer transgressão alimentar e depois achem que é melhor chutar logo o balde. É nesse momento que o *exagero* acontece.
- *"Fome" prática – de olho no futuro.* Embora seja importante se alimentar com base em sua fome biológica, também é importante ser prático e flexível. Por exemplo, vamos imaginar que você vá ao teatro com amigos e a peça dure das 19 às 22 horas. Você tem a chance de jantar às 18 horas.

Mesmo se estiver sem fome nesse horário, certamente sentirá fome mais tarde. Você se senta no restaurante e *não* janta, deixando a fome surgir no meio da peça e deixá-lo esfomeado no último ato? Não. Comer uma refeição leve ou um lanche é uma solução sensata.

- *Fome emocional.* Quando você consegue identificar e distinguir a fome biológica, fica mais fácil esclarecer *por que* quer comer. Não é incomum comer por conta de uma fome *emocional*, isto é, para tentar saciar sentimentos desconfortáveis (como solidão, tédio ou raiva). Ironicamente, muitos de nossos pacientes se surpreendem ao perceber que aquilo que achavam ser fome emocional era, na verdade, fome primordial. Mas a sensação de descontrole é quase idêntica, seja ela desencadeada por emoções ou pela biologia, ou como resultado de distorção cognitiva. A discussão sobre como distinguir as origens da fome está no Capítulo 12.

**TABELA 3.** Escala de fome e de saciedade

| | Classificação | Sensações de fome e de saciedade | Característica da sensação | | |
|---|---|---|---|---|---|
| | | | Agradável | Desagradável | Neutra |
| Muita fome | 0 | Fome dolorosa. É a fome primal, muito intensa, urgente. | | X | |
| Muita fome | 1 | Voracidade e irritabilidade. Ansiedade para comer. | | X | |
| Muita fome | 2 | Muita fome. Desejo de uma refeição ou um lanche substancioso o mais rápido possível. | X | | |
| Faixa normal de fome | 3 | Fome e prontidão para comer, mas sem urgência. Uma fome educada. | X | | |
| Faixa normal de fome | 4 | Fome sutil, leve sensação de vazio. | | | X |
| Faixa normal de fome | 5 | Neutra. Nem fome nem saciedade. | | | X |
| Faixa normal de fome | 6 | Quando você começa a sentir que está ficando saciado. | | | X |
| Faixa normal de fome | 7 | Saciedade confortável, sensação de satisfação e bem-estar. | X | | |
| Muito saciado | 8 | Saciedade caminhando para algo além do ponto satisfatório. Não é agradável, mas ainda não chega a ser desagradável. | | X | |
| Muito saciado | 9 | Estufamento. Sensação de desconforto, necessidade de desabotoar a calça ou tirar o cinto. | | X | |
| Muito saciado | 10 | Estufamento doloroso. Pode sentir enjoo. | | X | |

Adaptado e reproduzido com permissão de *Intuitive Eating Workbook* (New Harbinger, 2017).

## TABELA 4. Diário da fome

Antes de comer, primeiro analise e classifique sua fome em agradável, desagradável ou neutra. Marque com um X o quadro que se aplica. Depois, faça um círculo em torno do número que melhor reflete seu nível de fome, sendo 0 = faminto e 10 = muito estufado.

| Horário | Característica da fome | | | Classificação da fome | | | | | | | | | | | Refeição / Alimentos ingeridos | Comentários |
|---|---|---|---|---|---|---|---|---|---|---|---|---|---|---|---|---|
| | Agradável | Desagradável | Neutra | | | | | | | | | | | | | |
| | | | | 0 | 1 | 2 | 3 | 4 | 5 | 6 | 7 | 8 | 9 | 10 | | |
| | | | | 0 | 1 | 2 | 3 | 4 | 5 | 6 | 7 | 8 | 9 | 10 | | |
| | | | | 0 | 1 | 2 | 3 | 4 | 5 | 6 | 7 | 8 | 9 | 10 | | |
| | | | | 0 | 1 | 2 | 3 | 4 | 5 | 6 | 7 | 8 | 9 | 10 | | |
| | | | | 0 | 1 | 2 | 3 | 4 | 5 | 6 | 7 | 8 | 9 | 10 | | |

Adaptado e reproduzido com permissão de *The Intuitive Eating Workbook*.

## Estudos mostram: comer em resposta ao primeiro sinal de fome faz bem à saúde

Uma série de estudos promissores de uma equipe de pesquisadores italianos de Florença mostra que eles conseguiram ensinar as pessoas a prever quando o nível de açúcar no sangue está baixo ao prestar atenção em sua experiência subjetiva de fome (Ciampolini e Bianchi, 2006).

Há dois aspectos específicos nessa abordagem. Primeiro, o foco do treinamento é distinguir *a fome leve* dos sinais de desconforto da fome que ocorrem quando ela é prolongada. O segundo aspecto é a técnica de *biofeedback*, bastante conhecida entre os educadores diabéticos, que foi utilizada para treinar pessoas a fazer essa distinção por meio do monitoramento da glicose no sangue com o aparelho medidor (observação: essas pessoas não tinham diabetes ou tolerância diminuída à glicose).

Inicialmente, as pessoas foram instruídas a medir o nível de açúcar no sangue às primeiras sensações de fome ou desconforto. Depois, se a glicose estivesse abaixo de 85mg/dL, elas eram instruídas a se lembrar das sensações físicas e a comer sua refeição (o nível de glicose de 85mg/dL foi escolhido com base em estudos anteriores que indicavam que esse número representa o limite máximo do controle homeostático da alimentação).

Se o açúcar no sangue estivesse acima de 85mg/dL, as pessoas eram instruídas a adiar a refeição. Pedia-se, então, que esperassem pelo desenvolvimento espontâneo das novas sensações de fome por pelo menos uma hora antes de fazer outra medição da glicose.

Dois outros estudos usando essa técnica de reconhecimento inicial da fome demonstrou que as pessoas treinadas nesse método aumentaram a sensibilidade à insulina, em comparação com grupos de controle não treinados (Ciampolini et al., 2010; Ciampolini, Lovell-Smith e Sifone, 2010). Quando a insulina é menos efetiva em seu corpo, ocorre a chamada "resistência à insulina", que é relacionada a problemas de saúde crônicos.

A equipe de pesquisa concluiu que restabelecer e validar a fome, além de treinar as pessoas a reconhecer a fome leve, pode ajudar na prevenção e no tratamento do diabetes e de transtornos associados.

# É realmente possível ser viciado em comida?

Tem havido muita pesquisa especulativa e atenção da mídia sobre o tema "vício em comida". Cientistas estão curiosos porque a região do cérebro e as substâncias neuroquímicas envolvidas no abuso de substâncias também estão associadas à perda de controle. Mas existem muitas outras coisas, além de dependência, que podem explicar o aspecto recompensador do comer.

**A sobrevivência das espécies.** Acredita-se que esse sistema de recompensa cerebral seja necessário para garantir a sobrevivência humana. Isso envolve a substância cerebral dopamina, que ativa a sensação de prazer e o comportamento motivacional. Participar de atividades necessárias à sobrevivência (como comer e procriar) proporciona uma experiência recompensadora de bem-estar.

**A fome aumenta o valor da recompensa.** A fome, por si só, aumenta o valor da recompensa da comida ao ativar mais atividades relacionadas à dopamina. Por exemplo, se você descobrir que está com fome, pode se ver subitamente interessado e motivado a preparar uma refeição. Fazer dieta (que pode ser uma forma de fome crônica) também tem esse efeito.

**Condicionamento pavloviano.** O efeito da dopamina pode ser atribuído ao condicionamento pavloviano (lembre-se do estudo clássico no qual o cachorro de Pavlov saliva ao ouvir uma campainha. Essa salivação antecipatória ocorria porque os cachorros foram condicionados a sempre receber um petisco depois que a campainha tocava). Não se trata de dependência, mas de uma resposta aprendida.

**Privação de dopamina.** Muitas atividades prazerosas ativam a dopamina, entre elas socializar, caminhar e brincar. A maioria das pessoas com compulsão alimentar que atendemos em nosso consultório tem uma vida muito desequilibrada, o que as "priva" dos benefícios da dopamina. Quando as necessidades não estão sendo atendidas, a comida se torna ainda mais atraente, mais compensadora.

**A música ilumina os centros cerebrais da dopamina.** Um estudo brilhante revelou que escutar música ativa a mesma região do cérebro (núcleo accumbens) envolvida no componente eufórico dos psicoestimulantes como a cocaína (Salimpoor, 2011). Basta a expectativa de ouvir música para ativar os centros cerebrais da dopamina (no entanto, não achamos que se possa afirmar a existência de "vício em música").

**Os estudos sobre vício em comida são limitados e duvidosos.** A pesquisa sobre "vício em comida" é muito limitada para que se possa tirar qualquer conclusão a partir dela. Grande parte dos estudos foi feita com animais e, entre eles, a maioria eram ratos. Estudos fascinantes sobre ratos submetidos a restrições alimentares mostram que eles comem regularmente açúcar em excesso. No entanto, nos mesmos estudos os grupos de controle mostram que os ratos que têm acesso regular a alimentos não comem açúcar em excesso. Isso sugere que a restrição alimentar é o caminho para tornar a comida mais recompensadora, mas não chamaríamos isso de dependência (Westwater et al., 2016). Nenhum estudo desse tipo foi feito com seres humanos. A pesquisa limitada em seres humanos só focou nos estudos de imagens cerebrais, com um número pequeno de pessoas e poucos critérios de exclusão, tais como histórico de dietas (Benson, 2019).

**Questionário da Escala de Vício em Comida de Yale (YFAS, na sigla em inglês).** Quando você junta uma universidade de prestígio (Yale) e um questionário com o título "Vício em Comida", pode ter a impressão de que o vício em comida é um diagnóstico real. Não é (se fosse, estaria na quinta e mais recente edição do *Manual diagnóstico e estatístico de transtornos mentais*, também conhecido como DSM-5). Embora gere muitas manchetes de jornal, o conceito de Vício em Comida foi criticado por pesquisadores. Uma análise científica feita em 2015 por Long e colaboradores chegou à seguinte conclusão: "No momento, o conceito do chamado vício em comida no nível individual como suposta causa biológica de alimentação em excesso é controverso e carece de fatos convincentes." Alguns cientistas acreditam que o YFAS é um indicador de outras doenças, como traumas, TEPT (transtorno de estresse pós-traumático) ou transtornos alimentares. E gostaríamos de adicionar uma outra possibilidade: que o YFAS seja um indicador de dietas sucessivas.

(A um olhar mais atento, o questionário YFAS parece de fato medir o comer compulsivo ou excessivo provocados pela dieta crônica. Segue aqui uma amostra das perguntas do questionário atualizado YFAS 2.0 (Penzenstadler et al., 2018):

- Já tentei e não consegui diminuir ou parar o consumo de determinados alimentos. *(A dieta crônica e o comer excessivo podem causar isso.)*
- Quando comecei a comer determinados alimentos, comia mais do que planejava. *(A dieta crônica e o comer excessivo podem causar isso.)*
- Eu tinha desejos tão fortes de determinados alimentos que não conseguia pensar em nada além daquilo. *(A restrição crônica com o objetivo de emagrecer pode causar isso.)*

**Estudos mostram que comer "alimentos proibidos" diminui a compulsão alimentar.** Por fim, há cinco estudos até o momento nos quais quem tem compulsão alimentar come seus "alimentos proibidos" como parte do processo de tratamento (Kristeller, 2011; Smitham, 2008). A compulsão diminuiu significativamente em todos esses estudos. Se o vício em comida fosse um problema, não se esperaria esse tipo de resultado. A teoria do vício em comida previu um aumento da compulsão, provocado por "alimentos que provocam o vício". No entanto, o que aconteceu foi o oposto.

O problema com o conceito de vício em comida é que ele é alarmista, demoniza alimentos e rotula as pessoas, o que é muito desmotivante. Além disso, as palavras que escolhemos para identificar os sintomas (comer em excesso) fazem muita diferença na forma como os tratamos.

CAPÍTULO 8

# PRINCÍPIO 3
## *Fazer as pazes com a comida*

Peça uma trégua e pare de brigar com a comida! Dê a si mesmo permissão incondicional para comer. Dizer que não pode ou não deve comer determinado alimento pode provocar fortes sensações de privação, que, por sua vez, despertam desejos incontroláveis e eventuais episódios de compulsão. Quando você enfim "se rende" aos seus alimentos proibidos, o ato de comer se dá com tamanha intensidade que em geral leva a excessos como a Última Ceia e a uma culpa avassaladora.

"Quando estava fazendo a dieta da laranja, só pensava em comer banana, e, quando estava na low-carb, vivia sonhando com pão e batata", contou Laurie, uma inveterada seguidora de dietas. Isso lhe parece irônico? Familiar? O que pode parecer irônico é na verdade uma reação natural desencadeada pela limitação e privação impostas pela maioria das dietas. Os desejos surgem, desenfreados, assim que somos proibidos de consumir alguma coisa – seja roupa, sair ao ar livre ou, principalmente, comida. Os cientistas que participaram da experiência do Biosfera 2, um terrário envidraçado e fechado hermeticamente, sonhavam com algo tão básico como ar fresco depois de terem sido privados de um ambiente aberto por dois anos. Mas ar fresco não era o único desejo desses pesquisadores. A comida também lhes fazia falta. Depois que saiu desse confinamento autoimposto, a equipe falou mais sobre alimentação do que sobre os fatos científicos na coletiva de imprensa. Os cientistas descreveram os desejos de alimentos que começaram a ocupar seus pensamentos e os levaram a escrever um livro de receitas.

Esses cientistas não são diferentes das pessoas que fazem dieta, que foram ensinadas que determinados alimentos são proibidos. Mesmo não estando de dieta, os cientistas ainda estavam fissurados em desejos de comidas como resultado da falta de disponibilidade. Sonhavam com sobremesas inexistentes e ficavam obcecados por refeições, dado que tinham pouca variedade à sua disposição. Eles se revezavam nos afazeres culinários e virou tarefa de extrema importância não estragar a refeição do dia para os outros colegas. Alimentos comuns naquela região, como salmão, frutas vermelhas e café, ganharam um apelo especial.

## Situação de privação

Por que os cientistas da Biosfera ou os homens saudáveis do Experimento da Fome de Minnesota (descrito no capítulo anterior) demonstrariam comportamentos tão diferentes de seu padrão alimentar normal? Privação. Essas pessoas não foram cooptadas pela armadilha da dieta, mas mesmo assim suas reações à privação foram idênticas às de quem faz dieta. Apesar de já ter visto os efeitos da privação *biológica* no capítulo anterior, você não deve subestimar o efeito da privação *psicológica*. Esse efeito é o foco deste capítulo.

Estabelecer limites rígidos à quantidade que se pode comer costuma causar uma vontade de comer quantidades *maiores* desse alimento. Na verdade, qualquer restrição torna o objeto proibido algo especial, seja qual for sua idade. (Talvez não no começo, quando você está na fase inicial da euforia da dieta, mas o desejo aumenta a cada dia de restrição.) Por exemplo, se você coloca uma criança de 2 anos no chão, cercada por brinquedos novos, e diz que ela pode pegar qualquer coisa menos a caixa de aveia, qual acha que ela vai escolher? Adivinhou: a caixa de papelão.

Uma pessoa que atendemos nos revelou que tinha pouco dinheiro quando era jovem e sentia grande animação com a ideia de comprar um carro novo. No entanto, agora que havia alcançado o sucesso profissional, essa pessoa podia comprar *qualquer* carro no momento que quisesse. Mas os carros já não tinham importância, não lhe provocavam nenhuma emoção. A comida substituiu a emoção que a compra de um carro novo provocava. Paradoxalmente, a comida é a única coisa fora de alcance, proibida, durante a dieta. O objeto proibido é elevado a um status de supervalorização.

O psicólogo Fritz Heider aponta que se privar de algo que se quer aumenta o desejo por aquele item específico. *No momento em que você exclui um alimento do seu cardápio, o desejo de consumi-lo paradoxalmente ganha "vida própria", fica mais forte a cada dieta e se torna mais arrebatado conforme a privação se intensifica.* A privação é uma experiência forte tanto em termos biológicos como psicológicos. Você já viu, no último capítulo, como a restrição alimentar ativa o instinto biológico. As forças psicológicas são devastadoras para sua paz de espírito, desencadeando desejos, pensamentos obsessivos e até mesmo comportamentos compulsivos.

Quando uma dieta determina que um alimento específico está proibido ou deve ser evitado, você passa a desejar aquele alimento ainda mais. Se você já passou por alguma privação em outras áreas que não a alimentação, como vida amorosa, atenção, desejos materiais e assim por diante, a privação associada à dieta pode parecer ainda mais intensa. Bonnie, por exemplo, é uma paciente nossa que teve um pai ausente e uma mãe emocionalmente distante. Quando pequena, ela aprendeu a usar a comida como substituta do amor e da atenção que não recebia. Quando adulta, e já fazendo dieta, descobriu que a privação alimentar evocava esses sentimentos fortes de sua infância, o que aumentou sua aflição e a tornou mais difícil de ser superada. Para quem faz dieta de forma crônica, a combinação de mudanças biológicas (provocadas pela desnutrição) com as reações psicológicas e distorções cognitivas cria a mistura perfeita para ser o estopim de comer em excesso.

## Efeito rebote da privação alimentar

Vejamos a história de Heidi. Sua experiência com chocolate é um exemplo do que acontece quando nos privamos de determinado alimento. Heidi experimentou todas as dietas conhecidas, cada uma proibindo alguma coisa diferente, e o chocolate estava quase sempre na lista do que "não pode ser comido". Heidi se descrevia como uma "chocólatra". Ela reclamava que, no momento em que botava na boca um pedaço de chocolate, não conseguia mais parar de comer. Sua solução para isso era basicamente não se permitir comê-lo. Mas formou-se um círculo vicioso. Não era incomum que Heidi consumisse grandes caixas de chocolate, apesar das tentativas de eliminá--lo de sua vida. Se abrisse uma embalagem, não conseguia resistir e comia até acabar. A compulsão era desencadeada por uma regra que ela mesma tinha criado: "Não posso comer chocolate." Isso significava que, toda vez que "sucumbia" à tentação, ela realmente acreditava que seria a última. Cada recaída virava uma despedida, com toda a tristeza e todo o luto que acompanham o fim de qualquer coisa especial na vida. Como "sabia" que *nunca* mais ia saborear chocolate (apesar de sua experiência mostrar o contrário), Heidi comia grandes quantidades como um último ato de rebeldia ou no espírito de "comer enquanto podia". Depois de cada episódio de compulsão, Heidi se sentia culpada, como se não merecesse comer nada. Ela compensava comendo abaixo do necessário ou fazendo semijejum, o que preparava o terreno para uma fome voraz e mais descontrole.

Hoje, Heidi come chocolate, mas em geral fica satisfeita com um ou dois pedaços e muitas vezes até dispensa sem problemas. Para ela, trata-se de um milagre. Mas como ela superou o problema? A solução encontrada foi fazer as pazes com a comida, especialmente com o chocolate. Essa ideia a assustava no início, e não era à toa. Afinal, sua única experiência com o chocolate era comê-lo em grandes quantidades e depois se dar conta de que estava descontrolada. Para Heidi, fazer as pazes com esse alimento foi um passo corajoso e arriscado.

## A Última Ceia

A mera *percepção* de que há o risco de a comida ser banida já é capaz de desencadear o comer excessivo. Basta a ideia de começar uma dieta para criar uma sensação de pânico e fazer com que você coma tudo que achar que será proibido. Conforme explicamos no Capítulo 2, esse é o efeito Última Ceia, desencadeado pela ideia de que você nunca mais vai conseguir comer aquele(s) alimento(s) específico(s). A ameaça de privação fica tão forte que o lado racional se perde e você acaba comendo qualquer coisa que possa vir a ser proibida, mesmo sem estar com fome.

Muitas das pessoas que atendemos comem demais antes da primeira consulta. Apesar de deixarmos claro que temos uma abordagem antidieta, elas acham que temos alguma arma secreta, algum tipo de dieta. Afinal de contas, somos nutricionistas e terapeutas nutricionais! Paul, por exemplo, comeu de forma descontrolada na noite anterior à sua primeira consulta. Por quê? Ora, porque estava certo de que receberia a recomendação de abandonar suas comidas favoritas e começar uma dieta à base de cenoura e queijo cottage. Seu medo aumentou ao longo da semana anterior à consulta, assim como o consumo de batata frita, hambúrguer e donuts. A experiência não era nova para Paul. Na realidade, ele *sempre* fazia a Última Ceia antes de começar uma nova dieta. Quase todos os nossos clientes fazem esse ritual de despedida – aliás, há quem diga que é uma das melhores partes de fazer dieta, quase um direito adquirido.

Para outras pessoas, no entanto, a Última Ceia carrega uma sensação tão forte de urgência que resulta num período de comer excessivo e frenético. Uma delas resumiu a questão assim: "Rápido, coma o máximo que conseguir enquanto pode, e o tempo é curto, então coma tudo agora mesmo!" O excesso que resulta desse pensamento serve como "prova" falsa de que você precisa mesmo fazer dieta, pois observa horrorizado sua incapacidade de "se controlar".

Cada dieta que está a ponto de acontecer suscita mais medo da privação, como o conhecimento de que você não comerá "o suficiente", muito menos o que quer. Depois vêm a alimentação em excesso, a perda de autocontrole e, por fim, a erosão da autoestima. Como você pode se sentir bem consigo mesmo se acredita que é possível eliminar determinados alimentos e acaba comendo compulsivamente e fracassando ao fazer outra dieta?

### Efeito rebote: formas sutis

**Competição.** Alguma vez na vida você já dividiu uma fatia de torta com alguém que come mais rápido que você? Observe como sua colher fica rápida por causa do medo de não conseguir comer o suficiente. Preste atenção no que acontece quando é informado de que sua marca de suco favorita vai ser encerrada. Você corre para comprar todas as caixas da prateleira, com medo da falta que vai sentir. E tem pai e mãe que, por medo de os filhos pegarem o pote de biscoitos e comerem tudo, comem eles mesmos.

Comer junto com um grupo grande pode suscitar a sensação de que talvez falte comida no futuro. Para evitar isso, a tendência é acelerar, pegar o máximo que conseguir. Joshua, por exemplo, era um dos nove filhos de uma família um tanto humilde. Quando criança, tinha medo de não conseguir comer o suficiente na hora das refeições, embora houvesse o suficiente para todos. Esse medo o ensinou a pegar o máximo de comida que conseguisse e ele manteve esse comportamento mesmo depois de adulto, comendo mais do que seu corpo lhe informava que precisava para ficar confortável.

**Síndrome da volta para casa.** Quando retornam de uma viagem, não é raro as pessoas comerem em excesso porque estão carentes dos alimentos conhecidos. Crianças, ao retornar após um tempo na casa de um amigo, ou jovens que moram em alojamentos universitários geralmente esvaziam a geladeira quando voltam para casa, empanturrando-se de comida caseira ou visitando com frequência excessiva seus restaurantes locais preferidos. Há alguns anos, eu (Elyse) cheguei em casa e encontrei um amigo de meu enteado que tinha acabado de retornar da Tailândia comendo sem parar tudo que havia na cozinha e ele não via fazia três anos. Quando ele começou a comer cream cheese puro, entendi quão carente estava. Qualquer alimento se torna fascinante quando passamos um período sem tê-lo disponível. Vários pacientes descreveram, por exemplo, desejos inusitados de comer salada após passarem duas semanas acampados ou depois de viagens ao exterior em que foram aconselhados a não comer alimentos crus.

**Despensa vazia.** Se não há comida em casa regularmente por conta de uma rotina de compras caótica, a alimentação sempre oscila entre o banquete e a fome, com ênfase na primeira. Despensa ou geladeira abastecidas ganham um atrativo extra.

Por exemplo, Gayle é uma adolescente que demonstra a tendência a comer tudo que estiver no prato, não importa como esteja se sentindo. Seus pais trabalham muito, raramente vão ao mercado e fazem a maior parte das refeições fora. Gayle em geral chega da escola e encontra a casa vazia, sem comida e sem os pais. Como a disponibilidade de comida é irregular, ela vive em grande privação. Daí a compulsão por ir até o fim de toda comida que consegue obter, como se não soubesse quando ou onde sua próxima refeição vai aparecer.

**Comportamento de prisioneiro.** Vários relatos de reféns libertados falam do pensamento obsessivo com comida e dos desejos durante o período "em cativeiro". De uma forma mais leve, meu (Elyse) filho descreveu seu comportamento de "prisioneiro" durante um treinamento de sobrevivência nas montanhas do estado americano de Montana. Para ocupar as horas de solidão, ele escrevia listas com todos os alimentos que não recebia. Em condições normais, ele não é de pensar muito em comida ou de ter desejos alimentares.

**A alimentação da era da Depressão.** As pessoas que viveram a Grande Depressão nos Estados Unidos têm uma deferência especial pela comida. Ela é valorizada. Há uma sensação permanente de que não haverá o suficiente ou que determinados alimentos podem ficar indisponíveis. E, como um metal precioso, a comida não pode de maneira alguma ser desperdiçada ou jogada fora. A frase "Limpe o prato" ganha um significado especial e é passada adiante junto com outras tradições e valores familiares.

**Uma vez na vida.** Fazer uma refeição num restaurante especial durante as férias pode estimular um senso de carência futura. Por exemplo, se você estiver em Paris comendo um prato incrível da culinária francesa, a ideia de deixar sobrar mesmo que só um pouquinho parece absurda. Afinal, essa é provavelmente a única vez que experimentará esses sabores singulares nesse cenário especial. Talvez você passe do limite da saciedade confortável porque já sente a privação futura.

**A última chance.** Uma experiência parecida pode ocorrer quando você estiver comendo algo delicioso na casa de um amigo ou saboreando os itens especiais de uma cesta que ganhou de presente. A ideia de que essa é sua única chance de comer essas coisas motiva você a ir até a última migalha.

**Antecipação da restrição.** Só o fato de estar prestes a começar mais uma dieta já faz muita gente comer em excesso justamente os alimentos proibidos, em um banquete de despedida. Um estudo ilustra essa questão: quando os participantes eram informados de que passariam três semanas sem poder comer chocolate – algo que adoravam –, isso os levava a consumir mais chocolate antes e depois do período de restrição (Keeler et al., 2015). Num estudo parecido, sobre a atração exercida por alimentos proibidos, o pesquisador disse a um grupo de crianças que elas poderiam comer quantos M&M amarelos quisessem, mas nenhum dos vermelhos (mesmo chocolate, só mudava a cor). Adivinha quais foram os mais comidos? Sim, os vermelhos! (Jansen et al., 2007.)

## Como é possível fazer dieta?

Se o efeito rebote da privação é tão forte, como as pessoas conseguem fazer dieta? As forças biológicas e psicológicas não são irresistíveis? Quem faz dieta de maneira crônica se adapta mudando a mentalidade e a percepção dos sinais internos do corpo, processo conhecido como *alimentação controlada*. Infelizmente, essas mudanças trabalham contra as pessoas. A longo prazo, a reação negativa da privação prevalece.

Quem mantém uma alimentação controlada é, em essência, uma pessoa que faz dieta de maneira crônica e está sempre preocupada com emagrecer e controlar o peso. Para manter a comida sob controle, ela estabelece regras que definem como deve comer, em vez de ouvir o próprio corpo. Não tem essa história de respeitar a fome. Esse tipo de pessoa decide o que comer, escolhe os alimentos com os freios mentais e desconsidera as necessidades do corpo. Sua alimentação parece ir bem até uma de suas regras sagradas ser violada. Quando isso acontece, o comedimento vai por água abaixo e, nhac!, começa o exagero. Isso foi descrito como *efeito dane-se* pelos pesquisadores Janet Polivy e C. Peter Herman, da Universidade de Toronto. E é com *essa* expressão, em vez do termo "alimentação controlada", que a maior parte de nossos pacientes se identifica. Veja o que isso significa em termos de alimentação:

- No momento em que um alimento proibido é consumido, tem início o comer excessivo.

- No momento em que o nível calórico é ultrapassado tem início o comer excessivo.
- A simples *percepção* de ter violado uma regra ou comido algo proibido desencadeia o comer excessivo.

## Estudos sobre a alimentação controlada

Estudos sobre as pessoas que mantêm uma alimentação controlada lançaram luz, com um enfoque psicológico, sobre o mundo da dieta. Eles mostram como é ineficiente proibir determinados alimentos e como isso abre caminho para o comer excessivo. A maior parte dos estudos sobre controle na alimentação segue o seguinte procedimento básico:

Um teste de 10 perguntas curtas, chamado de Escala de Controle, é aplicado para identificar quem é adepto da alimentação controlada. (As perguntas incluem frequência de dieta, histórico de perda e ganho de peso, flutuações de peso semanais, efeito emocional de flutuações de peso, efeito dos "outros" na alimentação, pensamento obsessivo sobre o alimento e sentimento de culpa sobre comer.) Em seguida, dá-se uma "pré-carga", ou seja, os participantes são "carregados" com alimentos *antes* de a experiência real começar. A pré-carga inclui uma quantidade calculada de alimentos e geralmente algum tipo de situação para ver como as pessoas que fazem dieta e as que não fazem reagem às várias situações de alimentação. Depois, a experiência "real" começa. Veja alguns estudos especialmente significativos sobre quem é adepto da alimentação controlada:

**Jogos mentais: O efeito da contrarregulação.** Um dos estudos clássicos envolveu 57 alunas da Universidade Northwestern. As estudantes foram levadas a acreditar que o objetivo do estudo era avaliar o *sabor* de diversas amostras de sorvete. O verdadeiro propósito era determinar como o pensamento de dieta pode afetar a alimentação após o consumo de milk-shakes. As mulheres foram arbitrariamente divididas em três grupos, com base no número de milk-shakes de 200ml tomados (nenhum, um e dois milk-shakes). Depois de beber os shakes, as participantes tinham que comentar o sabor e classificar os três sabores de sorvete. Elas podiam tomar sorvete à vontade e fazer o "teste do sabor" em privacidade para se proteger da própria consciência. Os pesquisadores garantiram que um estoque grande de sorvete fosse fornecido, de modo que grandes quantidades pudessem ser consumidas sem risco de faltar.

Veja o que aconteceu. Quem não fazia dieta regulou naturalmente sua alimentação, tomando proporcionalmente menos sorvete em relação à quantidade de milk-shakes consumidos. Já quem fazia dieta se comportou da forma *oposta*. Aquelas que tomaram dois milk-shakes consumiram a *maior parte* do sorvete – o efeito da "contrarregulação". Os pesquisadores concluíram que forçar quem fazia dieta a comer em excesso ou a "desistir da dieta" fez com que elas se libertassem de suas restrições alimentares. Sem nada que as impedisse, o controle foi eliminado e comeram sorvete até não poder mais.

**A percepção afeta a alimentação.** Outro estudo similar analisou o modo como quem faz dieta percebe as calorias. Todos os participantes receberam lanches de pudim de chocolate com uma diferença de calorias substancial. Um grupo recebeu um pudim de alto teor calórico e outro recebeu uma versão de baixo teor calórico. Mas, em cada um desses grupos, metade dos indivíduos foi informada de que o pudim tinha muitas calorias e à outra metade foi dito que tinha poucas calorias. Então os participantes receberam um teste de pseudossabor. Quem fazia dieta e *achou* que o pudim tinha muitas calorias comeu 61% a mais do que quem *achou* que o pudim tinha poucas calorias. Esse estudo mostra o poder que os pensamentos e a percepção podem ter sobre o comportamento alimentar. E, mais uma vez, quando a pessoa que fazia dieta "abandonou a dieta" (seja de maneira real ou percebida), o descontrole alimentar foi a regra.

### Síndrome da gangorra: Culpa vs. privação

Quanto mais tempo os alimentos ficam proibidos, mais sedutores eles se tornam. Consequentemente, comer esses alimentos "ilegais" provoca uma inevitável sensação de culpa na maior parte dos que fazem dieta. Com o aumento da culpa, aumenta também a quantidade de comida consumida. Quanto mais restrita se torna sua alimentação, sem alimentos específicos, maiores são os efeitos adversos da privação. Nós vemos isso o tempo todo e chamamos de *síndrome da gangorra*.

Quando o assunto é dieta, a sensação de privação e o sentimento de culpa trabalham de maneiras opostas: como duas crianças na gangorra: "se um sobe, o outro tem que descer".

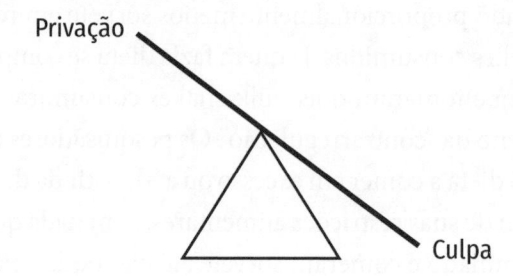

Privação

Culpa

Durante a dieta, à medida que você restringe os alimentos que gosta de comer, a privação só aumenta. Enquanto isso, simultaneamente, o sentimento de culpa diminui porque você não comeu nenhum alimento "ruim". Mas há um limite. O nível de privação sobe para o seu ponto mais alto, que é quando você não aguenta nem mais uma refeição, ou um dia de alimentação controlada. Nesse meio-tempo, o sentimento de culpa está no seu nível mais baixo porque você não comeu os alimentos proibidos; você se "comportou". Como você não tem culpa acumulada, está aberto para permitir a entrada de alguns alimentos proibidos em sua vida e consegue tolerar o sentimento inicial de culpa que esses alimentos suscitam. Quando você come o primeiro alimento proibido, começa a sentir culpa. Essa culpa desencadeia o sentimento de ser "mau", que leva você a mais comida (o *efeito dane-se*), que vem acompanhada de culpa. Agora a gangorra parece um cabo de guerra:

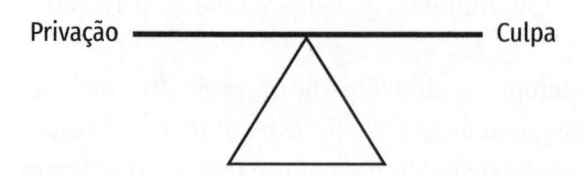

Privação ——— Culpa

Depois de um tempo, a culpa continua aumentando e, simultaneamente, a privação começa a diminuir. Com o passar dos dias, você se sente péssimo pelo desrespeito às regras de sua dieta e a culpa alcança o seu ápice. A sensação de privação é praticamente inexistente porque você tem comido todos os alimentos que não foram permitidos. Agora a gangorra parece o diagrama abaixo:

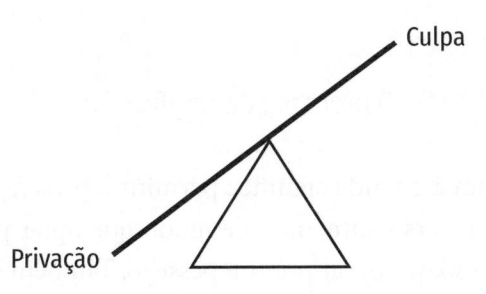

[Diagrama de gangorra: Culpa (alta) / Privação (baixa)]

Nesse ponto, a síndrome se repete – sobe e desce, sobe e desce – toda vez que você passa da dieta para a compulsão alimentar, da dieta para a compulsão alimentar. A única maneira de sair dessa gangorra é relaxar e esquecer essa história de privação. Afinal, quando uma criança decide sair da gangorra, a outra é forçada a parar de brincar; quando você se permite não passar por privações, automaticamente se liberta da culpa. Ao permitir-se comer, você interrompe a fútil brincadeira da gangorra.

## A solução: permissão *incondicional* para comer

A solução para acabar com o padrão restritivo e a alimentação em excesso resultante é dar a si mesmo uma permissão *incondicional* para comer. Isso significa:

- Abandonar a visão preconceituosa de que determinados alimentos são "bons" e outros são "ruins". Nenhum alimento tem o poder de tornar você saudável ou não.
- Comer o que você *realmente* quiser. Sim, o que quiser.
- Comer sem a penitência obrigatória. ("Ok, posso comer a cheesecake agora, mas amanhã eu faço dieta.") Esse tipo de negociação pessoal *não é* incondicional.

Quando você realmente liberar suas escolhas alimentares, sem nenhuma intenção velada de restringi-las no futuro, eliminará a urgência de comer mais do que deveria. No entanto, essa é uma perspectiva inquietante para a maioria dos nossos pacientes, ainda mais assustadora do que a ideia inicial de desistir de fazer dieta.

## O processo de pacificação

Fazer as pazes com a comida significa permitir a presença de *todos* os alimentos em seu universo alimentar, de modo que optar por um chocolate tenha o mesmo peso que optar por um pêssego. Também significa que suas escolhas alimentares não refletem o seu caráter ou sua moral. Embora durante anos grande parte dos profissionais de saúde concordassem que não deveria haver alimentos proibidos, poucos ousariam dizer que deveríamos comer *o que quiséssemos*. É preciso impor um limite. E saber que existe um limite pode favorecer outro tipo de volúpia alimentar – a de que é melhor comer tudo agora.

Paradoxalmente, quando sabemos que podemos comer o que quisermos, a intensidade no ato de comer diminui muito. A melhor maneira de assimilar essa ideia é experimentar comer os alimentos que você mesmo proibiu. É a prova evidente de que você pode "lidar" com esses alimentos, ou, melhor ainda, de que eles não têm nenhum poder sobre você ou sobre a sua "força de vontade". Ironicamente, muitos de nossos pacientes descobriram que os alimentos que eles mesmos tinham proibido e desejado perderam o fascínio assim que foram liberados. Já ouvimos inúmeras histórias de pessoas que foram liberadas para comer certos alimentos e descobriram, para sua surpresa, que não gostavam tanto assim deles. Molly, por exemplo, adorava bolos de aniversário e vivia tentando resistir à tentação, mas acabava cedendo quando ia a festas. Quando ela fez as pazes com a comida e recebeu a "permissão oficial" para comer o que quisesse, descobriu que não ligava tanto assim para a maioria dos bolos de aniversário. É que ela comia sempre rápido, às vezes escondido, então não os saboreava realmente. Com a permissão dada, Molly decidiu *saborear* os bolos (na privacidade de sua casa ou em uma festa) e descobriu que a maioria não era gostosa e alguns tinham até um sabor rançoso, o que a impedia de terminar a primeira fatia, que dirá repetir. Molly decidiu que agora só comeria os bolos realmente deliciosos. Então, por decisão própria, não por ser uma mártir da dieta, passou a recusar os bolos oferecidos em festas.

Annie teve uma "experiência de degustação" parecida. Seu compromisso de fazer as pazes com a comida provocou um entusiasmo pelas sensações gustativas que ficaram escondidas por conta de suas restrições alimentares. Ela se permitiu experimentar os alimentos proibidos, um por vez, dia após dia, muitas vezes em detrimento de todos os outros alimentos. Annie passou pela fase das balas de gelatina, dos biscoitos com recheio extra e até do purê de batata. Durante cada fase ela comia o alimento em questão com vontade e prazer. Com certos alimentos, ela demorou algumas semanas para que o desejo chegasse ao ápice e então lentamente desaparecesse. Com outros, demorou um pouco mais, e aconteceu também de ela descobrir que alguns alimentos não eram assim tão gostosos como imaginava.

Para surpresa (e prazer) de Annie, assim que essa fase especial de libertação passou, ela descobriu que *tinha parado de desejar aquela comida, que quase nunca pensava nela e que às vezes nem tinha vontade de comê-la de novo*. Ao parar de se privar, Annie diminuiu a capacidade de atração dos alimentos e conseguiu enxergá-los de um ponto de vista racional.

## Os medos que atrapalham

Mesmo os pacientes que chegam prontos para desistir de fazer dieta têm forte resistência a comer tudo que *realmente* quiserem. Eles têm medo. Apesar de se sentirem confortáveis em aprender a respeitar a fome, eles praticamente saem correndo quando falamos em lhes dar uma permissão incondicional para comer aquilo de que gostam.

Se as pessoas têm tanto medo de entrar nessa parte do processo de Comer Intuitivo, por que insistimos que essa parte precisa ser explorada? Legitimar os alimentos é um passo fundamental na mudança de sua relação com a comida. Isso nos libera para que possamos reagir aos sinais internos de alimentação que ficaram sufocados pelos pensamentos negativos e por um sentimento de culpa. Se você não acredita de fato que pode comer o que quiser, vai continuar a se sentir em privação, basicamente comendo em excesso e incapaz de se sentir satisfeito com sua alimentação. E, quando estamos insatisfeitos, saímos à procura de comida. Quando sabemos que a comida está lá, disponível, dia após dia, ela deixa de ser tão importante. Perde a força.

Apesar de saber que a privação provoca efeitos negativos na alimentação, muita gente fica apreensiva em fazer esse pacto de paz com os alimentos, em parte por causa dos seguintes obstáculos conhecidos:

## Não consigo parar

No início, você pode sentir um medo paralisante de não conseguir parar de comer aquele alimento proibido favorito. Não se esqueça de que, quando se sabe que os alimentos antes proibidos estarão sempre permitidos, a urgência de tê-los em grande quantidade desaparece. Além disso, as pesquisas mostram que as pessoas se cansam de comer o mesmo tipo de comida – a isso chamamos de habituação. Estudos sobre a habituação têm mostrado que quanto mais uma pessoa está exposta a certo tipo de alimento, menos atraente ele se torna. (Veja o quadro "A resposta à habituação explica por que os alimentos ficam menos atraentes com a exposição" na pág. 162.) Na realidade, você pode já ter visto esse tipo de alimentação em outras pessoas. Por exemplo, observe os restaurantes tipo buffet que são populares em hotéis de locais turísticos. No primeiro dia, as pessoas em geral enchem o prato e pegam três ou quatro sobremesas. No último dia já estão escolhendo a comida de forma seletiva. A novidade se esgotou e elas sabem que há abundância de comida.

Toda a minha família (Evelyn) sentiu o efeito da habituação quando eu estava trabalhando num livro de 200 receitas. Quer eu estivesse testando saladas, entradas ou ensopados, acabamos nos cansando de comer o mesmo tipo de comida. Isso ficou ainda mais evidente quando entrei no capítulo das sobremesas. Não apenas nos cansamos de comer doces, mas um membro da família até hoje não consegue nem provar o bolo de abacaxi, um dos meus favoritos. Preparei esse bolo pelo menos oito vezes antes de desistir de uma receita específica.

A única maneira de fazer você acreditar que conseguirá parar de comer é *passar pela experiência alimentar, comer realmente*. É por isso que gostamos tanto da palavra "processo". Não tem a ver com conhecer a comida, mas com reconstruir experiências com ela. O conhecimento não substitui a prática. Ao contrário, é preciso vivenciar, bocado por bocado. De outra forma, seria como tentar aprender a tocar guitarra lendo um livro sobre teoria musical. Você pode entender os componentes, mas só depois de praticar e dedilhar as cordas é que aprenderá a tocar. E quanto mais praticar, mais confiante ficará.

Muitas vezes as pessoas demonstram medo de desenvolver um vício em comida, mas há muitas razões, além da dependência, que podem explicar o aspecto recompensa da alimentação. (Para mais informações, veja o quadro "É realmente possível ser viciado em comida?", pág. 139.)

### Pseudopermissão: Já tentei isso

Muitos de nossos pacientes vão dizer que, quando enfim se "permitiram" comer certos alimentos proibidos, ainda comeram em excesso e se sentiram descontrolados. Mas, para a maioria das pessoas, esses alimentos nunca foram de fato permitidos de maneira *incondicional*. Em vez disso, apenas lhes foi dada uma pseudopermissão. Esses alimentos proibidos estavam sendo de fato consumidos como uma violação temporária das regras, ou como se houvesse uma vozinha dizendo "Você não deveria comer isso". Assim que o alimento tocava a língua, surgiam os sentimentos de culpa e remorso. E junto com esses sentimentos vinha a convicção de limitar esses alimentos no futuro e combater essa permissividade "comendo direito" a partir de amanhã. Apesar de ingerirem fisicamente a comida, eles estavam se privando emocionalmente no futuro. E assim o ciclo se perpetuava. A pseudopermissão não funciona, é só uma ilusão. Sua boca pode estar mastigando, mas sua mente está dizendo "Eu não deveria". Sua mente ainda está de dieta.

## A profecia autorrealizável

Às vezes basta o pensamento de que você vai comer demais para de fato se exceder. No começo, Carolyn se manteve firme na convicção de que a farinha branca poderia fazê-la comer em excesso. Ela achava que mesmo um pedaço de pão provocaria uma compulsão alimentar. E provocava. Carolyn criou uma profecia autorrealizável. Por causa da cultura da dieta, ela "sabia" que esses alimentos "engordavam" e provocavam compulsão, e temia engordar. Toda vez que ela cedia ao desejo de comer um pão branco, dizia com sinceridade a si mesma que aquela seria a última vez. Obviamente, os pensamentos e sentimentos restritivos, junto com sua visão do que é ruim, a deixavam descontrolada.

Carolyn levou um bom tempo até se permitir alimentos feitos com farinha branca, mas agora ela raramente os come em exagero. De vez em quando surge um velho pensamento sobre as restrições que a arrasta de volta ao mundo da privação. Junto vem a sensação eventual de perda de controle. Mesmo assim, ela agora come apenas seis biscoitos em vez de um pacote inteiro, e isso acontece uma vez a cada seis meses, e não mais toda semana. Como Carolyn tem tido muitas experiências positivas com os alimentos feitos com farinha branca, ficou mais fácil abandonar o pensamento restritivo e fazer as pazes com esses itens.

## Não vou comer de maneira saudável

Em todos os casos, quando as pessoas têm livre escolha e acesso a todas as variedades de comida, elas passam pelo processo de pacificação e acabam equilibrando sua alimentação ao incluir alimentos mais nutritivos junto com alguns "alimentos de indulgência" (para satisfação, sem preocupação com valores nutricionais). Como nutricionistas, continuamos a respeitar os aspectos nutricionais, mas, nessa fase do processo de Comer Intuitivo, a nutrição não é o foco. Se ela fosse a prioridade agora, ajudaria a perpetuar seus pensamentos restritivos. (Levamos anos para aceitar esse fator, e é por isso que as questões de nutrição estão reservadas para um segundo momento neste livro.) Conforme você for avançando no processo e todos os alimentos forem liberados, seus sinais intuitivos serão os melhores conselheiros. Mas, ainda assim, se você pensar em comer um sundae de chocolate a cada refeição, quanto tempo acha que vai demorar para começar a sentir vontade de comer algo totalmente diferente, como uma salada ou um filé de frango grelhado?

### Falta de autoconfiança

Um grande obstáculo para uma relação pacífica com a comida é a falta de autoconfiança. A maior parte dos pacientes diz que, racionalmente, confia em nós e em nossa filosofia. Acreditam que ela funcionou com "outros" pacientes, mas não confiam em si mesmos e têm medo de que não funcione com eles.

Ironicamente, o processo de permitir-se comer é, na realidade, a base para a recuperação de sua confiança nos alimentos e em si mesmo. No início, cada experiência alimentar positiva é como uma linha fina. Essas experiências podem ser esparsas e raras, e aparentemente insignificantes, mas com o tempo esses fios ajudam a tecer um cordão. Os cordões, por sua vez, formam cordas fortes e um dia essas cordas se tornam a ligação para o estabelecimento da confiança nos alimentos e em si mesmo.

Betsy estava desesperada na primeira consulta. Já tinha passado por várias dietas muito restritivas e agora estava comendo em excesso, descontroladamente. Depois do curto período em que se deu permissão para comer, ela percebeu que estava comendo *apenas* uma barra de chocolate em vez de três, o que era um avanço importante. A princípio, eram experiências esporádicas e seus sucessos foram intercalados por fases de comportamento compulsivo. Mas, aos poucos, Betsy conseguiu ver seus sucessos se acumulando, um atrás do outro, e observou que seu descontrole alimentar foi gradualmente desaparecendo. Logo ela começou a reconstruir a sensação de autoconfiança que tinha desaparecido por conta de seu histórico de dietas.

Para algumas pessoas, a questão da confiança é ainda mais profunda. Diversos estudos mostram que a regulação da ingestão começa nas primeiras experiências alimentares. Se, quando você era criança, seus pais controlavam a maior parte do que você comia sem respeitar suas preferências ou seus níveis de fome, você introjetou a mensagem de que não era confiável em relação à comida.

Sarah descreveu isso como o "efeito forçar ou afastar". Sua mãe, enquanto a pressionava em relação a seu peso, ou a forçava a comer, ou afastava a comida. Na hora do jantar, por exemplo, forçava Sarah a limpar o prato, mesmo que estivesse satisfeita. Sarah se lembra de chegar da escola esfomeada e ir direto fazer um lanche. Sua mãe a repreendia ("Você não pode estar com fome") e a proibia de comer. Consequentemente, Sarah comia escondido. A essa altura, no entanto, a fome já não era pequena, havia se intensificado. Sarah acabava comendo demais, mas sentia culpa pelo descontrole e vergonha por comer escondido. Ela passou a acreditar que a mãe estava certa, que não era mesmo confiável em relação à comida. Não podia estar mais errada.

Não subestime o impacto profundo que a autoconfiança pode ter. O psicanalista Erik Erikson, um reconhecido pioneiro no desenvolvimento humano, explica como a confiança é fundamental. Segundo Erikson, todas as pessoas devem passar por uma série de estágios psicossociais ao longo da vida. O primeiro estágio de desenvolvimento lida com a confiança básica. Durante cada estágio há um problema ou uma crise significativa que se apresentam e devem ser resolvidos. Se isso não ocorrer, a pessoa levará esse conflito para a vida adulta. Se a comida virar um campo de batalha nessa fase, a capacidade de confiar em si mesmo nesse assunto fica prejudicada. A mensagem "Você não é confiável com comida" fica ainda mais séria se você ou seus pais, ou médicos, o obrigarem a fazer dieta. Quando adulto, por mais que tente, você não consegue confiar em si mesmo. Aquela criança pode ainda morar dentro de você, deixando-o com medo de se permitir comer incondicionalmente.

Por sorte, Erikson tinha a otimista crença de que as crises na infância podem ser resolvidas em qualquer momento posterior da vida. Se você reassumir o controle de seus sinais de fome ao fazer as pazes com a comida, pode resolver uma das questões mais básicas de confiança e estabelecer uma relação mais saudável com esse assunto.

## Cinco passos para fazer as pazes com a comida

Ao ler esses passos, não esqueça que não há problema em avançar num ritmo que o deixe confortável. Não há necessidade de ficar impressionado e ir ao mercado comprar todos os alimentos proibidos. Também achamos que se trata de algo muito ousado e desnecessário. Leva tempo para aprender a confiar em si mesmo. Antes de continuar, certifique-se de *respeitar sua fome*. Uma pessoa faminta está destinada a se alimentar em excesso, independentemente da sua intenção.

1. Preste atenção nos alimentos que considera atraentes e faça uma lista deles.
2. Assinale os alimentos que você realmente come, depois marque com um círculo os que você está restringindo.
3. Permita-se comer um dos alimentos proibidos de sua lista, depois vá ao mercado e compre ou encomende num restaurante.
4. Entre em contato consigo mesmo e veja se a comida é de fato tão saborosa quanto você imaginava. Se achar que sim, continue a comprá-la.
5. Mantenha sempre comida suficiente em sua cozinha para saber que ela está disponível caso queira comer. Ou, se isso parece muito assustador, vá a um restaurante e peça essa comida sempre que tiver vontade.

Assim que fizer as pazes com um alimento, siga em frente com sua lista até que todos sejam experimentados, avaliados e liberados. Se a lista for grande, o que é uma possibilidade, descobrimos que você não precisa experimentar todos. O importante é continuar esse processo até que *realmente saiba* que pode comer o que quiser. Você chegará a um ponto em que não precisará comer para comprovar isso.

*Se parecer demais realizar esses passos agora, não se preocupe.* Talvez você possa pedir um descanso. Tudo bem, já é um progresso. O próximo capítulo lhe dará algumas ferramentas que ajudam a lidar com a comida de modo mais leve. Da mesma forma que muitos tratados de paz, isso exige tempo e uma equipe de negociadores. O próximo capítulo ajudará a descobrir quais são os aliados na manutenção da paz com os alimentos.

### Cuidado com a armadilha do "Posso comer o que quiser, quanto quiser, sempre que der vontade"

Essa percepção, ou armadilha, na verdade distorce a premissa do Comer Intuitivo. Sim, faça as pazes com a comida e alimente-se com o que agrada o seu paladar. Sim, permita-se comer o que quiser e na quantidade necessária para satisfazer seu corpo. Mas comer sempre que tiver vontade, sem levar em conta a fome ou a saciedade, pode não ser uma experiência muito gratificante, além de causar desconforto físico. A sintonia com os sinais de saciedade do seu corpo é uma parte importante desse processo.

---

**A resposta à habituação explica por que os alimentos ficam menos atraentes quando estão disponíveis**

Ter permissão incondicional para comer é importante por causa da resposta à habituação. A habituação explica por que nos adaptamos rapidamente a uma experiência repetida e depois sentimos menos prazer cada vez que ela acontece. Trata-se de um fenômeno universal que se aplica a muitas situações, como, por exemplo, quando compramos um carro novo. No início, é superemocionante, mas logo a novidade perde força. Quando você ouve uma pessoa especial dizer "Eu te amo" pela primeira vez, é mágico, mas depois vira rotina, algo esperado. O escritor e psicólogo Daniel Gilbert descreve, de maneira competente, a habituação da seguinte forma: "Coisas maravilhosas são especialmente maravilhosas na primeira vez que acontecem, mas deixam de ser interessantes com a repetição" (Gilbert, 2006).

A habituação também é uma das razões pelas quais as sobras de comida são menos atraentes, especialmente no segundo e terceiro dias. Quando você repete uma comida várias vezes, ela perde seu apelo. Há muitas pesquisas sobre a habituação alimentar que mostram que as pessoas se habituam a uma variedade de alimentos, como pizza, chocolate e batatas fritas (Ernst, 2002). Os cientistas descrevem a habituação alimentar como uma forma de aprendizagem neurobiológica na qual comer repetidamente do mesmo alimento provoca respostas comportamentais e fisiológicas (Epstein, 2009).

Os estudos também mostram que a resposta à habituação é retardada quando comemos alimentos novos, em razão do estresse e da distração. Isso é desfavorável a quem faz dieta de maneira crônica. As dietas aumentam os fatores novidade e desejo nos alimentos proibidos. Quando saem da dieta, as pessoas em geral comem esses alimentos proibidos em excesso, em parte por causa da falta de habituação. Quando você combina baixa habituação com o medo de nunca poder comer um alimento específico, isso pode se tornar uma pressão poderosa para comer demais na compulsão alimentar, fenômeno que chamamos de Última Ceia. É difícil se cansar de algo que você acha que pode nunca mais comer novamente.

O objetivo por trás da permissão incondicional para comer não é "se cansar" ou se desinteressar de um alimento em especial – é, em parte, experimentar a habituação, que se dá quando a grande novidade de comer um alimento específico perde a força.

Um estudo recente forneceu as primeiras evidências promissoras de habituação alimentar de longo prazo (Epstein, 2011). Dois grupos de mulheres receberam a mesma comida em suas refeições, diariamente, durante cinco semanas. Isso resultou em um aumento na taxa de habituação.

CAPÍTULO 9

# PRINCÍPIO 4
## *Desafiar o policial alimentar*

Grite um sonoro NÃO para os pensamentos que teimam em dizer que você "fez bem" em ingerir poucas calorias ou que "fez mal" em comer bolo de chocolate. O policial alimentar monitora o cumprimento das regras irracionais criadas pela cultura da dieta. A delegacia fica localizada no fundo da sua mente e seu alto-falante dispara sarcasmos e negatividades, frases de desesperança e acusações com o objetivo de provocar culpa. Expulsar o policial interior é um passo fundamental para a retomada do Comer Intuitivo.

> Eu me senti tão culpada comendo um segundo pedaço do bolo de aniversário que fiquei com náuseas por três dias e pensei que merecia aquele sofrimento. Para minha surpresa, descobri uma semana depois que a náusea não era uma penitência por ter sido condescendente com a minha alimentação – eu estava grávida!
>
> – Uma adepta de dieta crônica

Os Estados Unidos se tornaram uma nação cheia de culpa pelo que come. Mesmo quem não faz dieta sente essa angústia. Numa pesquisa por amostragem aleatória com 2.075 adultos, 45% disseram que se sentem culpados depois de comer seus alimentos preferidos! E quase todos os nossos pacientes sentem isso: culpa, culpa, culpa.

A maioria das pessoas seria afetada pela culpa se roubasse algo ou mentisse, e quem faz dieta consegue sentir culpa nessa mesma intensidade quando come uma porção de batatas fritas ou um sundae de chocolate. E geralmente a quantidade desses alimentos "ruins" não é proporcional ao nível de desespero que eles provocam. A primeira mordida evoca uma sensação de fracasso ou de mau comportamento. Comer um alimento "ruim" ou "errado" vira então uma questão moral. A culpa que surge com isso é suficiente para dar início a um período de excessos que pode destruir qualquer sensação de "sucesso na dieta".

Diversos alimentos são descritos em termos moralistas, mesmo por quem não está de dieta: imoral, pecador, tentador – palavras que revelam fundamentalismo e moralismo alimentar. Em seu livro *Never Too Thin* (Nunca magro demais), a historiadora Roberta Pollack Seid conclui que nossas ideias sobre comida se assemelham a leis religiosas. Louvamos a dieta e suas regras, mas ela não funciona.

Como somos uma cultura que idolatra o corpo magro, comer alimentos associados à magreza e à ausência de culpa logo se torna uma virtude. Não surpreende a descoberta de que, quando fazem dieta, as pessoas pensam em comida em termos de *ausência* de culpa.

Fabricantes de alimentos, revistas, redes sociais e comerciais estão capitalizando a moralidade alimentar do consumidor com mensagens que transmitem absolvição:

- Um anúncio do Oreo Thins (uma versão mais fina do biscoito) exibe o produto de tamanho padrão acompanhado do símbolo de subtração e da palavra "culpa" (ou seja, "menos culpa").
- Um anúncio da Pop Chips (marca de batatas chips supostamente mais saudáveis) promete "Menos culpa, mais prazer".
- O título de um artigo de revista: "5 Surprisingly Healthy Sin Foods", algo como "5 alimentos que parecem pecaminosos mas não são ".

Com esses lembretes diários, fica difícil pensar em comer como algo simplesmente prazeroso e normal. Em vez disso, torna-se algo bom ou ruim, com o policial alimentar da sociedade repreendendo cada mordida num alimento "proibido". A patrulha da comida vai bem, obrigada – tanto como voz cultural coletiva quanto no nível individual, nos pensamentos dos nossos pacientes.

Ao iniciar sua jornada rumo ao Comer Intuitivo, você pode se deparar com sua cota de policial alimentar social – desde aquele amigo bem-intencionado porém ingênuo que pergunta "Como você pode comer *isso*?" até comentários não solicitados de desconhecidos sobre seus hábitos alimentares. Só porque alguém fala algo inapropriado, não significa que seja verdade, mas isso pode lançar sementes de dúvida no momento em que você está começando a explorar um novo mundo que vai contra a doutrina da gordofobia.

Há alguns anos, numa viagem de férias, eu (Evelyn) fui alvo de um desagradável policial alimentar. Estava num restaurante e tinha pedido uma omelete de claras com cogumelos e *queijo*. O chef quase brigou comigo, chegando a me repreender: "Como você pode pedir uma omelete de claras com esse queijo gorduroso? É puro colesterol!" Isso teria deixado muitos de nossos pacientes arrasados, mas eu estava de férias e sem a menor vontade de defender o pedido que tinha feito de maneira consciente. Sabia muito bem o que estava fazendo: não sou muito fã de claras nem louca por queijo, mas estava grávida e essa era a única maneira de obter minha dose de cálcio, já que não gosto do sabor do leite. Foi a concretização dos piores medos de nossos pacientes.

Descobrimos que, independentemente do nível de comentários inadequados feitos pela patrulha coletiva, o policial interior – que reside na mente dos nossos pacientes – é ainda mais duro. Se a sociedade está sendo tomada pelo fundamentalismo alimentar, então certamente precisamos exorcizar essa vigilância interna.

## Conversa de comida

No mundo da cultura da dieta, geralmente desenvolvemos uma coleção inteira de ideias que podem se voltar contra nós. Elas podem vir de livros e programas alimentares dessa cultura sorrateira – que dizem promover um "estilo de vida", "desintoxicação", "saúde" ou "bem-estar" –, bem como da mentalidade de emagrecimento disseminada na própria sociedade. A autoconsciência, ou a capacidade de pensar sobre o que pensamos, é uma das coisas que nos distinguem dos animais. Mas também é humano deixar que a vida atribulada nos leve de uma atividade para outra sem que paremos para refletir de modo consciente. Os pensamentos e opiniões sobre comida correm livremente pela nossa mente, mas quantas vezes paramos para analisá-los? Não nascemos com esses pensamentos. Escutamos as ideias por trás deles à medida que crescemos, os aceitamos e às vezes os adotamos como regras "estabelecidas", que não devem ser desafiadas.

Veja algumas das "informações" e ideias que costumam dominar a mente das pessoas quando elas chegam ao nosso consultório para a primeira consulta:

- Doces fazem mal
- Não se deve comer após as 18 horas
- Deve-se consumir 0 grama de gordura
- Deve-se evitar carboidratos
- Se eu tomar café da manhã, vou comer mais ao longo do dia
- Produtos lácteos fazem mal
- Não se deve colocar sal em nada
- Feijão engorda
- Pão engorda

Mesmo depois que são analisadas e refutadas, essas ideias grudam que nem chiclete na consciência. Embora existam muitas provas em contrário, elas se enraizaram tão profundamente que às vezes é preciso anos e anos para se livrar delas e substituí-las pela realidade. As ideias em si podem ser muito prejudiciais e afetar nosso comportamento. São chamadas de distorções cognitivas, e batizamos a voz que repete essas distorções de policial alimentar.

## Quem está falando

A psicologia tem muitas formas de olhar para a estrutura da personalidade. O psicoterapeuta e médico Eric Berne diz que a forma como nos sentimos e agimos compõe os chamados "estados de ego". É possível identificar o estado de ego de uma pessoa pela sua postura em pé, sua voz, as palavras que usa e as opiniões que emite. Berne denomina esses estados de ego de o Pai, o Adulto e a Criança. Ele acredita que você pode estar num desses três estados de ego em qualquer dado momento e mudar facilmente de um para outro. Cada estado de ego pode direcionar os pensamentos que passam pela sua cabeça. Você pode identificar qual dos três está falando se prestar atenção no que está sendo dito.

Descobrimos que, no mundo da cultura da dieta, vozes específicas surgem a cada momento, influenciando como nos sentimos e nos comportamos. Extrapolamos a teoria da estrutura do ego de Berne para identificar algumas vozes alimentares. Há três delas que podem ser especialmente destrutivas: o *policial alimentar*, o *informante nutricional* e o *rebelde*. Mas também podemos desenvolver poderosas vozes aliadas: a *antropóloga alimentar*, a *acolhedora* e o *aliado nutricional*.

Vamos analisar cada uma dessas vozes: como cada uma delas pode ajudar ou prejudicar nosso processo de pensamento sobre alimentação. Os diagramas nas próximas páginas dão uma visão geral de como elas se relacionam entre si.

## O policial alimentar

É uma voz forte que surge em consequência de fazer dietas e da cultura da dieta. É seu juiz e júri interiores, que determinam se você está se comportando "bem" ou "mal". O policial alimentar é a soma de todas as suas regras de dieta e de alimentação e fica mais forte a cada programa alimentar adotado. Ele também se fortalece por meio de novas regras que você veja em revistas, redes sociais ou mensagens de amigos e familiares. O policial alimentar continua vivo mesmo quando você não está de dieta (como um lobista em ano eleitoral).

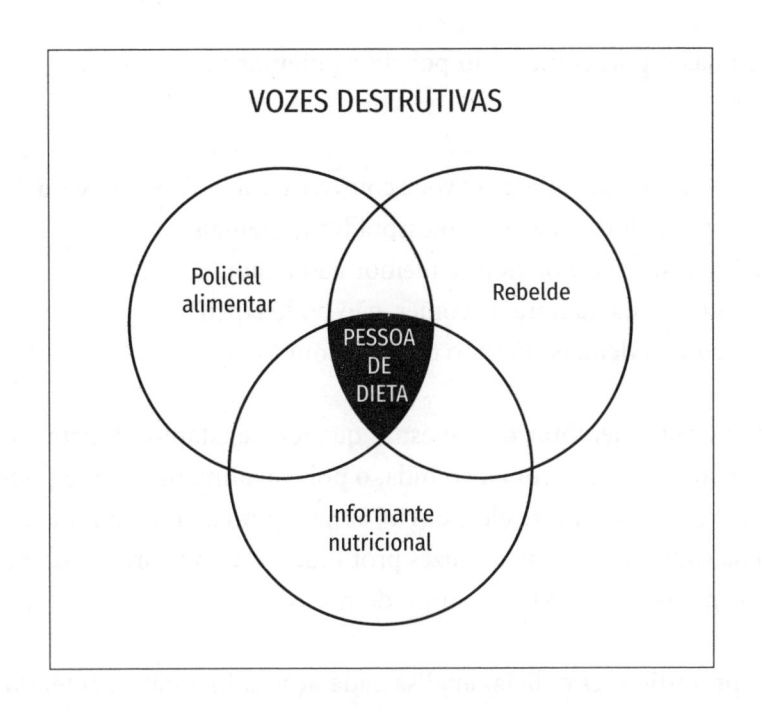

## VOZES DESTRUTIVAS

- Policial alimentar
- Rebelde
- Informante nutricional
- **PESSOA DE DIETA**

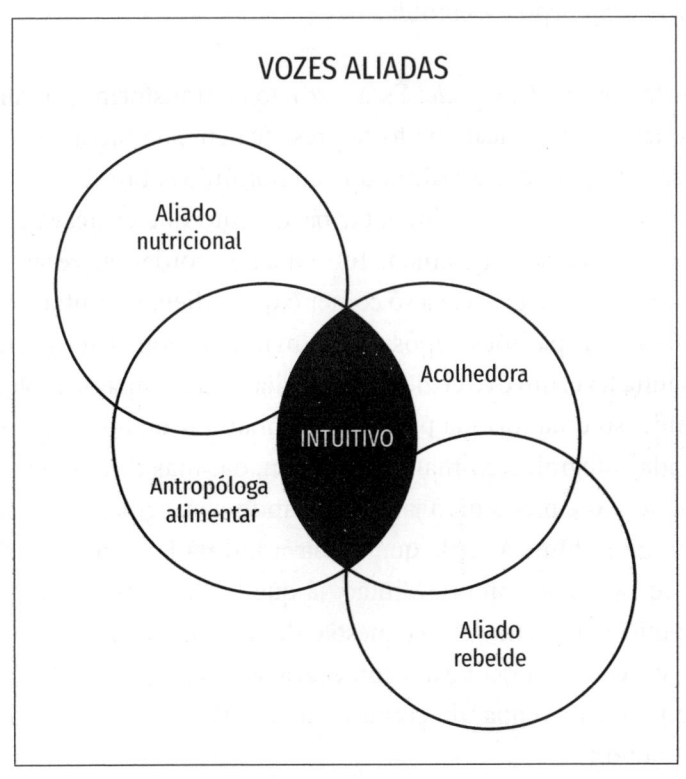

## VOZES ALIADAS

- Aliado nutricional
- Acolhedora
- Antropóloga alimentar
- Aliado rebelde
- **INTUITIVO**

Algumas regras comuns do policial alimentar para julgar seu comportamento:

- Não comer nada à noite (se você comer, estará violando a regra).
- Melhor não comer pão – tem carboidratos demais.
- Você não se exercitou hoje, é melhor não jantar.
- Ainda não está na hora de comer, não pode lanchar.
- Você comeu demais (mesmo estando com fome).

É importante lembrar que, mesmo quando rejeitamos a dieta e começamos a fazer as pazes com a comida, o policial alimentar ainda pode reaparecer. Mas nem sempre ele é óbvio, assim como a erva daninha cortada acima da superfície – se tiver raízes profundas, ela pode brotar mesmo que não haja nenhum ramo verde surgindo no solo.

**Como prejudica.** O policial analisa cada ação alimentar, mantendo uma guerra entre seu corpo e a comida.

**Como pode ajudar.** *Não pode!* Essa voz não se transforma em aliada. No entanto, quando identificar sua forte presença em sua mente, você aprenderá a desafiar seu poder e a diminuir seu domínio sobre si.

Cindy tinha um policial alimentar barulhento que criticava cada coisa que ela fazia em relação a comida. Todo dia ao acordar ela rezava para ter um dia "bom", o que significava só comer o que a dieta permitia. Só que seu policial estabelecia padrões impossíveis. Em um dia bom, Cindy tomava um café da manhã leve: um ovo cozido; alguns dias seu estômago implorava por mais comida, só uma torrada para acompanhar. Ela então "cedia" e incluía uma torrada integral, sem manteiga nem nada, mas seu policial gritava: "Agora esqueça o almoço ou o jantar." Quando conseguia não almoçar, ela ficava com tanta fome à tarde que acabava indo à lanchonete e devorava tudo que conseguisse comprar. Então, já que tinha oficialmente violado a regra do policial alimentar, fazia questão de se empanturrar o resto do dia. O círculo vicioso de desconexão começava toda vez que Cindy desobedecia ao seu policial. Só quando começou a desafiá-lo foi que ela parou com o comer reativo.

## O informante nutricional

O informante fornece dados nutricionais para manter você na linha com a dieta e a cultura da dieta. A voz do informante pode mandar você contar meticulosamente os nutrientes ou comer apenas alimentos sem carboidratos, sempre em nome da saúde (muito esperto!). Embora pareça inofensivo ou até mesmo saudável, é uma fachada de boas intenções.

O informante nutricional faz declarações do tipo:

- Verifique esses nutrientes, pois qualquer desvio é inaceitável.
- Não coma nada que tenha adoçante.

Não é incomum dizerem: "Rejeitei a dieta e realmente acredito que posso comer o que quiser – *quero* começar a comer de maneira saudável." Portanto, é possível rejeitar a dieta de maneira consciente mas continuar a fazer dieta sem ter consciência disso, como uma forma politicamente correta de emagrecer (é a sutileza da cultura da dieta, que se apropriou de termos como "saudável", "estilo de vida" e "bem-estar").

**Como prejudica.** Essa voz é conivente com o policial alimentar. Ela utiliza a desculpa da saúde, mas promove uma dieta inconsciente. Pode ser um pouco difícil identificá-la, porque suas mensagens imitam o conselho "sensato" das autoridades de saúde ou dos influenciadores digitais.

Por exemplo, Kelly declarou: "Fiz as pazes com a comida, nunca mais vou fazer dieta e estou pronta para começar a comer de forma saudável." Ela estava realmente cansada de *junk food*, algo que nunca achou que aconteceria.

Um dia, Kelly sentiu fome no trabalho e, decidindo respeitá-la, comeu uma maçã, em nome da "alimentação saudável". Uma hora depois, sentiu fome de novo. A voz de seu informante nutricional se intrometeu na conversa com o policial alimentar e disse: "Você não deveria estar com fome, pois acabou de comer uma maçã, algo saudável. Espere para comer de novo quando chegar em casa." Chegando em casa esfomeada, Kelly devorou tudo que encontrou na geladeira. Mais tarde conversamos sobre lanches que saciam, entre eles um pão ou caldinho de feijão. "Mas isso seria saudável?", perguntou ela. "Os únicos lanches que achei que podia comer eram frutas frescas ou palitos de vegetais crus." Kelly estava reproduzindo o dogma do lanche segundo a cultura da dieta, mas não via dessa forma porque estava concentrada na saúde e tinha rejeitado as dietas. No entanto, uma das regras do seu policial alimentar tinha reaparecido: "Se você fizer um lanche, não tem como sentir fome mais tarde."

Essa regra se fundiu com a voz do seu informante, que declarou: "Se for lanchar, que sejam apenas vegetais crus ou frutas, porque fazem bem para você e sua saúde." Apesar de ter escolhido uma maçã em nome da saúde e da nutrição, Kelly teve dificuldade em respeitar a fome de verdade que ressurgiu uma hora depois porque as vozes do policial e do informante dominaram a cena (embora de modo sutil, pois ela não as reconheceu).

**Como pode ajudar.** O informante nutricional se torna um *aliado nutricional* quando o policial alimentar está exilado. O recém-chegado aliado nutricional está de fato interessado numa alimentação saudável, sem *interesses ocultos*. Por exemplo, se você tivesse que escolher entre duas marcas de queijo de que gosta igualmente, o aliado nutricional o aconselharia a escolher a marca com menos gorduras saturadas. Uma escolha baseada na saúde e na satisfação, *não* em privação ou dieta. Descobrimos que a versão útil dessa voz é uma das últimas a aparecer sem estar ligada ao policial alimentar. (Vamos abordar os nutrientes mais adiante. Lembre-se, no entanto, que se concentrar nos nutrientes já no início do processo pode minar suas tentativas de se libertar realmente da influência da cultura da dieta. Não é que a questão nutricional não seja importante, mas ela pode ser contraproducente nos estágios iniciais do Comer Intuitivo. Não esqueça que somos nutricionistas e honramos a saúde!)

Algo que distingue o aliado nutricional do informante é como você *se sente* quando responde a ele. Se você faz ou rejeita uma escolha alimentar em nome da saúde mas sente que está obedecendo ou sente culpa, então é porque o policial alimentar ainda tem domínio sobre seu informante nutricional e é ele que está guiando sua decisão.

## O rebelde da dieta

A voz do rebelde muitas vezes grita na sua cabeça. Ela parece irritada e determinada. Algumas declarações típicas do rebelde interior:

- Você não vai me obrigar a comer esse frango grelhado sem graça!
- Vamos ver quantos biscoitos eu consigo engolir antes de minha mãe chegar.
- Mal posso esperar para que meu/minha parceiro/a viaje para eu poder comer o que quiser, sem me preocupar com seu olhar de repreensão.

**Como prejudica.** Infelizmente, esses comentários rebeldes moram em sua cabeça porque você tem muito medo de enfrentá-los e mandar que caiam fora. Sentindo-se impotente diante das mensagens, você se resigna a meramente ter os pensamentos que gostaria de poder revelar em alto e bom som e acaba realizando as "ameaças" só por pirraça. Em última análise, é uma maneira de se afirmar.

Janie tinha um forte "rebelde interno". Quando criança, toda vez que a mãe a colocava de dieta, a estratégia de comer escondido aumentava. A voz do rebelde era a principal força condutora de Janie na infância, o que se manteve na idade adulta. Ela ia brincar na casa dos amigos para poder comer o máximo possível de guloseimas. Corpulenta quando pequena, Janie ficou ainda maior depois de crescida. Quando seu marido deu continuidade às mensagens de censura dos pais, "rebelde interno" que habitava em Janie ficou estridente e zangado. Foi sua voz interior do "dane-se" que a instruiu a contrariar todas as regras que lhe foram impostas e que a levou a comer de maneira reativa. Seus limites pessoais foram invadidos por todos os lados. Para proteger sua autonomia e manter sua independência, o "rebelde interno" de Janie dominou todas as outras vozes, mas só provocou revoltas particulares por meio de excessos alimentares.

Infelizmente, quando o "rebelde interno" é quem manda, a autodestruição sempre acontece. O comportamento rebelde muitas vezes não tem limites e pode levar a um comer reativo acentuado. Com que frequência o rebelde aparece em seus pensamentos? Com que frequência você se sente na obrigação de seguir as orientações dessa voz porque se irritou com o policial alimentar (e com a cultura da dieta) e sua mania de impor regras de dieta em sua vida?

**Como pode ajudar.** A energia do aliado rebelde pode ajudar você a proteger seus limites contra qualquer um que invada seu espaço alimentar. *Em vez de fazer uma cena com a comida, use a boca para falar de forma assertiva porém educada.* Você vai se surpreender com a sensação de poder e, ao mesmo tempo, de tremenda liberdade.

- Peça a seus familiares que não comentem suas escolhas alimentares nem as quantidades. Por exemplo: "Tia, por favor, não me force a repetir. Estou satisfeito, obrigado." Ou: "Não, mãe, obrigada, mas não gosto de lasanha. Você sabe que nunca gostei."
- Diga a sua família, seus amigos e quaisquer outras pessoas que não façam comentários sobre seu corpo. Por exemplo: "Pai, meu corpo é problema meu!" ou "Amigo, você não tem o direito de fazer comentários sobre o meu corpo". Em resumo: seu corpo, suas regras.

### A antropóloga alimentar

A antropóloga alimentar é basicamente uma observadora neutra, a voz que faz observações *sem* julgamento. Trata-se de uma voz que reconhece seus pensamentos e suas ações com relação ao seu mundo dos alimentos sem acusações, exatamente como um antropólogo observaria um indivíduo ou uma cultura. É a voz que lhe permitirá explorar e descobrir. A antropóloga vai ajudar a abrir caminho para o mundo do Comer Intuitivo. Descobrir quando você está com fome ou saciado, o que comeu, em que horário e o que está pensando enquanto come são algumas das ações da antropóloga alimentar. Essa voz basicamente observa e mostra como interagir com a comida, comportamental e internamente. A vantagem de desenvolver essa voz é que só *você* sabe o que sente e pensa. Nenhum observador externo poderia saber isso.

As afirmações da antropóloga alimentar são puramente observacionais, tais como:

- Não tomei café da manhã e às 11 horas estava morrendo de fome.
- Comi 10 biscoitos. (Nenhum julgamento aqui, apenas os fatos.)

- Senti culpa após comer sobremesa no jantar. (Sem condescendência, apenas uma observação sobre como você se sentiu.)

Um jeito fácil de convocar sua antropóloga interna para entrar em ação é manter um diário alimentar. Muitas vezes, o simples ato de anotar o que você comeu e quando fornece algumas pistas interessantes sobre o que leva você a comer. Anote também seus pensamentos antes e depois de comer. Eles afetam como você *se sente*? Será que seu estado emocional afeta seu comportamento ou seu modo de comer? Se sim, como? Considere isso uma grande experiência, *não um instrumento de julgamento*.

Muitos de nossos pacientes tiveram experiências negativas com o diário alimentar porque era uma exigência de dietas. Nesses casos, o diário foi usado como prova para condenar a alimentação "ruim". No Comer Intuitivo, usamos o diário apenas como recurso de aprendizagem e descoberta. No entanto, apesar de enfatizarmos isso, os pacientes em sua primeira consulta ainda têm a expectativa de ser repreendidos na consulta de retorno por conta de qualquer "imprudência" ou violação. Lembre-se que o diário não é uma arma do policial alimentar, mas um recurso para ajudar você a acessar sua antropóloga.

**Como ajuda.** A antropóloga alimentar pode ajudar a analisar os fatos em vez de se prender à experiência emocionalmente instável de comer. Ela mantém você em contato com seus sinais biológicos e psicológicos internos. Muitas vezes desempenhamos o papel da antropóloga com nossos pacientes até que eles consigam desenvolver a própria voz (a neutralidade pode ser difícil quando se tem uma voz criticando cada escolha alimentar). A antropóloga pode ajudar a encontrar as lacunas em seu pensamento, tal como um advogado competente encontra falhas num contrato. Mas usar essa voz exige prática – a prática da neutralidade, não do julgamento.

### A acolhedora

A voz da acolhedora é compreensiva e suave. Ela tem a característica tranquilizadora que está associada à voz de um avô ou avó amorosos ou do/a seu/sua melhor amigo/a. Ela tem a capacidade de lhe garantir que está tudo bem e que tudo vai dar certo. Nunca repreende nem pressiona. Não é crítica nem faz julgamentos. Pelo contrário: ela é ou pode ser cultivada como o meio pelo qual acontece a maior parte da conversa positiva em sua mente.

Algumas das mensagens que você pode ouvir da voz acolhedora:

- Tudo bem comer biscoito. É algo normal.
- Eu como a ponto de me sentir muito desconfortável. O que será que estava sentindo que me fez precisar de mais comida para me consolar?
- Quando cuido de mim, me sinto muito bem.
- Estou me saindo muito bem esta semana. Só não respeitei os sinais de fome algumas vezes.
- Estou me conhecendo mais a cada dia.

Alice em geral sabe exatamente o que dizer aos filhos para que se sintam seguros e protegidos, mas por muitos anos não soube conversar educadamente consigo mesma sobre seu corpo. A voz do policial alimentar a puniu com rigor por meio de todas as dietas que ela fez. Em sua jornada para o Comer Intuitivo, Alice aprendeu a combater as mensagens do policial com mensagens de apoio da acolhedora. Conversando com a família, ela percebeu que a voz que usava quando falava com eles era a mesma que precisava ouvir para se sentir bem.

Alice aprendeu a ser compreensiva com os obstáculos em seu caminho e pacientemente se tranquilizou por estar no meio de um processo. Quando tinha dificuldade em respeitar sua fome, ela se perguntava o que a estava incomodando e qual era sua verdadeira necessidade em vez de comida. Quando se pegou desejando algo que tinha banido de seu cardápio em uma das muitas dietas que fizera, a voz acolhedora a autorizou a comer.

**Como ajuda.** Quando entrar em contato com a voz acolhedora em sua mente, você vai passar a contar com um dos recursos mais significativos e necessários para começar a comer de maneira intuitiva. A voz acolhedora estará do seu lado para ajudar você a desafiar o policial alimentar e lhe dar apoio solidário ao longo do processo. A acolhedora lhe dá estratégias para você lidar com os comentários duros do policial e do rebelde.

## O Intuitivo

A voz Intuitiva expressa suas reações naturais. Todos nascemos com o modo intuitivo de comer, mas essa sabedoria em geral é reprimida durante a maior parte da nossa vida, pela cultura da dieta e pelas vozes do policial (predominante na família e na sociedade), do rebelde e do informante.

O Intuitivo é uma compilação das vozes positivas da antropóloga, que consegue observar seu comportamento alimentar de forma neutra, e da acolhedora, que dá declarações de apoio para ajudar você a superar os momentos difíceis, e também do aliado rebelde e do aliado nutricional. A voz Intuitiva sabe abafar ou reestruturar as vozes negativas dentro de sua cabeça. Por exemplo, ela sabe como desafiar as mensagens distorcidas do policial e como fazer o aliado rebelde falar grosso para afastar os invasores de espaço pessoal.

A voz Intuitiva poderia dizer coisas como:

- Esse leve ronco no estômago significa que estou com fome e preciso comer.
- O que estou a fim de jantar hoje? O que me apetece?
- Como é bom ter me libertado da prisão da dieta!

Todas essas afirmações revelam suas reações instintivas. Elas são puro instinto e surgem do nada, sem que você tenha que pensar nelas. Às vezes você percebe, no meio de uma refeição, que a voz do Comedor Intuitivo sabe que você está satisfeito. Ou então você está escrevendo alguma coisa e sente uma pontada de fome. Ou talvez seus olhos se fixem no item do cardápio que se identifica com o seu desejo. Quando você tiver alcançado os últimos estágios do Comer Intuitivo, será a voz do Comedor Intuitivo que prevalecerá na maior parte do tempo, encobrindo a voz da dieta. Mas haverá momentos em que você sentirá necessidade de evocar uma ou todas as vozes alimentares positivas para ajudá-lo a se concentrar e entrar em contato com sua intuição. Não existem regras rígidas nesse processo. Quem faz dieta é rígido, mas quem come de maneira intuitiva é fluido e se adapta às mudanças em sua vida, segue o fluxo sem tentar controlá-lo.

A pessoa Intuitiva e integrada respeita suas reações instintivas, sejam elas fisiológicas, baseadas na satisfação ou de autodefesa. *A pessoa Intuitiva trabalha em grupo* e consegue se beneficiar das vozes da acolhedora, da antropóloga e das características positivas tanto do rebelde (o aliado rebelde) quanto do informante (o aliado nutricional).

## Vozes alimentares: como elas surgem e evoluem

Cada uma das vozes pode prevalecer em momentos diferentes. Algumas delas estavam presentes no momento do seu nascimento, mas podem ter ficado esquecidas. Outras foram introduzidas pela família e pela sociedade. E há aquelas que precisam ser aprendidas e desenvolvidas para que você comece a comer de maneira intuitiva.

Você nasceu com a capacidade de perceber quando está com fome e quando está saciado. Esses sinais primitivos são a base para a voz emergente do Intuitivo, que está ativa na criança assim que ela começa a comer alimentos sólidos. Seus instintos lhe dizem do que você gosta e do que não gosta. Se seus pais não forem sensíveis a esses sinais, você pode acabar desconfiando e se desconectando deles.

Se acontecer de sua família ser focada no peso e ter uma série de problemas alimentares, pode ser que você tenha seu primeiro contato com a voz do policial alimentar ainda bem jovem. É possível que tenham lhe dito para não comer tanto assim ou que tenham impedido o consumo de determinados alimentos. Não demora muito para internalizarmos essas mensagens negativas e criarmos nosso policial. Se, por outro lado, você tiver a sorte de contar com uma família que não é invasiva e não julga alimentos ou corpos, pode ser que não conheça o policial até a idade de começar a escola ou até a adolescência, quando estiver nas redes sociais e escutando as conversas dos amigos. Se a cultura da dieta for forte em sua comunidade, você corre o risco de incorporar as mensagens do policial em algum momento da sua vida. E o informante está sempre enviando informações nutricionais para o policial.

| **RESUMO.** Como as vozes ajudam ou atrapalham ||| 
|---|---|---|
| Voz | Como atrapalha | Como ajuda |
| Policial alimentar | Provoca culpa e preocupação. Muito crítica. Mantém você na cultura da dieta e sem contato com os sinais internos de fome e saciedade. | Não ajuda. |
| Informante nutricional | Usa a nutrição como instrumento para manter você na dieta. | Quando se desliga do policial alimentar, torna-se o aliado nutricional e pode ajudar você a fazer escolhas saudáveis sem culpa ou privação. |
| Rebelde da dieta | Geralmente conduz a perda de controle e autossabotagem. | Quando o rebelde da dieta se torna o aliado rebelde, ele pode ajudar você a proteger seus limites/territórios alimentares. |
| Antropóloga alimentar | Não atrapalha. | Um observador neutro que pode lhe dar uma perspectiva distanciada do seu mundo alimentar. Sem julgamentos. Mantém você em contato com seus sinais internos – fisiológicos e psicológicos. |
| Acolhedora | Não atrapalha. | Com compaixão, ajuda a desarmar a violência verbal do policial e a suportar os tempos difíceis. |

A voz do rebelde vai se revelar logo depois que você encontrar a do policial. Elas normalmente são concomitantes. O policial chega e invade seus limites interferindo em seus sinais biológicos intuitivos e em suas preferências alimentares. Para proteger seu espaço, o rebelde envia mensagens do tipo "dane-se", que não apenas contrariam o policial como muitas vezes levam você a uma revolta alimentar pessoal.

A antropóloga lhe dará uma perspectiva neutra. Para algumas pessoas, a interação com essa voz é o primeiro encontro sem julgamento e sem negatividade com os alimentos.

A acolhedora pode ajudar você a superar a agressão externa e seu próprio comportamento autodestrutivo, caso você tenha acesso à sua voz positiva. Se a sua família tiver estimulado sua competência e a capacidade de adequação e tiver demonstrado formas positivas de lidar com as coisas, você poderá encontrar facilmente a voz acolhedora e assim combater as vozes sociais do policial. Se, no entanto, sua família se aliou à cultura da dieta e você cresceu enfrentando críticas e julgamentos, a acolhedora terá que ser encontrada em outro lugar. Muitas vezes, um avô, tio, tia ou amigo próximo pode ensinar você a conversar carinhosamente consigo mesmo. Para algumas pessoas, buscar a ajuda de um psicólogo ou nutricionista pode ser a primeira experiência com a aprendizagem compreensiva e com o diálogo interno positivo. Seja qual for o modo como você vai aprender a evocar a voz da acolhedora, esse é um passo fundamental para recuperar o Comer Intuitivo. Coloque-a à sua disposição de modo a barrar as vozes negativas que atacam você sem aviso prévio e atrapalham seu progresso.

E, finalmente, você se encontra de volta no lugar em que o Comer Intuitivo dá as cartas. A pessoa Intuitiva integra as vozes da acolhedora e da antropóloga, do aliado nutricional e do aliado rebelde. Os adeptos do Comer Intuitivo sabem quando seus sinais biológicos estão avisando do que precisam e o que querem, e, com a orientação de outras vozes positivas, conseguem tomar decisões neutras e adultas sobre como cuidar de si mesmos.

Vamos agora imaginar uma situação de alimentação e ouvir o diálogo de vozes que pode afetar como ela vai se desenrolar.

*Você foi convidado para jantar na casa de um cozinheiro gourmet. Serão servidos muitos aperitivos durante o coquetel e, mais tarde, um jantar espetacular. Infelizmente, você chega à festa com muita fome.*

POLICIAL ALIMENTAR: É melhor ter cuidado com o que come. Tudo faz mal. Não toque nos aperitivos. Se você provar aquela miniquiche, já era. E pode ter certeza de que vai ter muitas sobremesas calóricas. Fique alerta.

INFORMANTE NUTRICIONAL: Você não deveria comer queijo, porque tem muita gordura e o sal vai deixar seu corpo inchado. Coma apenas hortaliças.

REBELDE DA DIETA: Ninguém vai me dizer o que posso ou não posso comer nesta festa. Odeio essa dieta idiota. Tive que me render aos biscoitos que parecem papelão e a queijo cottage. Hoje não! Vou me esbaldar. Não me importa o que vai acontecer com a minha dieta. Vou mostrar a meu parceiro/minha parceira o que fazer com os comentários sobre o meu corpo.

ANTROPÓLOGA ALIMENTAR: Veja que variedade interessante de aperitivos. Muitos parecem ótimos. Você está com muita fome, é melhor comer alguma coisa ou vai acabar exagerando no jantar.

ALIADO NUTRICIONAL: Acho que vou dispensar os queijos e as frituras, porque senão vão me tirar a fome para o jantar. Prefiro comer um pouco de caranguejo e hortaliças agora, assim consigo chegar ao jantar ainda com um pouco de fome.

ACOLHEDORA: Essa comida está com uma cara ótima! Quero provar *tudo*. É assustador sentir um desejo tão avassalador de devorar esses aperitivos. Tudo bem, é normal se sentir assim quando a fome é grande. Esta não é uma situação comum, e eu sou humano.

INTUITIVO: Estou morrendo de fome, mas acho que vou devagar, senão não consigo aproveitar o jantar mais tarde. Vamos ver qual aperitivo parece mais gostoso... Ah, faz tempo que não como pizza – essa parece ótima, assim como o queijo brie assado. Acho que vou provar os dois. O brie está maravilhoso, mas a massa da pizza está meio empapada, acho que vou *deixar de lado* e experimentar os cogumelos recheados.

(*No meio do jantar.*) Está delicioso, mas estou começando a me dar por satisfeito. Mais algumas garfadas e vou parar. É muito boa a sensação de comer tudo de que eu gosto e deixar um pouco no prato sem me sentir reprimido.

ALIADO REBELDE *(para a anfitriã, que está insistindo que você coma mais um pouco)*: Obrigado, o jantar está delicioso, mas estou satisfeito e não conseguiria apreciar mais uma porção.

## Diálogo interno: arsenal especial para desafiar o policial alimentar

Identificar as vozes interiores é útil para desafiar o policial alimentar, mas combater essa poderosa voz negativa exige mais munição. O policial pode lançar mão de vários truques que requerem uma atenção especial, principalmente em termos de processo de pensamento (também conhecido como "ensaio para a ação").

Quando trabalhamos com pessoas que fazem dieta em nosso consultório, observamos repetidas vezes que há uma etapa intermediária entre o pensamento de dieta inicial e o comportamento que se segue. Descobrimos que os mitos internos de dieta (que são distorções cognitivas) estimulam sensações ruins quando as regras de dieta autoimpostas são violadas. Esse conceito é amplamente aceito e bem explicado pelos médicos Albert Ellis e Robert A. Harper, pioneiros respeitados no campo da psicoterapia racional-emotiva, um sistema que lida com o efeito de nossos pensamentos sobre nossos sentimentos e, depois, sobre nossos comportamentos (uma variação é a chamada terapia cognitivo-comportamental, ou TCC).

Segundo Ellis e Harper, inundamos nossa mente o tempo todo com ideias irreais e às vezes absurdas, além de mensagens racionais e saudáveis. Esses processos de pensamento são chamados de frases internalizadas, ou *diálogo interno*. O diálogo interno negativo muitas vezes nos leva ao desespero, sensação que pode desencadear comportamentos de sabotagem. Ellis e Harper acreditam que se desafiarmos o "absurdo" em nossa mente nos sentiremos melhor. Quando nos sentimos melhor, agimos melhor. Numa revisão de centenas de estudos sobre esse tipo de terapia, ficou claro que, se conseguirmos mudar primeiro as nossas *convicções,* nossos sentimentos e comportamentos também mudarão, numa reação em cadeia. Portanto, faz sentido analisar nossas convicções em relação a dieta e comida e suas influências.

Tem uma história que adoramos que ilustra muito bem esse princípio. Digamos que você está seguindo rigorosamente seu programa alimentar há várias semanas. Sua dieta é low-carb e proíbe qualquer tipo de sobremesa calórica. Você decide visitar sua avó, que não vê há um tempo. Chegando lá, a primeira coisa que chama sua atenção é o aroma inebriante de brownies recém-saídos do forno. Algumas *convicções alimentares* e *pensamentos* que podem passar por sua cabeça:

- Me comportei tão bem na minha dieta nas últimas semanas.
- Não comi nenhum sorvete, chocolate ou biscoito.
- É claro que eu adoraria comer esses brownies, mas não posso, não devo, não vou comer nenhum.
- Se eu comer um brownie, vou arruinar minha dieta.
- Não vou conseguir parar.
- Ah, talvez só um não tenha problema.

Você come um brownie.

- Eu não deveria ter feito isso.
- Foi uma burrice mesmo.
- Não tenho força de vontade.
- Vou perder o controle.
- Será que algum dia vou aceitar meu corpo?

Agora vamos ver o que você está *sentindo:*

- Decepção
- Medo de privações futuras

- Tristeza
- Medo de descontrole
- Desespero

Um típico *comportamento* alimentar na sequência seria mais ou menos assim:

- Você come devagar um segundo brownie.
- ... e um terceiro.
- Sem perceber, você devorou a travessa inteira.
- Você se recosta no sofá, o coração angustiado e o estômago estufado, e cai no sono.

Agora vamos ver se desafiar suas convicções alimentares básicas pode mudar seus sentimentos e seu comportamento. Eis as *convicções* e *pensamentos*:

- Estou muito feliz por ter desistido da cultura da dieta.
- Posso comer o que eu quiser, na hora que quiser.
- Eu adoraria comer um desses brownies.

Você come o brownie.

- Uau, estava delicioso!
- Estou satisfeito com um, mas poderia comer um segundo, se quisesse.
- Não tem nada melhor que os brownies da minha avó.

Agora, as *sensações*:

- Satisfação
- Prazer
- Contentamento (sem medo de privação futura)

E o *comportamento:*

- Você deixa o resto dos brownies na travessa.

- Coloca a travessa de brownies no balcão da cozinha.
- Você está livre para aproveitar a tarde com sua avó, sem pensar mais nos brownies.

A estudante universitária Andrea sofreu durante anos de crises de baixa autoestima associadas ao que chamava de fracassos na dieta. Por um tempo, ela chegou a ter bulimia nervosa por não ver outra forma de controlar a compulsão que vinha depois que as dietas "caíam em desgraça". Andrea era especialista em dizer a si mesma que carboidratos eram ruins e que mesmo alguns poucos gramas de gordura estragariam seu "bom" comportamento alimentar *(convicção)*. Logo que esses *pensamentos* se formavam em sua cabeça, ela *se sentia* mal no momento em que comia algum carboidrato. O conflito entre seus pensamentos restritivos e seu desejo de alimentos proibidos sempre criava um sentimento de raiva e ódio. Quando se sentia mal por sua "força de vontade" estar instável, ela avançava rumo a seu próximo desastre alimentar *(comportamento)*.

Assim que Andrea cedia ao desejo de comer esse alimento, o sistema de pensamentos negativos estimulava os sentimentos negativos, que, por sua vez, levavam a um comportamento negativo.

Andrea aprendeu a analisar seus pensamentos sobre comida assim que apareciam. Hoje os pensamentos e as antigas regras de dieta são desafiados imediatamente. Como está livre dos pensamentos distorcidos, ela se sente melhor consigo mesma e com o comer. Em vez de ficar mal por querer batata frita e sorvete, ela se sente ótima com sua nova relação com a comida. E, sim, você adivinhou: seus dias de compulsão alimentar acabaram.

## Diálogo interno negativo (e como mudá-lo)

*Não há nada de bom ou mau, o pensamento é que o faz assim.*
*Para mim, é uma prisão.*
— Hamlet

Quando pensamentos sobre comida são irracionais ou distorcidos, os sentimentos negativos aumentam exponencialmente. Como resultado, o comportamento alimentar pode se tornar radical e destrutivo. É o caso clássico de percepção que se torna realidade. Portanto, para mudar a nossa "realidade alimentar", precisamos substituir os pensamentos irracionais pelos racionais. Isso ajuda a moderar os sentimentos e, por consequência, o comportamento.

Para se livrar dos pensamentos distorcidos de dieta, primeiro você precisa identificar o que é irracional. Pergunte-se:

- Será que estou tendo sentimentos *repetitivos* e *intensos*? (Esse é um indício de que você precisa parar e desafiar seus pensamentos.)
- O que estou *pensando* que está me fazendo me sentir dessa forma? (O que você está dizendo para si mesmo?)
- O que essa convicção tem de verdadeiro ou correto? O que ela tem de falso? (Examine e enfrente as convicções *distorcidas* em que esse raciocínio se apoia. A voz da sua antropóloga alimentar pode ser muito útil aqui.)

Depois de revelar suas convicções distorcidas, você precisa substituí-las por pensamentos e convicções mais racionais e sensatos. Veja aqui um exemplo, mas no restante do capítulo vamos mostrar outras maneiras de fazer isso:

| Substitua este pensamento distorcido... | ... por um pensamento mais racional |
|---|---|
| Toda vez que como pizza, fico infeliz com meu corpo no dia seguinte. Eu não deveria comer pizza. | Sou sensível a sal. Como pizza é muito salgada, quase sempre meu corpo fica inchado por conta da retenção de líquidos. Apesar de desconfortável, é algo temporário. |

Muitas convicções irracionais se apresentam por meio do diálogo interno negativo. Vamos analisar os diversos tipos de pensamento negativo e como você pode reconhecer seus sinais antes que eles arrastem você para o caos do exagero alimentar.

## Pensamento dicotômico ou binário

Quando eu (Elyse) mobiliei meu consultório, escolhi intencionalmente um tecido cinza para os sofás, como algo simbólico para ajudar meus pacientes a se afastarem do pensamento em "preto e branco" que em geral coexiste com a mentalidade de dieta. Veja a seguir alguns exemplos típicos de pensamento dicotômico: se você subir na balança de manhã e ela marcar 1 quilo a menos, você diz que tem se comportado "bem", mas se ela marcar 1 quilo a mais, você diz que se comportou "mal". Quando está de dieta, você pensa em termos de "tudo ou nada". Você não tem permissão para comer sequer um único biscoito e, se comer um, pensa e sente que deve comer todos. Junto com o pensamento dicotômico vêm os comportamentos tipo "tudo ou nada". Alguns exemplos típicos:

- Seguir um programa alimentar ou não seguir um programa alimentar
- Nunca comer lanches ou sempre comer lanches
- Sempre comer sozinho ou só comer junto com outras pessoas

O pensamento dicotômico ou binário pode ser perigoso e muitas vezes tem como base o desejo de alcançar a perfeição. Isso lhe dá apenas duas alternativas: uma que geralmente não é atingível nem sustentável e outra que tende a ser o buraco negro em que você sempre cai quando não consegue alcançar a primeira alternativa. Você fixa metas muito altas, pois está sempre buscando um ideal que só pode ser alcançado por alguns instantes a cada vez. Quando o requisito para estar bem é tão elevado, você está fadado a se sentir péssimo a maior parte do tempo.

Vejamos o exemplo de Hillary, uma paciente que se programou para o fracasso por ter um pensamento binário, do tipo tudo ou nada. Ela só se permitia comer quando estava com muita fome. Se comesse quando sua fome era moderada, considerava que estava comendo em excesso. Assim, por achar que tinha "estragado tudo" quando não atingia seu "padrão de fome absurda", Hillary se sentia péssima e então passava a comer compulsivamente.

Quando pensamos em termos de nossa alimentação ser boa ou ruim, ou se nosso corpo é grande ou pequeno, podemos acabar julgando nossa autoestima com base nesse tipo de conceito. E, se achamos que somos ruins como pessoas, corremos graves riscos de desenvolver comportamentos autopunitivos.

Rae é uma jovem que fixou padrões perfeccionistas em sua alimentação no ensino médio. Ela nunca comia nada que tivesse açúcar, adoçantes artificiais, sal ou gordura. Quando entrou na faculdade e foi morar longe dos pais, Rae descobriu que seria impossível manter esse padrão, mas, assim que começou a ampliar suas opções de acordo com a pressão dos colegas e com a disponibilidade de alimentos, Rae se sentiu perdida. Acostumada ao pensamento dicotômico, ela começou a pensar assim:

- A única forma correta de comer é como eu fazia no colégio.
- Esse novo modo é ruim.
- Perdi minha força de vontade para comer direito.
- A única maneira que tenho de me alimentar agora é errada.
- Isso é ruim, eu sou ruim e mereço me sentir péssima.

Rae começou a comer compulsivamente por causa de seu pensamento dicotômico e estava disposta a reconhecer que muito do seu comportamento compulsivo era uma forma de se punir por seu "mau" comportamento. A compulsão a fazia se sentir cada vez pior, mas, ironicamente, isso ao mesmo tempo lhe fazia bem, já que ela achava que merecia ser punida. Rae agora está aprendendo a mudar seu jeito de pensar. Parou de falar consigo mesma de forma negativa, deixou de se punir através da compulsão e, aos poucos, está se sentindo confortável em seu corpo.

*Como escapar da armadilha do pensamento dicotômico?*
**Escolha o cinza.** O cinza pode parecer uma cor desinteressante, enquanto o preto e o branco são extremos. No mundo da alimentação, no entanto, escolher o cinza pode lhe abrir um arco-íris de opções. Desista da ideia de que você deve comer no estilo tudo ou nada. Esqueça as antigas regras alimentares extremistas. Permita-se comer os alimentos que *sempre* foram proibidos enquanto verifica seus pensamentos para ter certeza de que eles confirmam suas escolhas.

Você sentirá que a emoção de estar mais na zona radical de restrição alimentar desapareceu, mas que a angústia de estar no outro extremo, do comportamento descontrolado, também desapareceu.

## Pensamento absolutista

É quando acreditamos que o comportamento X vai sempre, sem exceção, resultar num comportamento Y. É o chamado pensamento mágico, porque, na realidade, não podemos controlar a vida dessa maneira. Isso nos leva a acreditar que "devemos" agir de determinada maneira, senão algo "terrível" acontecerá.

No mundo da alimentação, o pensamento absolutista leva você a fazer afirmações do tipo: "*Preciso* comer direitinho nos próximos dois meses, senão não vou estar bem para o casamento da minha filha e isso seria *terrível*." Não há nenhuma prova de que comer "direitinho" fará com que você "fique bem". Não se sabe nem o que realmente significa "estar bem". Você nem sequer consegue definir esse estado "terrível" que imagina. Assim, acaba se estressando na tentativa de comer de acordo com as regras e depois, é claro, come "qualquer coisa". O medo de que seu corpo não esteja bem lhe provoca mais ansiedade, e a possibilidade de que o resultado seja péssimo o deixa perdido. A consequência de todos esses pensamentos absolutistas e esses sentimentos de ansiedade é um comportamento destrutivo.

*Como sair da armadilha do pensamento absolutista?*
**Elimine as certezas e as substitua por afirmações tolerantes e flexíveis.**
Escute com atenção as palavras "definitivas" que você usa. Livre-se do *eu preciso, eu deveria, eu tenho que*. Toda vez que você achar que *precisa* fazer uma dieta ou que *deveria* comer algo leve no almoço, como uma salada e chá gelado, ou que *não deve* comer antes de ir dormir, pare e substitua esses pensamentos. Essas palavras e pensamentos só causam ansiedade, pois você não conseguirá executar as ordens. Pensar em termos absolutos não é garantia de agir como desejado e você corre o risco de criar um comportamento de autossabotagem. Na realidade, é quase certo que o resultado será *terrível*, exatamente o que você estava tentando evitar.

Use palavras como *posso* e *tudo bem*. Permita-se fazer afirmações do tipo:

- Posso comer sempre que tiver vontade.
- Se eu quiser, posso comer quaisquer alimentos de que gosto.
- Posso comer qualquer coisa que me atraia.

## Pensamento catastrófico

Toda vez que exagera no jeito de pensar, você cria um sentimento de angústia para si mesmo e, mais uma vez, compensa com comportamentos radicais. Exemplos de pensamentos catastróficos:

- Nunca vou gostar do meu corpo.
- Não tem jeito.
- Nunca vou conhecer minha cara-metade ou arranjar um emprego com este corpo.
- Minha vida está destruída por causa do meu corpo.
- Se eu me permitir comer chocolate e batata frita, não paro nunca mais.

Esse tipo de pensamento é uma verdadeira armadilha. Ele piora uma situação já ruim e associa todos os seus futuros sucessos na vida à sua capacidade de comer de determinada maneira ou de mudar seu corpo. Você diz a si mesmo que toda a sua felicidade depende de sua alimentação e de seu corpo. Se essa é sua premissa, então você vai se sentir ainda mais infeliz do que está no momento. Você talvez esteja extremamente infeliz agora, mas pode entrar em desespero se imaginar catástrofes em seu futuro inóspito.

Marion é uma roteirista muito bem-sucedida; tem casa própria, muitos amigos dedicados e dois cães amorosos. Mas se intoxica diariamente com uma ladainha de pensamentos catastróficos. Como não acha seu corpo bom o suficiente, vive repetindo para si mesma que nunca vai se casar ou ter filhos ou ser feliz. Vislumbrar esse futuro pessimista autoimaginado só a deixa mais angustiada.

*Como se livrar do pensamento catastrófico?*
**Escapando do abismo.** Substitua os pensamentos exagerados por outros mais positivos e corretos. Alimente-se de esperança e afirmações de superação. Marion está aprendendo a se estimular dizendo a si mesma que muitas pessoas de diversos tipos encontram parceiros que as amam do jeito que são. Ela está praticando o diálogo interno positivo que confirma sua felicidade atual e futura. O resultado é que Marion está começando a aceitar seu corpo. Ela sabe que não repetirá o diálogo interno negativo.

## Pensamento pessimista, ou "O copo está meio vazio"

As pessoas que enxergam o mundo dessa forma tendem a ver todas as situações sob a pior ótica possível. Acham que a vida é terrível, que não têm o suficiente do que desejam, que tudo que fazem é errado. São supercríticas e acusadoras, não apenas de si mesmas, mas de todo mundo.

Bonnie chega ao consultório toda semana de cara amarrada. Reclama do marido e do trabalho e diz que os filhos a deixam estressada. Ela começa a consulta relatando como sua semana foi terrível e como "estragou" sua alimentação. Bonnie sempre classificava seu copo como meio vazio. Esse tipo de pensamento negativo é insidioso e quase sempre passa despercebido, mas precisa ser ressaltado regularmente para que a pessoa possa reavaliar seu processo de pensamento e perceber que isso só leva a um sentimento generalizado de infelicidade. Esse tipo de pensamento também perpetua comportamentos autodestrutivos. Quem pensa dessa forma tem grande dificuldade em valorizar os pequenos sucessos, muitas vezes nem os identifica e tende a condenar seu progresso.

| Copo meio vazio | Copo meio cheio |
|---|---|
| 1. Tive uma semana péssima. | 1. Melhorei um pouco essa semana. |
| 2. Comi em excesso diversas vezes. | 2. Em várias ocasiões parei de comer ao ficar satisfeito. |
| 3. Só comi doce. | 3. Comi mais doces do que gostaria, mas comi muitas outras coisas também. |
| 4. Me acho muito gordo. | 4. Considerar-se gordo é uma forma de *body shaming* (depreciação) com raízes na cultura da dieta e no estigma do peso. Valorizo todas as possibilidades do meu corpo. |
| 5. Sou um fracasso total. | 5. Estou melhorando aos poucos. |

*Como sair da armadilha do pensamento pessimista?*
**Faça o copo ficar meio cheio.** A maneira mais óbvia de curar o pensamento do copo meio vazio é substituir conscientemente todas as afirmações negativas por palavras mais positivas.

Depois de fazer isso de maneira consciente por um tempo, você perceberá que seus pensamentos negativos se transformam em palavras mais positivas. Você também vai se dar conta da forma dura como se tratava. Quando começar a ver o copo meio cheio, descobrirá que a sua dose diária de momentos felizes aumenta sem parar. Logo você perceberá que grande parte de seus hábitos alimentares negativos desapareceu junto com os pensamentos negativos.

## Pensamento linear

Se você já fez dieta, mesmo que apenas uma, sabe que o pensamento de dieta é uma linha reta. Você segue um programa bem específico que não permite desvios. É como tentar caminhar na linha branca que separa as faixas no meio da estrada para chegar ao seu destino. Se você colocar um pé na frente do outro com perfeição, conseguirá chegar ao final. Se, sem querer, pisar fora da linha nem que seja uma única vez, é provável que cause um acidente na estrada. A sociedade de modo geral tende ao pensamento linear. Queremos alcançar o objetivo sem valorizar os meios. Só nos concentramos em ter sucesso e raramente paramos para simplesmente ver e apreciar a paisagem ao longo do caminho.

Alguns exemplos de pensamento linear que podem colocar você numa cilada:

- Quanto mais rápido eu fizer isso, mais sucesso terei.
- Para ter sucesso, preciso alcançar minha meta até a data prevista.

*Como mudar a maneira de pensar?*
**Mude para o pensamento de processo.** A solução para o pensamento linear é o *pensamento de processo*, cujo foco está na mudança contínua e na aprendizagem em vez de se concentrar apenas no resultado final. Se você começar a pensar no que pode aprender ao longo do tempo e aceitar que haverá altos e baixos, conseguirá evoluir. Ao focar no processo, você terá a oportunidade de enriquecer muitos aspectos da sua vida ao mesmo tempo que recria sua relação com a comida. O pensamento de processo ajuda a aumentar a sensibilidade aos sinais do Comer Intuitivo em vez de aos resultados finais, como o tamanho do prato que você comeu hoje.

Alguns exemplos do pensamento de processo:

- Essa semana foi difícil, mas aprendi algumas coisas novas sobre mim que vão me ajudar a fazer mudanças no futuro.
- Comi mais do que queria hoje no restaurante, mas aprendi que, ao me permitir comer uma sobremesa, a necessidade de comer mais doces passou. Em outros tempos, eu teria comido mais doces, e de maneira compulsiva, ao chegar em casa.

## Autoconsciência compassiva: a melhor arma contra o policial alimentar

Da próxima vez que você se pegar comendo de uma forma que provoque desconforto, insatisfação ou mesmo descontrole, dê a si mesmo a chance de lembrar o que estava pensando antes de começar. Tenha a curiosidade de fazer essa exploração. Analise esse pensamento e desafie-o. À medida que conseguir dominar o processo do Comer Intuitivo, você vai conseguir captar esses pensamentos antes que eles façam você se sentir mal ou que causem comportamentos indesejáveis.

Fique atento a si mesmo. Preste atenção no diálogo interno que se dá em qualquer situação alimentar. Escute as vozes que podem servir tanto para apoiá-lo como para sabotá-lo.

Elimine o policial que impede você de fazer as pazes com a comida. Desafie os pensamentos falsamente nutricionais que vêm do informante. Observe de que modo você come através dos olhos e da voz da antropóloga e permita que ela o oriente de forma sensata. Verbalize os pensamentos de seu aliado rebelde para encontrar mecanismos de compensação além da comida para cuidar de você. A verdadeira proteção virá de sua acolhedora, que sabe exatamente como acalmar você e fazer com que lide bem com as situações difíceis. Acima de tudo, fique atento à voz positiva que compõe seu eu Intuitivo. Ela estava presente quando você nasceu. Descarte as sobreposições de vozes negativas que a sepultaram tão fundo que ela parecia perdida para sempre. Ao escutar seus sinais instintivos, você terá a oportunidade de construir uma relação saudável com a comida.

CAPÍTULO 10

# PRINCÍPIO 5
## *Descobrir o fator satisfação*

Os japoneses têm a sabedoria de incluir o prazer como um dos objetivos de uma vida saudável. Na ânsia por atendermos à cultura da dieta, muitas vezes ignoramos uma das dádivas fundamentais da existência: o prazer e a satisfação que se pode ter em comer. Quando comemos o que realmente desejamos, e num ambiente convidativo, o prazer desfrutado atua como uma força poderosa no sentido de promover satisfação e contentamento.

Afinal, o que torna a satisfação tão poderosa? Abraham Maslow nos ensinou que somos movidos por nossas necessidades não satisfeitas. Queremos o que não conseguimos ter e faremos o que for preciso para acalmar a sensação de privação que inevitavelmente surge quando nossas necessidades não são atendidas. Quer se trate de comida, relacionamentos ou carreira, quando não estamos satisfeitos, não somos felizes. Nos 26 anos desde que *Comer Intuitivo* foi publicado pela primeira vez, ficou mais evidente que encontrar satisfação na comida é a força propulsora desse processo. Explicamos isso para nossos pacientes por meio de um recurso visual.

Imagine um círculo com muitas divisões. No centro está a satisfação, cercada por 10 segmentos. Cada um deles representa um princípio do Comer Intuitivo que influencia a satisfação.

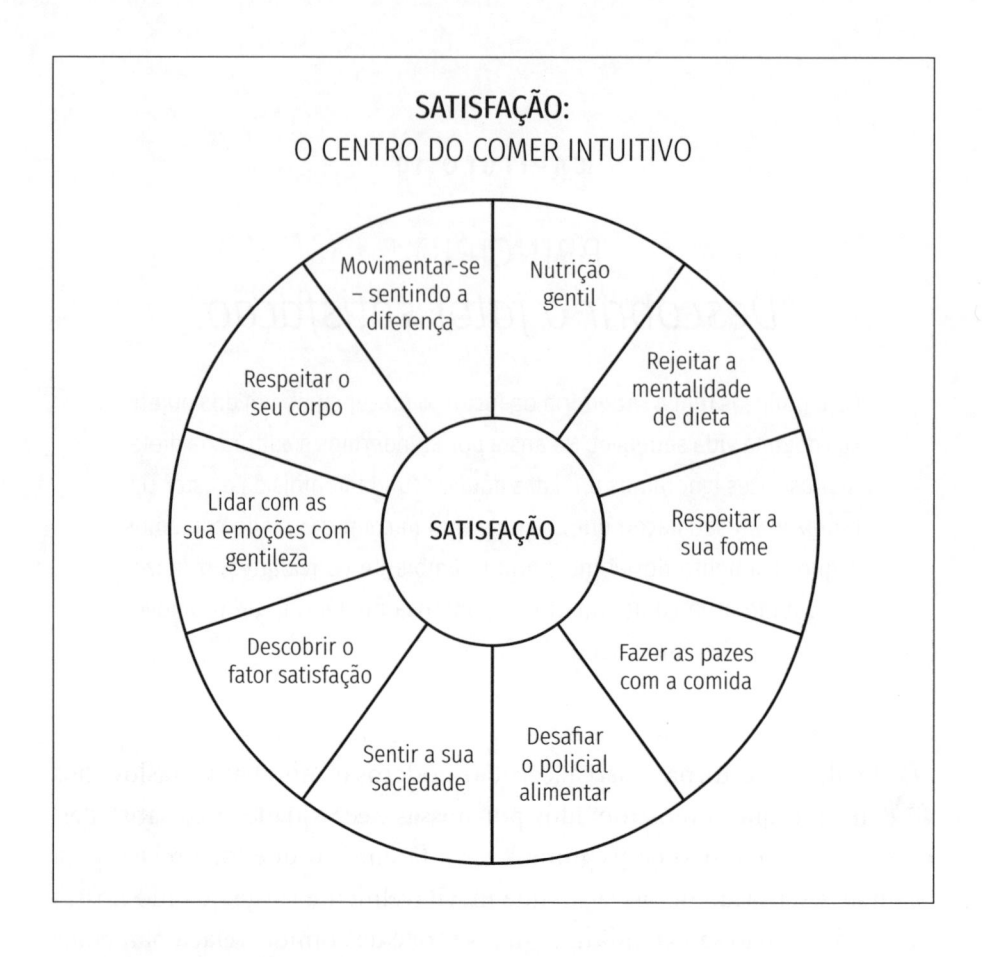

**SATISFAÇÃO:
O CENTRO DO COMER INTUITIVO**

- Movimentar-se – sentindo a diferença
- Nutrição gentil
- Rejeitar a mentalidade de dieta
- Respeitar o seu corpo
- Lidar com as sua emoções com gentileza
- SATISFAÇÃO
- Respeitar a sua fome
- Descobrir o fator satisfação
- Fazer as pazes com a comida
- Sentir a sua saciedade
- Desafiar o policial alimentar

Para ser satisfatória, uma refeição deve incluir alimentos de seu agrado e que "acertem em cheio". Comer uma salada quando se está sonhando com um bife não deixa ninguém satisfeito. Além disso, quando a comida está deliciosa mas a fome é pequena, a satisfação é menor. Podemos até comer, mas o sabor melhora muito quando se está com fome moderada. Por outro lado, se chegamos esfomeados à mesa, o paladar mal consegue registrar os sabores e já devoramos tudo. Uma experiência nada satisfatória! Mas, quando se começa a comer uma refeição deliciosa e a fome é moderada, é provável que a saciedade confortável seja alcançada antes mesmo de terminarmos. Quando comemos a refeição inteira, o sabor dos alimentos fica menos intenso porque as papilas gustativas ficam insensíveis às nuances, principalmente se estivermos estufados.

Agora pense em comer no meio de uma briga de família. A comida estava gostosa? Você pode nem notar o que acabou de comer. Ou pense numa experiência em que você comeu para esquecer como estava se sentindo. Mais uma vez, não é uma experiência satisfatória.

*Respeitar a sua fome, fazer as pazes com a comida, sentir a sua saciedade e lidar com as sua emoções com gentileza* são quatro divisões do nosso círculo imaginário. Em outra divisão está *rejeitar a mentalidade de dieta*. Se você ainda come como se estivesse de dieta, é provável que não esteja escolhendo o que mais lhe dá prazer, ou, se estiver, que se critique por fazer isso.

*Respeitar o seu corpo* é outra divisão do círculo. Usar roupas confortáveis na hora de comer, sem nada apertando, vai permitir que você tenha mais satisfação em sua refeição.

*Desafiar o policial alimentar,* que o repreende pelo que você come ou mesmo por simplesmente comer, também aumentará sua satisfação. Adiante apresentaremos mais informações sobre como os exercícios físicos e os nutrientes se encaixam no Comer Intuitivo, mas por ora basta dizer que uma pessoa que se sente bem se movimentando vai notar que comer de maneira prazerosa a deixará mais satisfeita. E quando você chegar ao ponto de desejar todos os tipos de alimento – os altamente nutritivos e também os de indulgência (ver os princípios 9 e 10) –, seu nível de satisfação ao comer estará no auge.

Abrir mão da mentalidade de dieta e se jogar de cabeça no Comer Intuitivo talvez exija um voto de confiança. Se você estiver procurando motivação para fazer isso, pense em encontrar satisfação em suas experiências alimentares cotidianas. Afinal de contas, quem não gostaria de ter uma vida baseada na satisfação alimentar? Este capítulo deixará claro como encontrar a satisfação.

Quantas vezes você já comeu uma bolacha de arroz quando na verdade queria biscoito recheado? E quantas cenouras e maçãs você já comeu na tentativa de obter a mesma satisfação que teria com um punhado de batatas fritas? Se você está insatisfeito, é provável que coma mais e continue se sentindo assim, seja qual for seu nível de saciedade.

Fran, por exemplo, queria um pedaço de bolo de milho depois do almoço, mas resistiu obstinadamente. Ela então pensou em comer o bolo depois do jantar, mas se conteve de novo. Naquela noite, ela comeu seis sobremesas "light", até enfim entender que o que queria mesmo era o bolo de milho.

Nenhuma quantidade de sobremesas de dieta iria satisfazer seu desejo de bolo de milho. Ao comer as seis sobremesas, Fran estava em busca de sua *comida fantasma,* numa tentativa de preencher o vazio criado ao negar o fator de satisfação no que queria comer desde o início.

## A sabedoria do prazer

Os americanos têm focado tanto na alquimia dos alimentos, seja como auxílio para emagrecer, seja para ficar mais saudáveis, que negligenciaram uma função muito importante da alimentação em nossa vida: ser uma fonte de prazer. Os japoneses estimulam o prazer como um dos objetivos de uma alimentação saudável. "Transforme todas as atividades relacionadas a comida e a alimentos em algo prazeroso", diz uma das orientações japonesas para promover a saúde. Um conselho irônico para quem faz dieta e encara a comida como inimiga e a experiência alimentar como um campo de batalha de "tentações" contra a força de vontade para evitá-los. Dentre as pessoas que fazem dieta com quem trabalhamos, a maioria perdeu a noção de como é importante sentir satisfação, ter uma experiência alimentar agradável. Para algumas, qualquer experiência minimamente prazerosa desencadeia sentimentos de culpa e transgressão. Nada muito surpreendente, já que vivemos numa sociedade com fortes raízes puritanas e uma tradição de sacrifício voluntário. As dietas e os programas alimentares rígidos se encaixam na ética puritana, que inclui fazer sacrifícios e se contentar com menos. Portanto, quando você se contenta em comer algo que não corresponde ao seu desejo, na maior parte das vezes vai continuar desejoso de algo.

Para Jill, por exemplo, o medo de comer alimentos prazerosos a tornou uma pessoa restritiva no comer. Suas escolhas alimentares eram baseadas quase por completo em tentar emagrecer. Ela estava convencida de que, se provasse algo prazeroso, nunca mais conseguiria se controlar. Toda vez que fazia dieta, Jill tinha fortes desejos por alimentos proibidos e passava a perseguir a "comida tapa-buraco", aquela que aplacaria seus desejos. Se queria comer biscoito de chocolate, ela passava geleia sem açúcar em bolachas sem gordura e investia nisso para ver se esquecia. Se não ficasse satisfeita, tentava com bolachas de arroz aromatizadas com canela, depois com biscoitos sem gordura "saudáveis" (que detestava, pois tinham sabor de "papelão açucarado") e um punhado de frutas secas. No fim da tarde, *Jill tinha comido 10 vezes mais em itens de dieta do que se tivesse se permitido um biscoito de chocolate*. E, zero surpresa, ela quase sempre "se rendia" ao biscoito no final de sua frustrante busca alimentar.

Depois de aprender o processo do Comer Intuitivo, Jill desistiu de tentar substituir a comida de que gostava e se permitiu o que realmente queria. Agora ela pode até pedir um hambúrguer *com batata frita*, pois descobriu que acaba deixando sobrar comida no prato quando se sente saciada porque está *satisfeita*. Ela também percebeu que come muitos alimentos nutritivos junto com os de indulgência, de modo a satisfazer todo o espectro de sabores!

## Não tenha medo de apreciar o que come

Assim como Jill, nossos pacientes de início temem que, ao deixar o prazer de comer entrar em sua vida, continuem querendo comer de maneira descontrolada. Mas se permitir saborear a comida leva, na verdade, a uma autolimitação. Como explicamos no Capítulo 8, a privação é um fator-chave para o efeito rebote.

### Satisfeito agora, contente depois

Para muitas das pessoas que atendemos, sentir satisfação em uma refeição efetivamente diminui o desejo por comida mais tarde. Fizemos nossos pacientes compararem a sensação de fazer uma refeição completa no jantar com a de ficar beliscando ou filando a comida alheia. Quando a pessoa se dedica a preparar uma refeição que agrada os sentidos do olfato, do paladar, da visão, etc., ela relata uma sensação de satisfação e uma menor necessidade de comer novamente mais tarde. Já aqueles que chegam em casa e se jogam no sofá com um pacote de biscoito no colo acabam tendo que se levantar a cada meia hora para fazer mais um lanchinho, pois ficam com a sensação de que não comeram de verdade e nunca se sentem satisfeitos. No fim da noite, estão estufados e frustrados.

Kelly é uma mulher ocupada que muitas vezes ignora as próprias necessidades. Às vezes está tão envolvida com o trabalho e com o filho que não faz uma pausa para preparar uma refeição para si mesma. Nos dias em que consegue parar e pensar no que quer comer, e come exatamente o que deseja no almoço ou no jantar, geralmente não sente falta de mais comida. Nos dias em que restringe sua alimentação, não fica satisfeita em momento algum e a vontade de doce à noite é insaciável.

Quando você se permite comer com prazer e satisfação na maioria das vezes, seu contentamento aumenta.

## Como recuperar o prazer em comer

Por fazer dieta e ao mesmo tempo ter medo de parar, as pessoas perdem o prazer de comer e não sabem como recuperá-lo. Veja o passo a passo que recomendamos a nossos pacientes para ajudá-los a obter prazer e satisfação ao comer.

### Passo 1
Pergunte-se o que *realmente* quer comer

Você fica satisfeito quando se dedica a descobrir o que realmente quer, quando se dá permissão incondicional para comer e o faz num ambiente relaxante e agradável.

O problema da maior parte das pessoas com quem trabalhamos é que elas estão há tanto tempo inseridas na cultura da dieta que desenvolveram muitos "truques" para evitar a comida e, por isso, já não sabem mais do que gostam. Ao começar uma nova dieta, já se perguntou o que *gostaria* de comer? Isso raramente passa pela mente de quem faz dieta. Afinal de contas, a premissa básica da dieta é receber instruções sobre o que comer, então por que você começaria a questionar suas vontades?

Foi o que aconteceu com Jennifer, 40 anos, que sempre foi obesa e passou a vida seguindo algum tipo de programa alimentar. Quando criança, foi colocada de dieta pela mãe e pelos médicos que a atendiam. Quando foi pela primeira vez ao meu (Elyse) consultório, ela declarou, em tom de rebeldia, que não queria nem ouvir falar de dieta. Que só tinha ido à consulta porque sua médica tinha insistido e que sabia tudo que havia para saber sobre o assunto. Eu lhe disse que não acredito em dieta e que só precisava saber o que ela gostava de comer. Surpresa, ela mal conseguiu responder. Quando se recompôs, falou que ninguém, em toda a sua vida, tinha lhe perguntado aquilo. Obrigada a fazer dieta desde pequena, sempre lhe disseram o que *deveria* comer. Jennifer ficou pensativa por um tempo, até por fim dizer que não tinha ideia de suas preferências. Jennifer não sabia sequer se gostava de comer.

No final da sessão, sugeri que ela passasse aquela semana experimentando vários tipos de comida para conhecer seus gostos. Naquele período inicial, Jennifer só conseguiu identificar 10 alimentos de que realmente gostou e descobriu que podia viver sem o resto. Na segunda semana, sua tarefa foi comer apenas esses 10 alimentos e anotar as quantidades consumidas. Mais uma vez ela se surpreendeu com os resultados. Percebeu que ficava satisfeita com quantidades menores e que seu consumo total naquela semana estava mais compatível com seus sinais de saciedade do que em todos aqueles anos. Uma noite, seu jantar foi uma bola de sorvete de chocolate. Tempos antes, ela teria devorado um jantar enorme com os alimentos que *deveria* comer, mesmo sem estar com muita fome, e depois comeria um pote de sorvete inteiro – culpada por ter comido uma bola.

Jennifer estava aprendendo a comer de maneira intuitiva. Além de valorizar o fato de poder comer exatamente o que queria no momento em que queria, ela percebeu que quando comia em resposta à fome era quando se sentia mais satisfeita, por isso passou a praticamente só comer quando estava com fome. E descobriu que ultrapassar o ponto de saciedade confortável era um desperdício, pois a comida já não caía bem, a sensação no corpo era péssima e, além do mais, ela poderia muito bem repetir a dose na refeição seguinte, se assim desejasse. Com o tempo, Jennifer se manteve satisfeita com suas refeições, sem sentir nenhuma privação. Além disso, como tinha um histórico de problemas crônicos no joelho que a levaram à inatividade e estava se sentindo bem pela primeira vez na vida, se animou a fazer natação. Não porque *tinha que* fazer, mas porque estava se esforçando para aceitar que era corpulenta e *queria* se sentir ainda melhor fisicamente!

Se você também tem dificuldade para descobrir o que realmente gosta de comer, o próximo passo vai esclarecer as coisas.

## Passo 2
Descubra o prazer do paladar

Nossos pacientes estão focados em cada aspecto do alimento, exceto o aqui e agora. Eles lamentam o passado e se preocupam com o futuro (*o que vou comer, como vou me livrar dessas calorias*), mas raramente se concentram na própria experiência de comer. Por conta disso, não saboreiam – não sentem a experiência ou o gosto dos alimentos. É quase como se a arte de comer precisasse ser reaprendida sem nenhum viés.

### As características sensuais da comida

Para descobrir do que você realmente gosta e como aumentar a satisfação ao comer, explore as características sensuais dos alimentos. Para a maioria das pessoas, isso significa um período de experimentação consciente. Leve suas papilas gustativas e seu paladar para uma prazerosa viagem sensorial. Enquanto estiver comendo, pense no seguinte:

- *Sabor.* Coloque o alimento na boca para ver quais sensações gustativas são estimuladas. Gire-o com a língua para ver se tem predominância doce, salgada, azeda ou amarga. O sabor é agradável, neutro ou, talvez, repulsivo? Faça essa experiência em vários momentos durante o dia para ver se certos sabores são mais agradáveis em momentos diferentes. Algumas pessoas são atraídas pelo sabor doce no café da manhã e querem bolos ou panquecas; algo muito temperado não lhes apetece no início do dia. Outras só conseguem pensar em ingerir algo doce no fim do dia.
- *Textura.* À medida que você gira o alimento com a língua e começa a mastigá-lo, sinta os diferentes tipos de textura. Gosta da sensação de cro-

cância? Ter que mastigar algo crocante incomoda ou é agradável? Como você reage a algo macio ou cremoso, como papinha de bebê? É atraente ou irritante? Alguns alimentos parecem feitos de borracha e exigem muito esforço dos dentes e da língua. Como é para você? Às vezes você só quer algo líquido, que desça suave pela garganta. Determinadas texturas podem ser agradáveis em momentos diferentes do dia, até mesmo em dias diferentes.

- *Aroma.* Às vezes o cheiro terá um efeito maior em seu desejo do que o sabor ou a textura. Aprecie os aromas diferentes que os alimentos podem exalar. Passe na frente de uma padaria e sinta o cheiro da fermentação do pão saindo do forno, ou os vapores do café enquanto está passando pelo filtro. Se você não acha atraente o aroma de um alimento, provavelmente não terá satisfação em comê-lo. Se o cheiro durante seu cozimento ou na hora que vai para o prato lhe agrada, isso certamente aumentará sua satisfação.
- *Aparência.* Artistas da culinária que criam cardápios de restaurantes sabem que uma aparência apetitosa é atraente e ativa o desejo de experimentar. Dê uma olhada no que você está prestes a comer. É visualmente atraente? Parece fresco? As cores são convidativas? Imagine um prato com um peito de frango grelhado acompanhado de batata e couve-flor cozidas – nada muito empolgante. Você provavelmente terá menos satisfação com essa refeição do que com uma mais atraente ao olhar.
- *Temperatura.* Uma tigela fumegante de sopa pode ser a melhor pedida se estiver fazendo frio e chovendo. Já um sorvete não costuma ser desejável quando se está tremendo de frio sob um guarda-chuva. Pergunte-se em que temperatura você gosta da comida: pelando ou mais amena? E bebidas: com bastante gelo ou nenhum? Ou será que para você a temperatura ambiente cai bem em tudo?
- *Volume ou capacidade de preencher.* Alguns alimentos são leves e ralos, enquanto outros são pesados e densos. A capacidade nutritiva de suas escolhas alimentares pode fazer diferença na maneira que a comida o deixa saciado ou na sensação depois da refeição. Há dias em que você se satisfaz com um prato de macarrão, que enche o estômago, mas em outros dias uma salada leve é mais apetitosa. Mesmo que o alimento tenha um sabor ótimo, se ele o deixar meio enjoado ou enfastiado, isso diminui a experiência de satisfação.

**Respeite suas papilas gustativas.** Lembre-se que todos têm uma experiência diferente com o paladar e a textura dos alimentos. Nem todos os alimentos vão agradar você. As pessoas podem se deliciar com o melhor sushi da cidade, mas a ideia de comer peixe cru pode ser intolerável para você. Se um dia você vomitou depois de comer milho, não importa a causa, o milho nunca mais lhe parecerá apetitoso. Suas preferências podem ser permanentes ou podem mudar de tempos em tempos. Aposte naquilo que lhe apetece para poder escolher o que é mais satisfatório.

> Pense: o que você realmente quer comer?

Depois de passar por essa experiência de hiperconsciência com as características sensoriais dos alimentos, a próxima vez que tiver vontade de comer uma refeição ou um lanche, pare por alguns segundos antes de decidir o que *realmente* quer comer. Se continuar em dúvida ou precisar de mais informações, pergunte a si mesmo:

- O que estou com vontade de comer?
- Que aroma despertaria meu apetite?
- Que aparência deve ter a comida para me agradar?
- Que sabor e sensação essa comida vai me proporcionar?
- Será que quero algo doce, salgado, azedo ou levemente amargo?
- Será que quero algo crocante, macio, cremoso, suave, granuloso ou líquido?
- Será que quero algo quente, frio ou morno?
- Será que quero algo leve, ralo, pesado, substancioso ou no meio do caminho?
- Como vou sentir meu estômago depois que comer?

Se você tem um conhecimento geral de suas preferências alimentares, isso o levará para o lugar certo no cardápio ou no supermercado. Perguntar a si mesmo antes de uma refeição o que está com vontade de comer lhe dará um retrato da situação.

Outro ponto fundamental na busca pela satisfação com a comida é fazer uma pausa *depois* de algumas garfadas ou mordidas. Será que o sabor e a textura estão batendo com o que você queria? A comida está satisfatória? Se você continuar a comer algo desinteressante só porque está disponível, vai acabar terminando a refeição insatisfeito e continuar buscando alguma outra coisa.

### Passo 3
Torne a experiência de comer mais agradável

Saboreie a comida

Os europeus, assim como os brasileiros, parecem gostar de experiências alimentares sem pressa e sensuais. Há restaurantes que fecham as portas temporariamente para permitir um almoço longo e que a refeição possa ser saboreada e apreciada. Os amigos costumam se reunir para desfrutar a conversa e a comida. Os americanos, por outro lado, muitas vezes optam por comer na mesa de trabalho (15 minutos, com sorte) enquanto revisam as anotações para uma reunião, ou passam correndo no *drive-thru* de alguma lanchonete para não perder a hora de buscar as crianças na escola. Quem você acha que tem a refeição mais satisfatória?

Alice é executiva numa empresa que enfatiza a alta produtividade. Parar para almoçar é inaceitável em seu ambiente de trabalho e, como ela fica ansiosa para chegar ao escritório cedo e começar a fazer suas ligações para outra região do país, nunca se permite comer antes de sair. À noite, quando chega em casa, o ritmo frenético de seu dia permanece, tanto que ela acaba engolindo o jantar antes que o marido e a filha cheguem à metade.

Quando você come correndo, como Alice, não se dá a oportunidade de experimentar os aspectos sensuais da comida. Não tem tempo para apreciar a beleza das cores e as formas diferentes dos alimentos. Mal sente o aroma da comida ou sua textura na língua e nos dentes, muito menos os sabores.

Algumas sugestões para ajudar você a saborear a comida e obter mais satisfação de suas refeições:

- *Reserve tempo para apreciar a comida.* Reserve um tempo para fazer uma refeição. Mesmo um intervalo de 15 minutos é melhor do que nada. Se até isso for impossível, experimente e saboreie algumas garfadas.
- *Tente se sentar à mesa ou a sua escrivaninha.* Ficar de pé ao lado da geladeira ou andando diminui a atenção e a satisfação.
- *Respire fundo algumas vezes antes de começar a comer.* A respiração profunda acalma e equilibra, o que ajuda a se concentrar em comer devagar.
- *Preste atenção nas sensações.* Lembre-se que as papilas gustativas estão na língua, não no estômago. Comer correndo, engolindo sem mastigar bem, não lhe dá a chance de saborear a comida de verdade.
- *Saboreie cada pedacinho que você coloca na boca.* Experimente o sabor diferente e a textura que os alimentos podem proporcionar.
- *Sinta a sua saciedade.* Faça uma pausa no meio da refeição para avaliar seu nível de saciedade (ver Capítulo 11). A comida não tem um gosto tão bom nem é tão satisfatória quando você chega à última garfada.
- Por fim, lembre-se dos três S da **satisfação** ao comer:
    - Coma **sem pressa**.
    - Coma **sensorialmente**.
    - **Saboreie** cada pedaço.

## Alimente-se quando estiver com fome não excessiva

Se você se sentar para fazer uma refeição quando estiver morrendo de fome, sua necessidade biológica de energia se sobrepõe à sua capacidade de comer devagar e saborear o alimento que está no prato. Da mesma forma, se você começar a comer sem estar com fome, pode ser difícil decidir se está comendo o que realmente deseja e se está satisfatório. Quando você não está com muita fome, a comida não é tão atraente. Se você acha que está se sentindo assim, pode ser um sinal de que ainda não está na hora de comer. Espere mais um pouco até que sua fome seja mais evidente. Isso facilita a percepção do que você realmente quer comer.

## Coma num ambiente agradável (quando possível)

A maior parte das pessoas acha que suas refeições são mais agradáveis quando feitas num ambiente agradável. Os restaurantes investem um bocado de tempo e dinheiro para criar um ambiente atraente que estimule as pessoas a voltar. A estética de um restaurante pode ser tão importante quanto o sabor da comida que oferece. Em casa, vale a mesma coisa. Se você arruma uma mesa agradável (uma toalha ou jogo americano bacana, pratos bonitos, etc.), seu prazer ao comer aumentará. Mas comer em pé ou dirigindo pode diminuir o fator satisfação. Quando você come no carro, está prestando atenção no trânsito e tentando equilibrar a comida no colo.

## Evite tensão

Mantenha as discussões acaloradas longe da mesa de refeição. Uma das maneiras mais seguras de diminuir a satisfação na hora de comer é tentar fazer isso enquanto discute com algum membro da família ou amigo. Você provavelmente vai acabar comendo mais rápido que o normal e pode até demonstrar sua raiva no modo de mastigar. Com certeza não vai se concentrar nos alimentos e pode terminar sem sequer perceber o que está ingerindo – sem dúvida, uma experiência nada agradável.

## Busque variedade

Comer alimentos variados não apenas é recomendável em termos nutricionais como vai lhe propiciar uma experiência mais ampla e mais satisfatória. Muitos pacientes se orgulham de manter a geladeira e a despensa vazias. Eles acreditam que, se determinados alimentos não estiverem à disposição, a tentação de exagerar será menor. A realidade é que a falta de escolhas alimentares apetitosas cria uma sensação de privação e provoca uma busca criativa por alimentos que parece não produzir um resultado satisfatório. Presenteie-se com uma despensa bem abastecida com variedade, desde sopas, massas, biscoitos até frutas e legumes. Você nunca sabe o que pode ter vontade de comer. Descobrir o prazer de comer pode ser uma tentativa fútil se o que você deseja não está disponível.

## Passo 4
### Não se conforme

Você não é obrigado a terminar de comer alguma coisa só porque deu uma mordida. Com que frequência você provou o que parecia ser uma sobremesa deliciosa mas descobriu que era sem graça e ainda assim continuou comendo? Uma das maiores vantagens do Comer Intuitivo é conseguir deixar de lado alimentos que não são do seu agrado. Isso pode ser feito facilmente quando estamos saboreando e experimentando e temos certeza de que podemos repetir sempre que quisermos. (Uma ressalva: é claro que, se você estiver em situação de insegurança alimentar, jogar comida fora não é uma opção.)

De modo geral, adote o lema "Se você não gosta, não coma, e se gosta, saboreie". Peça uma coisa diferente, descubra algo novo na geladeira ou coma só a parte da refeição que lhe agrada e deixe o resto. Por exemplo, Barbara comentou sobre uma refeição servida a ela em um banquete que incluía salada, frango, legumes e uma massa. Ela provou a salada, mas não foi em frente quando percebeu que a alface estava molenga por causa do molho em excesso, coisa que não lhe agrada. Ela comeu todo o frango e a massa, que estavam deliciosos. Deixou no prato os legumes, que estavam com manteiga demais. Se fosse no tempo em que fazia dieta, ela teria comido apenas a salada e os legumes, achando que esse era o jeito correto, e sairia da mesa insatisfeita, deixando para descontar ao chegar em casa, quando procuraria alguma outra coisa.

Melody é outra paciente que está aprendendo a descartar o que não lhe agrada. Uma das suas comidas prediletas é um bolinho feito tradicionalmente em um restaurante local. Toda vez que vai a esse estabelecimento, ela saboreia um bolinho e fica satisfeita. Um dia, Melody teve a ideia de prepará-lo em casa, com a massa pronta que o restaurante vende. E assim o fez. Mas, ao dar a primeira mordida, veio a decepção. Não era nem de longe parecido com a delícia que comia no restaurante. A ligação de Melody com o Comer Intuitivo lhe deu a coragem para dar os bolinhos a outra pessoa. Estava decidida a só comer os "verdadeiros".

## Passo 5
### Pergunte-se: ainda é gostoso?

Você já comeu um saco inteiro de biscoitos ou acabou com um pote de sorvete? Se a resposta é sim, é provável que você possa confirmar que os primeiros biscoitos ou as primeiras colheradas de sorvete são muito mais gostosos do que a raspa do tacho. Mesmo a satisfação de comer uma maçã grande diminui conforme você vai se aproximando das sementes. Nos estudos sobre as características hedonistas dos alimentos (hedonismo é a área da psicologia que lida com sentimentos agradáveis e desagradáveis), os pesquisadores acham que, à medida que você come um determinado alimento, o desejo por aquele alimento em especial diminui. Eles chamam esse conceito de *saciedade sensorial específica* (Epstein, 2009). Similarmente, não são necessárias muitas garfadas de comida para se alcançar a "satisfação gustativa". A saciedade sensorial específica é definida como uma diminuição no desejo subjetivo pelo alimento que está sendo comido. Esse declínio ocorre poucos minutos depois que se está comendo um alimento, o que é muito influenciado pelos aspectos sensoriais da comida, como sabor, aroma ou textura. Nós também observamos isso em nossos pacientes.

Faça seu próprio experimento hedonista. Classifique o prazer gustativo que você tem com as primeiras garfadas de uma comida de 10 a 1, sendo 10 o mais intenso e 1 o menos intenso. Depois, faça uma pausa mais ou menos na metade e analise seu paladar. Por fim, classifique a comida quando chegar à última porção. É provável que os números diminuam junto com a quantidade.

Pergunte-se de maneira rotineira se o alimento é tão gostoso como no momento em que você começou a comer. Se não for, considere parar, já que seu nível de satisfação está diminuindo a cada mordida. Espere até sentir fome novamente. A comida ficará mais saborosa, e você, mais satisfeito. Não esqueça: ninguém vai proibi-lo de comer isso. Você pode comê-lo pelo resto da vida. Portanto, por que desperdiçar seu tempo e sua comida em uma experiência pouco satisfatória?

## Não precisa ser perfeito

Nós conversamos sobre como reservar um tempo para descobrir o que você realmente quer e comer em um ambiente favorável podem levar a experiências alimentares mais gratificantes e satisfatórias. Mas e se isso nem sempre for possível? Há momentos em que você não tem a opção de obter exatamente o que deseja. Você pode comer uma refeição nada especial na casa de um amigo ou parente. Muitos pacientes reclamam de pratos preparados por parentes ou amigos cujos legumes foram cozidos demais ou o frango passou do ponto e ficou parecendo sola de sapato. Nessas situações, lembre-se do conceito de *pensar no cinza* em vez de no "tudo ou nada" (ver Capítulo 9). O Comer Intuitivo não é um processo que busca a perfeição, mas que oferece diretrizes para uma relação confortável com a comida. Lembre-se que a maior parte das experiências alimentares será mais gratificante e prazerosa do que as emoções de todos aqueles anos fazendo dieta. Afinal de contas, é só uma refeição – você vai sobreviver! É a maneira como você volta a cuidar de si mesmo depois que faz a diferença.

Às vezes, respeitar a fome é o melhor a fazer. Para muitos de nossos pacientes, só isso já é um progresso e tanto, mas, se comer para sobreviver representa a maior parte de suas experiências alimentares, seu fator satisfação provavelmente é muito baixo.

## Resgate seu direito de comer com prazer e satisfação

Se fazer dieta ocupou uma parte significativa de sua vida por muitos anos, você precisa assumir o sério compromisso de recuperar o prazer de comer. Você pode ter sido tão treinado a comer apenas o que era permitido, especialmente alimentos pouco prazerosos, que mal sabe por onde começar. *Saber o que gostamos de comer e acreditar que temos o direito de apreciar a comida são fatores-chave para uma alimentação agradável, sem dieta*. Se demorar para chegar a esse ponto, seja paciente. Afinal de contas, você levou anos para perder a capacidade de apreciar verdadeiramente a comida.

---

## DISTRAÇÃO X DESATENÇÃO

Parece haver uma percepção comum de que o comer desatento é uma condição em que você não tem ideia de que acabou de comer, uma espécie de "amnésia alimentar". Muitos de nossos pacientes realizam alguma outra atividade enquanto comem, como ver televisão. Estão distraídos, mas não se consideram desatentos porque estão cientes do que estão comendo.

Da mesma forma, a maioria dos motoristas não se identificaria facilmente como motoristas desatentos porque estão cientes de que estão dirigindo. No entanto, se você descrever alguém como um motorista distraído, isso remete a uma imagem mais clara, de uma pessoa dirigindo e falando ao telefone ou se maquiando. O problema parece ser uma questão de terminologia. A menos que você seja treinado em atenção plena, a descrição de "distraído" em vez de "desatento" parece fazer mais sentido. Um estudo recente demonstrou o efeito da distração ao comer (Oldham-Cooper et al., 2011).

### Estudo sobre comer distraído

Os cientistas dividiram as pessoas em dois grupos. O grupo dos distraídos almoça enquanto joga Paciência no computador; já o dos não distraídos almoça o mesmo tipo de comida, mas sem a distração do jogo. Os resultados mostram que a distração teve um impacto significativo na experiência alimentar, tanto em termos qualitativos quanto quantitativos. Em comparação com o grupo dos não distraídos, os distraídos:

- Comeram mais rápido.
- Não se lembravam do que tinham comido.
- Comiam mais lanches.
- Relataram se sentir significativamente menos saciados.

A pesquisa também mostrou que a distração durante a refeição influencia o tamanho da refeição seguinte no mesmo dia.

## Satisfação e saciedade afetadas pela distração

Neste tempo de urgências e múltiplas tarefas simultâneas em que vivemos, muitos costumam se distrair enquanto comem, mesmo quando não estão pressionados pelo tempo. As situações de distração utilizadas na pesquisa são parecidas com aquelas vividas por nossos pacientes, tais como comer enquanto acessam o e-mail, o feed das redes sociais ou as mensagens, pesquisam algo no Google ou postam no Twitter – enfim, você sabe como é.

A ironia de comer enquanto se distrai com outra coisa é que você acaba perdendo a experiência do comer, o que em geral significa que a alimentação precisa ser repetida. É mais ou menos como conversar pelo telefone com um amigo enquanto verificamos nosso e-mail: podemos até manter a conversa e falar nos momentos certos, mas algo fica faltando, há uma desconexão, e a pessoa do outro lado da linha percebe que não estamos 100% presentes. No caso da alimentação, é seu corpo que percebe.

## ADOÇANTES ARTIFICIAIS

O consumo de adoçantes artificiais cresceu continuamente ao longo das últimas décadas. Hoje há milhares de produtos que contêm um ou mais adoçantes artificiais, desde papinhas de neném até congelados e bebidas.

A crença geral é de que esse tipo de alimento é uma escolha mais saudável porque costuma ter menos calorias e isso ajuda a emagrecer. No entanto, pesquisas sugerem que pode ocorrer o oposto. Uma revisão científica descreve como o consumo de adoçantes artificiais pode ter consequências inesperadas (Yang, 2010):

- Eles proporcionam menos satisfação ao comer, o que pode aumentar o apetite.

- Adoçantes sem calorias oferecem uma ativação parcial (incompleta) dos caminhos dos mecanismos de recompensa dos alimentos no cérebro, o que pode contribuir para uma piora no comportamento focado na busca de alimentos.
- Alimentos adoçados artificialmente podem estimular o desejo de açúcar. Quanto mais a pessoa se expõe a um sabor, mais esse sabor se torna uma preferência. Quem está acostumado a uma comida muito salgada, por exemplo, acha os pratos sem sal insípidos e desagradáveis. O mesmo acontece com quem consome alimentos ou bebidas com adoçante: a pessoa se acostuma com a doçura intensa, e essa exposição repetida pode levar a uma intensificação da preferência por um sabor doce não natural.
- As pessoas costumam crer que alimentos adoçados artificialmente têm teor menor de calorias do que aqueles naturalmente doces ou adoçados com açúcar, o que leva a um comer desconectado.

CAPÍTULO 11

# PRINCÍPIO 6
## *Sentir a sua saciedade*

Para respeitar sua saciedade, você precisa confiar que se permitirá os alimentos que desejar. Preste atenção nos sinais do corpo que avisam que você está ficando com fome e observe aqueles que mostram que você está satisfeito. Faça uma pausa no meio da refeição para perceber o sabor da comida e o nível da sua fome naquele momento.

Dentre os nossos pacientes que fazem dieta de forma crônica, a maioria pertence ao clube do prato limpo. Grande parte alega que já tentou não fazer isso. O respeito à saciedade pode parecer um passo óbvio para recuperar a relação com a comida, mas pode ser difícil deixar alguma sobra no prato, especialmente se você fizer dieta crônica.

O processo de dieta cria nas pessoas a ideia do direito de comer no horário das refeições – quando é "permitido". Ironicamente, essa noção de exercício de um direito reforça a mentalidade do prato limpo. Isso vale particularmente para quem opta pelas dietas líquidas prontas, como os shakes dietéticos. (Os programas de redução de peso com líquidos costumam recomendar que a pessoa tome uma "refeição líquida" no café da manhã e no almoço e depois "faça um jantar com comida adequada" e "de verdade".) A maioria dos pacientes praticamente lambe o prato quando tem a chance de fazer uma refeição de verdade. Não é um excesso; eles simplesmente comem *tudo* que faz parte da porção exata a que "têm direito". Isso também acontece com a turma do jejum intermitente, que come tudo a que tem direito no período "permitido".

Programas de emagrecimento que não usam alimentos especiais, dietéticos, costumam impor refeições em pequenas porções, o que estimula a pessoa a comer enquanto pode. Quem deixaria um naco de comida quando a quantidade é pouca? Mesmo as refeições congeladas próprias de dietas têm baixo teor calórico e parecem mais um lanche. Por conta disso, a pessoa está muito insatisfeita ao terminar de comer. Isso dificilmente estimula a percepção dos sinais internos de fome, muito menos os de saciedade. Come-se tudo e pronto.

Talvez você tenha descartado os programas de redução de peso há anos mas agora conte meticulosamente os nutrientes e as calorias. Talvez descubra que só limpa o prato quando é algo considerado aceitável pela cultura da dieta. Há poucos anos, a moda era condenar a gordura. Vários pacientes nossos comiam pacotes inteiros de biscoitos de chocolate (ou outras guloseimas) *sem gordura* sem nenhuma preocupação, por conta do fator "Estou no meu direito". Eles racionalizavam: "Posso comer quanto eu quiser." Dietas e tendências alimentares são como a moda, vêm e vão, mas, em todas elas, os alimentos considerados "seguros" ou "aceitáveis" são comidos com o mesmo abandono e desconexão. Uma paciente, Brittany, embarcou numa dieta de teor de carboidratos muito baixo. Como o único alimento permitido de que gostava era a pasta de amendoim, ela chegou ao ponto em que comia potes inteiros só porque era permitido, o que a deixou totalmente desconectada da sensação de saciedade do corpo.

É claro que outros fatores podem facilmente condicionar você a consumir até o último grão de comida, entre eles:

- Ter ouvido desde criança, por parte de parentes ou cuidadores bem-intencionados, que não se deixa comida no prato.
- Respeitar o dinheiro e o valor da comida – jamais desperdiçar! Lembre-se, no entanto, que ultrapassar a quantidade de que o corpo precisa pode até ser sinal de respeito ao dinheiro, mas não necessariamente de respeito ao corpo.
- Ter incorporado o hábito. Por puro costume, você come todo o prato, ou um hambúrguer *inteiro*, ou um pacote de biscoitos *inteiro*, esteja ou não com fome ou saciado. Isso é depender de estímulos externos. Você só para quando a comida *acaba,* seja qual for o tamanho da porção inicial.
- Iniciar uma refeição (ou um lanche) com muita fome. Nesse estado, a pessoa come em ritmo acelerado e fica muito fácil ignorar os sinais normais de saciedade.
- Insegurança alimentar. Nessa situação, a pessoa realmente não sabe quando vai comer novamente. Ela passa fome muitas vezes e vive com

o dinheiro contado. É uma reação de sobrevivência. O mais difícil nessa situação é que o efeito do trauma persiste mesmo que ela deixe de passar por insegurança alimentar.

Ainda que você não coma tudo até o fim, é possível que ignore seu nível de saciedade confortável. Entre os nossos pacientes que não são de "raspar o prato", percebemos que eles precisavam alcançar um nível *desconfortável* para que parassem de comer. Nesse caso, o problema é a incapacidade de reconhecer a saciedade confortável, ou a tristeza que se instala quando percebemos que estamos cheios e que precisamos parar.

## A chave para respeitar a saciedade

Respeitar a saciedade, ou conseguir parar de comer porque você já ingeriu o suficiente em termos biológicos, depende basicamente de dar a si mesmo autorização incondicional para comer (Princípio 3: *Fazer as pazes com a comida*). Como alguém que está de dieta pode deixar comida no prato se acreditar que nunca mais vai ter a chance de comer aquilo? A menos que você se dê permissão para comer novamente quando estiver com fome ou tenha acesso àquele alimento específico, o respeito à saciedade se torna apenas um exercício dogmático. Não vai ter efeito concreto. A pessoa que está treinando para ser um Comedor Intuitivo aprende a parar quando tem o suficiente no estômago, em um nível confortável, sem exagero. É mais fácil parar nesse ponto e deixar comida sobrando quando você *sabe* que pode voltar a comer aquilo mais tarde. Também gostaríamos de destacar a importância de não transformar esse (ou qualquer) princípio do Comer Intuitivo numa regra rígida.

## Reconhecendo a saciedade confortável

Ficamos surpresas em notar que muitos de nossos pacientes não conseguem identificar direito os sinais de que estão saciados. Sim, eles descrevem em detalhes como se sentem quando comem demais ou quando ficam estufados, mas muitos têm dificuldade de saber como é a sensação da saciedade confortável, principalmente aqueles em dieta crônica. Ora, se você não sabe como é, como vai alcançá-la? É como tentar acertar o alvo sem enxergar, sem nem saber onde ele está. Quando o respeito à saciedade é o alvo, é fácil não vê-lo se você não estiver procurando, principalmente quando se é condicionado a comer tudo até o fim. Além disso, se você começa a comer quando não está com fome, é mais difícil saber quando parar por estar saciado.

Você consegue *imaginar* a sensação de estar confortavelmente saciado? Eis algumas descrições comuns ouvidas de nossos pacientes:

- Sensação considerável de contentamento no estômago
- Sensação de satisfação
- Sensação agradável de estar completo

É algo muito individual. Podemos descrever a saciedade de muitas maneiras, mas é mais ou menos como tentar transmitir a sensação de pegar em neve: a pessoa até teria uma boa noção, mas ainda precisaria experimentar por si própria. *Você* precisa conhecer a sensação em *seu* corpo.

## Como respeitar a saciedade

Quando você tem o hábito de raspar o prato, seu estilo alimentar pode facilmente evoluir para o modo piloto automático: você come até o último grão, até a comida acabar. Para mudar esse padrão, percebemos que ajuda muito estar atento ou hiperconsciente. Isso significa estar atento ou consciente de sua experiência alimentar. Ainda que você esteja plenamente ciente de que está comendo, achamos que em algum ponto entre a primeira e a centésima garfada há um significativo nível de desatenção. Muitas vezes a comida não é sequer saboreada! Da mesma forma, é muito fácil ignorar a saciedade confortável. Veja alguns exemplos de como isso pode se dar:

- "Eu não tinha noção da quantidade de pipoca que comia no cinema até, de repente, minha mão sentir o fundo do saco vazio."
- "Minha chefe me propôs dividir um prato no restaurante favorito dela, coisa que eu nunca sequer cogitei fazer. Aceitei a contragosto e, para

minha surpresa, fiquei saciada, *sabendo muito bem que, se tivesse pedido uma porção inteira, teria comido tudo, por puro hábito.*"
- "Quando eu abria um pacote de *qualquer* comida, ia até o fim. Imagina se eu ia deixar sobrar... Sei que na maior parte das vezes mal estou sentindo o gosto."

## Percepção atenta do comer

O passo inicial para se distanciar do piloto automático na hora de comer é a *percepção atenta do comer*. É uma fase em que você observa com neutralidade sua alimentação como se estivesse sob o microscópio (a voz da antropóloga alimentar será muito útil aqui).

Dividimos essa etapa em vários passos, sendo que o primeiro é fazer uma pequena pausa no ato de comer. Isso ajuda a se reorganizar e avaliar em que ponto você está em sua alimentação. É como o intervalo que os atletas e técnicos fazem durante a partida para conversar e melhorar o jogo ou a estratégia. Veja o que fazer.

- *Faça uma pausa no meio da refeição ou do lanche.* Tenha em mente que o objetivo dessa pausa não é parar de comer, mas um compromisso de verificar os sinais de seu corpo e seu paladar. (Se achasse que ao fazer uma pausa teria a obrigação de deixar comida sobrando, você ficaria relutante em passar por essa etapa. Na verdade, muitos de nossos pacientes que no começo resistiram a dar esse passo admitiram depois que estavam com medo de não poder comer depois da pausa.) Aproveite a pausa para realizar as seguintes verificações:

    PALADAR: Essa verificação é geralmente agradável, por isso a escolhemos para começar. Pergunte-se qual é o sabor da comida. Ela é digna de seu paladar? Ou você continua comendo só porque ela está lá, disponível?

    SACIEDADE: Pergunte-se qual é o seu nível de fome ou saciedade. Você ainda está com fome, insatisfeito, ou sua fome está sendo atendida e você está começando a sentir um início de saciedade? No começo pode parecer um processo aleatório de tentativa e erro. Seja paciente e lembre-

-se que você está apenas começando a se conhecer mais a fundo. Da mesma forma que ninguém espera conhecer alguém durante uma refeição, como imaginar que a pessoa compreenda os seus níveis de saciedade em uma refeição ou um lanche? Isso leva tempo. No entanto, quanto mais em sintonia você estiver com seu nível de fome e quanto mais respeitar sua fome, mais fácil será esse passo. Mantenha-se aberto a todo tipo de reação, pois pode haver uma grande variação em seu nível de saciedade. Afinal, tudo depende da última vez que você comeu e do que comeu. Se achar que ainda está com fome, volte a comer.

- *Quando terminar de comer* (seja qual for a quantidade), *pergunte-se qual é o seu nível de saciedade agora.* Como você a descreveria: agradável, desagradável ou neutra? Você atingiu a saciedade confortável? Você a ultrapassou? Até que ponto? Se chegou a um ponto desagradável, escolheria se sentir assim de novo? Se a resposta for não, o que faria de diferente na próxima vez? Use o Diário da Saciedade (ver Tabela 5, na pág. 226) para entender. (Observação: trata-se do mesmo Diário da Fome, na pág. 137, só que agora o foco é a saciedade.)

- *A identificação de seu nível de saciedade ajuda a identificar a hora de pousar o garfo – o limite final.* Essa é a meta. Você ganha cada vez mais compreensão de que está a poucas garfadas da saciedade, até que percebe que a comida *dentro* da sua boca é o último bocado necessário – chega! Pode levar um bom tempo para chegar a esse ponto (tudo bem, seja gentil e paciente consigo mesmo). Quanto mais tempo você ficar desconectado do que é a sensação de saciedade em seu corpo, mais tempo levará para identificar esse ponto. Se *respeitar a sua fome* (Princípio 2), terá muito mais facilidade para entender a saciedade. Se, no entanto, você não se alimenta a partir da fome biológica, como espera conseguir parar de comer a partir da saciedade biológica (ou mesmo saber qual é a sensação)? Por favor, seja paciente consigo.

- *Não se sinta obrigado a deixar comida no prato.* Se você tem dificuldade em fazer isso, pode ter a ver com suas experiências anteriores com dietas, um resquício da mentalidade de dieta. Lembre-se que não há nenhuma obrigação disso. Pelo contrário, a obrigação é conhecer seu nível de saciedade e seu paladar. É perfeitamente normal, mesmo quando você descobre seu nível de saciedade, optar por comer além desse ponto. Tudo bem. Descobrimos que muitos pacientes fazem isso, como que para testar sua "permissão incondicional" para comer. Depois de um tempo, quando a novidade perde o brilho e a sensação de privação diminui, você descobre que é bem fácil não comer toda a quantidade disponível no momento. Isso exige apenas o grau necessário de consciência e de atenção. Seja sincero consigo. Mas, se na maior parte do tempo você consegue reconhecer sua saciedade e respeitá-la, isso fará uma diferença considerável no seu nível de conforto e de paz de espírito.

## Como aumentar a consciência

A mente só consegue manter a consciência em uma coisa por vez, embora a gente consiga se dividir entre milhões de atividades. É por isso que, por exemplo, tantas pessoas esquecem a chave dentro do carro – porque sua mente está em outro lugar, concentrada em chegar ao trabalho na hora ou em guardar as compras. Nós descobrimos que, para tirar o máximo da alimentação, é necessário que comer seja uma atividade consciente sempre que possível.

- *Comer sem se distrair.* Valorize e aproveite a experiência alimentar sempre que possível. Por exemplo, Adelle, uma advogada com um ritmo de trabalho frenético, aproveitava ao máximo seu tempo e por isso sempre fazia alguma outra coisa enquanto comia: lia relatórios enquanto almoçava, jantava com uma revista na frente do prato, etc. Adelle deu um primeiro passo ao decidir comer sem distrações quando estivesse em casa, pois no trabalho estava sempre ocupada demais para se permitir "apenas" almoçar. Ela descobriu que se sentia mais satisfeita quando comia em casa, sem ler durante a refeição. Para sua surpresa, conseguia identificar seu nível de saciedade bem mais cedo, o que a levava a comer menos, e ficou animada por, "mesmo sem se esforçar", estar comendo de uma forma que a deixava satisfeita, sem se privar de nada, muito menos fazer dieta. Até então, Adelle se sentia meio letárgica depois das refeições. Então decidiu que ia sempre comer desse jeito em casa, mas não considerava uma opção realista para o trabalho. Já foi um progresso.

Muitos pacientes consideraram a sugestão de comer sem distrações como uma regra inflexível e se sentiam culpados se por acaso liam o jornal no café da manhã ou faziam um lanche vendo TV. Lembrem-se: o Comer Intuitivo não é uma dieta, com regras a serem quebradas. Como em todos os outros aspectos do CI, você é o único que tem a sabedoria interna sobre o que funciona para si. E sobre o que não funciona. Qualquer que seja a "outra" atividade, seja honesto consigo mesmo sobre sua capacidade de obter o máximo de satisfação em comer enquanto realiza essa atividade ou se fica distraído por ela.

- *Reforce sua decisão consciente de parar.* Muitos de nossos pacientes descobriram que, quando *decidem* parar de comer porque já chegaram ao limite final, ajuda bastante *fazer* algo que torne o ato consciente, como empurrar o prato de leve alguns centímetros para a frente, pousar os talheres ou colocar o guardanapo dentro do prato. Serve de lembrete de sua decisão. Senão, é fácil mordiscar inocentemente a comida restante, mesmo que não tenha a intenção de fazê-lo. (Se a ideia de desperdiçar comida incomoda você, tente guardar o restante para a refeição seguinte ou dê a quem precisa. Se for a um restaurante, leve uma bolsa térmica pequena para levar para casa o restante.)

- *Defenda-se da alimentação obrigatória.* Em geral, isso significa praticar dizer "Não, obrigado/obrigada". Eu (Evelyn) nunca percebi o significado desse ato até que participei de um coquetel muito elegante no qual parecia haver um garçom para cada convidado. Assim que minha mão ficava vazia, um deles aparecia, muito atencioso, para me oferecer mais um petisco ou uma bebida. Percebi que aceitar acabava sendo mais fácil, principalmente se eu estivesse no meio de uma conversa. Recusar exigia mais energia. O mesmo vale se você participar de qualquer evento em que estejam presentes aquelas pessoas bem-intencionadas que ficam empurrando comida, desde a educada anfitriã até um parente inconveniente. Um cuidado especial para quem gosta de tomar uma garrafa de vinho num bom restaurante: um bom garçom vai manter seu copo cheio. A não ser que você esteja consciente disso, pode beber mais do que pretende. Lembre-se que *você* é responsável pela quantidade do que consome.

## Os fatores de saciedade

"Comi há duas horas. Respeitei minha fome *e* minha saciedade, então como posso estar com fome de novo em tão pouco tempo?" Embora a variação dos sinais de saciedade possa parecer intrigante, é normal ter diferentes graus de fome e saciedade, especialmente quando você começar a entender as reações de seu corpo. Também existem vários fatores que afetam a saciedade, todos fisiológicos ou adquiridos. Quando você adquire uma compreensão geral de alguns desses fatores, fica mais fácil confiar em seu corpo e *sentir a sua saciedade*.

A capacidade de reconhecer seja a saciedade confortável, seja o estufamento, pode, em última instância, determinar a quantidade de comida que será consumida em uma refeição. E essa quantidade é influenciada pelos seguintes fatores:

- *O intervalo de tempo desde a última vez que você comeu.* Quanto maior a frequência com que você come, menos fome terá. Isso foi comprovado em estudos sobre o hábito de petiscar, em que os participantes receberam vários lanches durante o dia. Quem tem o hábito de beliscar de modo geral tem *menos* fome do que as pessoas que consomem as mesmas calorias divididas em três refeições. Embora o objetivo desses estudos fosse analisar os efeitos metabólicos dos lanches em comparação com as refeições tradicionais, os pesquisadores perceberam que os beliscadores tinham menos fome, ainda que o número de calorias e o teor de gordura fossem idênticos nos dois grupos.
- *Os tipos de alimento.* Os nutrientes, proteínas, carboidratos e gorduras influenciam a ingestão, por sua contribuição para a quantidade total de energia alimentar no estômago. Outros fatores, como as fibras, também afetam o fator de saciedade por causa de sua quantidade de água e sua propriedade de retenção hídrica. Segundo vários estudos, a proteína em especial parece ter um efeito supressivo na ingestão para além de sua contribuição para o total de calorias.
- *A quantidade de comida remanescente em seu estômago no momento em que você come.* Se o estômago estiver vazio, você vai comer mais do que se ainda restasse um pouco de uma refeição ou um lanche anterior.

- *Nível de fome inicial.* Se você começar a comer em um estado de fome aguda, é provável que ignore os mecanismos de saciedade.
- *Influência social.* Comer na companhia de outras pessoas pode influenciar a quantidade que *você* come. Os estudos têm mostrado que:
  - Quanto maior o número de pessoas à mesa, mais elas tendem a comer.
  - Comer na companhia de outras pessoas aumenta o tempo de duração da refeição.
  - De modo geral, come-se mais nos fins de semana porque estamos com outras pessoas.
  - As pessoas que fazem dieta, no entanto, comem menos quando sabem que alguém está "observando". O mesmo vale para quem não faz dieta e come ao lado de quem se alimenta de modo "exemplar". Um estudo constatou que, quando essa pessoa "exemplar" se abstinha de comer, as pessoas que não estavam de dieta faziam o mesmo.

Há uma tendência a ignorar ou não prestar atenção nos sinais fisiológicos em ambientes sociais. No entanto, acreditamos que a conexão social é uma parte muito importante da qualidade de vida. Descobrimos que o segredo para o dilema social é continuar a fazer do ato de comer uma atividade *consciente,* com escolhas alimentares claras.

Claramente há muitos fatores que influenciam quão cheio você se sente ao comer. Com tantas variáveis, não deveria ser surpresa que a quantidade que você deseja comer não só pode como vai variar. A solução é se manter atento e se lembrar do comer consciente.

### Cuidado com a comida que preenche, mas não traz saciedade

Simplesmente enfiar comida na boca como se fosse uma chupeta para aliviar as pontadas de fome pode não funcionar e o efeito reconfortante pode não ser duradouro. Isso vale especialmente para a "comida de vento", que enche mas não sustenta por muito tempo. Entre os alimentos com baixo teor calórico estão as pipocas, os biscoitos de arroz, os cereais de arroz, os biscoitos salgados sem gordura, os palitos de aipo e as bebidas sem calorias. Não há nada errado com esses alimentos em si, mas, se sua expectativa é encher o estômago, pode ser necessário comê-los em grandes quantidades – e, ainda assim, talvez você continue em busca de algo mais substancioso para "completar". Recorrer a esse tipo de alimento também pode ser um efeito persistente da cultura da dieta tentando enganar seu corpo e fazê-lo se sentir saciado. Podemos chamar isso de saciedade falsa porque, embora seu estômago passe a sensação de que está cheio, algo continua faltando, ainda há um desejo de algo a mais (seu corpo é inteligente e sabe que esses alimentos não sustentam, o que pode causar confusão). É importante ter um lanche ou uma refeição balanceada, incluindo um carboidrato básico e um pouco de proteína e de gordura, se você quiser um pouco de "energia duradoura" ou uma comida com "sustança".

Se, por outro lado, você sabe que está indo para um jantar fabuloso, ou para uma festa, e quer alguma coisa só para aliviar a fome enquanto não chega lá, alimentos mais leves podem cumprir esse propósito muito bem.

## Alimentos com energia duradoura

Lanches ou refeições com um pouco de fibras, carboidratos complexos, proteína e gordura ajudam a aumentar a saciedade. Por ironia, muitas pessoas que restringem a comida de forma crônica se afastam justamente dos alimentos que podem ajudar a melhorar a sensação de saciedade nas refeições, como é o caso dos carboidratos complexos e das gorduras. Veja no quadro a seguir algumas escolhas insatisfatórias comuns e sugestões de como ajustá-las para ter mais saciedade (não há nada intrinsecamente errado com esses alimentos leves; a questão é que eles podem não fornecer energia duradoura).

| Alimentos menos substanciosos | Estímulo energético duradouro<br>Acrescente esses tipos de alimentos para dar mais saciedade |
|---|---|
| • Salada (sem carboidratos; poucas proteínas, a menos que contenha no prato principal) | • Proteína: atum, frango, grão-de-bico ou feijão<br>• Carboidratos: croutons ou pão de grãos integral<br>• Gordura: molho de salada |
| • Fruta fresca (sem proteína, pode ter baixo teor de carboidratos, dependendo da quantidade) | • Proteína/carboidrato/gordura: queijo, bolacha salgada integral, sanduíche, iogurte |
| • Filé de peito de frango (sem fibras, baixo teor de carboidratos) | • Carboidratos/gordura: pão integral, torrada integral e maionese |

## E se você não conseguir parar de comer?

Se depois de um tempo você perceber que ainda está comendo mesmo já sem fome, é bem possível que esteja usando a comida como mecanismo de enfrentamento. Isso nem sempre é tão óbvio e dramático como algumas revistas sugerem. O Capítulo 12 é dedicado a essa questão. Um histórico de insegurança alimentar, que é uma forma de trauma, também está relacionado com a compulsão alimentar. Pode ser válido buscar um especialista tanto em transtornos alimentares como em Comer Intuitivo.

## TABELA 5. Diário de Saciedade

Depois de comer uma refeição ou um lanche, avalie a sensação no estômago como agradável, desagradável ou neutra em termos de saciedade. Marque com um X a célula que se aplica. Depois, faça um círculo em torno do número que melhor reflete seu nível de preenchimento do estômago, sendo 0 = fome desagradável/dolorosa e 10 = estufamento desagradável/doloroso.

| Horário | Característica da sensação | | | Classificação da saciedade | | | | | | | | | | | Refeição / alimento consumido |
|---|---|---|---|---|---|---|---|---|---|---|---|---|---|---|---|
| | Agradável | Desagradável | Neutro | | | | | | | | | | | | |
| | | | | 0 | 1 | 2 | 3 | 4 | 5 | 6 | 7 | 8 | 9 | 10 | |
| | | | | 0 | 1 | 2 | 3 | 4 | 5 | 6 | 7 | 8 | 9 | 10 | |
| | | | | 0 | 1 | 2 | 3 | 4 | 5 | 6 | 7 | 8 | 9 | 10 | |
| | | | | 0 | 1 | 2 | 3 | 4 | 5 | 6 | 7 | 8 | 9 | 10 | |
| | | | | 0 | 1 | 2 | 3 | 4 | 5 | 6 | 7 | 8 | 9 | 10 | |

*Adaptado e reproduzido com permissão do* Intuitive Eating Workbook. *New Harbinger, 2017.*

CAPÍTULO 12

# PRINCÍPIO 7
## *Lidar com as suas emoções com gentileza*

Primeiro reconheça que a restrição alimentar, tanto física como mental, pode por si só provocar a perda de controle e isso pode dar a sensação de fome emocional. Descubra formas gentis de se consolar, se cuidar, se distrair e de resolver seus problemas. Ansiedade, solidão, tédio e raiva são emoções que todo mundo experimenta ao longo da vida. Cada uma delas tem seu gatilho e seu alívio. A comida não resolve nenhum desses sentimentos. Ela pode trazer conforto a curto prazo, distrair da dor ou até anestesiar, mas não resolverá nada. Um dia você terá que lidar com a origem do problema.

Adotar o Comer Intuitivo significa aprender a ser gentil e compreensivo consigo mesmo no que se refere ao modo de usar a comida para lidar com as questões da vida e se livrar da culpa. Por mais estranho que pareça, comer pode ter sido o único recurso disponível para você superar os momentos difíceis. Pode ter sido também um resultado inevitável de anos de dieta e das sensações de privação e desespero resultantes disso. *A dieta em si pode desencadear emoções, que levam ao uso da comida como principal mecanismo para lidar com esses sentimentos* – mais um círculo vicioso associado a dietas.

De fato, um estudo com mais de 35 mil homens e mulheres descobriu que quem já fez e faz dieta usa mais a comida como recurso emocional do que as pessoas sem histórico de dieta (Peneau et al., 2013). O que muitas pessoas rotulam de fome emocional (ou comer emocional) é simplesmente uma consequência psicológica e fisiológica da restrição alimentar. É importante curar os efeitos da privação. Para piorar as coisas, a cultura da dieta transforma o comer emocional em vilão, o que leva a mais um ciclo de restrição alimentar para compensar.

Comer não se dá num vácuo. Seja qual for o tamanho ou o formato do seu corpo, a comida em geral tem associações emocionais. Se você tem alguma dúvida quanto a isso, dê uma olhada nos comerciais. Eles estimulam nossos gatilhos não do estômago, mas da conexão emocional, insinuando que em 60 segundos ou menos você pode:

- Criar um clima de romance com uma aconchegante xícara de café.
- Alegrar alguém com um bolo.
- Premiar a si mesmo com uma sobremesa.

Comer pode ser uma das experiências de vida mais carregadas de emoções. O aspecto emocional do comer é definido na primeira vez que a criança recebe o peito ou a mamadeira para aplacar o choro. Depois ele é reforçado sempre que um biscoito é oferecido para consolar um machucado no joelho ou quando se vai à sorveteria para comemorar a vitória do time de futebol. Quase todas as culturas e religiões usam a comida como um costume simbólico significativo, desde o bolo de casamento à Páscoa judaica ou cristã. Toda vez que uma experiência de vida importante é celebrada com comida, a conexão emocional se intensifica, desde o jantar comemorativo da tão sonhada promoção no trabalho até o bolo de aniversário. O mesmo acontece toda vez que a comida é usada como consolo ou alívio, fortalecendo a ligação emocional.

Comida é amor, é prazer, é prêmio, é uma amiga confiável. E, às vezes, a comida é sua *única* amiga nos momentos de dor e solidão.

Nossos pacientes se envergonham de que a comida tenha se tornado tão importante para eles – que seja sua melhor amiga. Mas, se considerarmos a carga emocional da comida, não é surpresa que ela se transforme numa espécie de panaceia. Quando a pessoa que faz dieta come nos momentos de dificuldade emocional (seja de vez em quando ou de forma crônica), em geral fica nítido que ela é usada como mecanismo de enfrentamento. Para os outros, isso não fica tão claro.

Alguns de nossos pacientes não têm consciência emocional, pois ainda não aprenderam a identificar seus sentimentos. Eles podem não ter clareza em que estão usando a comida como muleta. Às vezes não sabem por que estão comendo, e é comum que esse "porquê" seja um sentimento desagradável que ainda não foi descoberto. Ou então podem apresentar uma forma sutil de comer emocional, como beliscar por tédio. Apesar de não terem carga emocional, os resultados de beliscar para passar o tempo entre aulas ou reuniões podem ser os mesmos de quando usamos a comida para entorpecer sentimentos fortes: o *comer desconectado*.

A própria experiência de comer, especialmente o excesso percebido, evoca sensações que podem afetar sua capacidade de comer em sintonia. Entre as sensações mais negativas que comer em excesso pode estimular estão a culpa e a vergonha. Quando nossos pacientes dizem "Sinto culpa porque comi_____", fazemos a eles as seguintes perguntas: "Você roubou essa comida? Ou roubou para poder comprá-la?" Eles nos olham horrorizados e negam enfaticamente. Os sentimentos pressupõem um crime ou que o código moral foi violado. A culpa é uma emoção apropriada se você matou o cozinheiro ou o agricultor, mas culpa e moralismo não pertencem ao mundo da alimentação. Estudos demonstram que, embora a comida possa oferecer um prazer emocional imediato, o sentimento negativo de culpa que aflora é tão forte que pode anular por completo o alívio. Se você substituir a culpa por sentimentos de autocompaixão, estará livre para se interessar pelos problemas que levaram a isso e descobrir maneiras de entendê-los e lidar com eles.

## O *continuum* da alimentação emocional

A comida pode ser usada para lidar com os sentimentos de inúmeras maneiras. Nunca é uma fome biológica, mas emocional. O comer emocional é desencadeado por sentimentos como tédio ou raiva, não pela fome biológica. Esses sentimentos podem desencadear qualquer coisa, desde comer um petisco inocente até um exagero alimentar por descontrole.

É importante entender que esse mecanismo de enfrentamento se dá numa gradação de intensidade que começa com um comer sensorial suave, quase universal, e termina em um comer que entorpece e, às vezes, anestesia. O diagrama a seguir mostra bem esse *continuum*:

⟵ • gratificação sensorial   • conforto   • distração   • sedação   • punição ⟶

## Gratificação sensorial

A sensação mais leve e mais comum que o alimento pode suscitar é o prazer. A importância de sentir prazer ao comer é enfatizada no Princípio 5: *Descobrir o fator satisfação*. Esse conceito não é apenas crítico para o Comer Intuitivo, é uma parte natural e normal da vida. Não subestime a importância de agradar seu paladar. Como explicamos no Capítulo 10, quando você se permite desfrutar e apreciar sua alimentação, consegue perceber, quando estiver fisiologicamente com fome, a quantidade de comida de que precisa para se sentir satisfeito. Por exemplo, provar, sem restrições, todos os pratos especiais que atraem sua atenção no Natal ou em alguma outra festa costuma desencadear um comer desconectado.

## Conforto

Às vezes basta pensar em determinados alimentos para evocar as sensações de um momento ou um lugar agradável. Por exemplo, você já sentiu vontade de sopa quando estava doente ou de bolo quando estava triste porque era o que sua mãe preparava nessas ocasiões? Esses são exemplos de alimentos de conforto. Se você quer se enrolar no cobertor na frente da lareira enquanto toma chocolate quente, tudo bem. Alimentos que dão conforto podem fazer parte de uma relação saudável com a comida, mas só se você comer e continuar atento e sem culpa. Se, no entanto, a comida for a primeira e única coisa que acalma sua mente quando você sente tristeza, solidão ou desconforto, isso pode impedi-lo de alcançar a essência de seus sentimentos.

## Distração

Se você avançar um pouco no *continuum* do comer emocional, a comida pode ser usada como uma distração das sensações que você optar por não experimentar. Usar a comida dessa forma é preocupante, pois pode ser um comportamento sedutor que bloqueia sua capacidade de detectar os sinais intuitivos. Isso também pode impedi-lo de descobrir a origem dos sentimentos e de atender a suas verdadeiras necessidades. Se você é um adolescente que se senta diante da TV com um saco de batatas fritas para se distrair da sensação de tédio enquanto faz o dever de casa, ou um executivo que devora uma tigela de amendoins para esquecer a ansiedade na véspera de uma reunião difícil, esse comportamento precisa ser analisado. Não há nada de errado em querer se distrair de seus sentimentos de vez em quando. Ficar 24 horas por dia em contato com suas emoções pode ser entediante e exaustivo. Mas, se você achar que está usando regularmente a comida como uma forma de evitar seus sentimentos, isso talvez seja um sinal de que precisa de ajuda para lidar com suas emoções de maneira mais positiva.

## Sedação

Uma forma mais preocupante de usar a comida para lidar com questões desagradáveis é o anestesiamento, o entorpecimento dos sentidos. Um de nossos pacientes chama esse comportamento de "coma alimentar", outro prefere o termo "ressaca alimentar". Nos dois casos, a comida é usada como um calmante que nos impede de sentir qualquer coisa por um bom tempo. Dessa forma, fica impossível perceber os sinais intuitivos de fome e saciedade, bem como a experiência agradável que a comida pode proporcionar. A maioria dos pacientes que se comportam assim admite que se sente descontrolada, sem contato com a vida e, de maneira geral, desligada.

Connie é uma jovem que sofreu abusos emocionais na infância. Ela aprendeu a usar a comida desde muito cedo como instrumento de entorpecimento para fugir do sofrimento. Ela continua a se anestesiar da ansiedade, do medo e da tristeza de sua vida atual. O que acha mais assustador é a completa indiferença que sente em relação à vida. Ela se isola dos amigos, falta ao trabalho e está totalmente desanimada. Connie procurou aconselhamento para melhorar sua qualidade de vida.

Quando a pessoa come para se insensibilizar e se acalmar, e faz isso de maneira eventual e por pouco tempo, a tendência é que não seja tão prejudicial. Mas esse tipo de comportamento pode se tornar um hábito sem que a pessoa perceba.

### Punição

Às vezes a comida é usada como calmante com tanta frequência e intensidade que isso leva a pessoa a se culpar e desencadeia comportamentos punitivos. Ela passa então a comer em grandes quantidades, de maneira irritada e agressiva, o que traz a sensação de derrota. É uma forma extrema de comer emocional que pode levar à perda de autoestima e à autorrepulsa. Os pacientes que apresentam esse comportamento relatam que não sentem nenhum prazer em comer e que, na verdade, passam a odiar a comida. Por sorte, quando a voz acolhedora consegue ser estimulada a fornecer compreensão e compaixão, esse comportamento desaparece.

Observação: quando o comer emocional é intenso e frequente, recomendamos buscar ajuda de um profissional de psicologia e de um nutricionista com treinamento em Comer Intuitivo.

## Gatilhos emocionais

Já vimos as motivações emocionais gerais para comer. Agora vamos analisar os sentimentos específicos envolvidos. Um desejo de certos alimentos ou simplesmente uma vontade de comer podem ser desencadeados por uma variedade de sentimentos e situações.

Algumas pessoas não têm ideia de que usam a comida como mecanismo de enfrentamento. Acham que estão comendo demais "só porque é gostoso" e negam ou minimizam que seja uma questão emocional. Se você se perceber comendo sem estar com fome física, então é provável que esteja usando a comida como enfrentamento. Você pode não ter razões emocionais profundas para comer, mas só de enfrentar os aborrecimentos da vida, com suas implicações cansativas e tediosas, pode levá-lo a comer para facilitar as coisas ou você simplesmente pode não querer sentir a tristeza que surge quando precisa parar de comer porque atingiu a saciedade confortável. A melhor maneira de avaliar é se perguntar: "Se meu corpo só precisa de certa quantidade para ficar satisfeito mas eu continuo comendo mesmo assim, então que outra necessidade estou tentando preencher?" Você pode chegar à conclusão de que a comida está encobrindo alguns dos sentimentos mencionados a seguir.

## Tédio e procrastinação

Uma das razões mais comuns para nossos pacientes comerem sem fome é o tédio. Aliás, estudos têm mostrado que o tédio é um dos gatilhos mais comuns do comer emocional. Um estudo em especial dividiu estudantes universitários em dois grupos: o primeiro recebeu a monótona tarefa de escrever as mesmas cartas repetidamente durante quase meia hora, enquanto o segundo se envolveu em um estimulante projeto de escrita. Ambos os grupos receberam uma tigela de biscoitos salgados para beliscar. Adivinhe qual grupo comeu mais. O dos "entediados".

Nesse caso, a comida é usada para passar o tempo ou para tornar uma tarefa chata mais tolerável, bem como para postergar um trabalho rotineiro. Para algumas pessoas, a ideia de comer e a experiência real de buscar a comida e comê-la interrompem o tédio. Veja algumas situações que levam a comer por tédio:

- Um domingo à toa em casa
- Um dia de estudos, de preencher papelada ou de escrita
- Quando vemos um programa de TV sem graça e não temos nada para fazer além de beliscar alguma coisa nos intervalos
- Fazer hora enquanto a reunião não começa, aquela pessoa não liga, etc.

Também observamos esse tipo de comportamento em nossos pacientes que trabalham demais. Eles acham que precisam estar sempre *fazendo* alguma coisa, sendo produtivos. No momento em que abrem um espaço na agenda, sentem a necessidade de preenchê-lo, em geral com comida (para eles, é aceitável comer, mas descansar, não!).

## Suborno e recompensa

Alguma vez na vida você prometeu a si mesmo um agrado assim que terminasse de escrever o trabalho de fim de ano ou um contrato, ou se limpasse a casa? Se a resposta foi sim, você já experimentou o comer por recompensa. Não é incomum usar a comida como motivação para realizar tarefas indesejáveis. Por exemplo:

- As crianças são subornadas com guloseimas como chocolate ou sorvete se se comportarem no shopping center, no médico, com a babá, etc.
- As pessoas muitas vezes se recompensam com um pão ou um bolinho extra por algum esforço no trabalho, em casa ou na escola.

Usar a comida como recompensa pode nunca ter fim, já que sempre haverá tarefas e desafios que serão mais toleráveis caso sejam suavizados com guloseimas de presente. Lembre-se: você pode sempre comer o que quiser, não precisa impor condições.

## Animação

A comida e a experiência de comer em si podem servir para adicionar emoção à vida quando você está desanimado. Num nível sutil, planejar uma refeição especial ou fazer uma reserva em um restaurante favorito podem criar um sentimento de animação (e não tem nada de errado nisso).

A ideia de fazer uma dieta pode desencadear animados sentimentos de esperança. Essa é uma das razões pelas quais a dieta é uma ideia tão sedutora. Nossos pacientes falam de como o mero fato de considerar fazer uma nova dieta lhes proporciona uma descarga de adrenalina – só de imaginar um corpo novo e uma vida nova. Quando não dá certo, a animação é substituída pelo desespero. Nessa altura, a experiência de ir ao mercado comprar grandes quantidades de alimentos proibidos pode ser uma maneira de recriar a animação. Então o ciclo de dieta/comer por compensação continua indefinidamente. Isso pode ser emocionante, mas a que custo?

## Bem-estar

Não é difícil entender o poder tranquilizador da comida. Pode ser mais atraente ir à cozinha pegar biscoitos e leite do que se sentar no sofá e experimentar sentimentos desconfortáveis. Isso vale especialmente se esses biscoitos e leite relembrarem um período agradável e menos complicado da vida. Tornar o uso da comida um hábito para aliviar as aflições pode evoluir para um comer desconectado.

A comida pode ter outros significados simbólicos de bem-estar. Ellen tem 16 anos e briga com o pai desde que era pequena. Ela o descreve como uma pessoa mesquinha, cruel e de personalidade amarga. Portanto, não foi surpresa ouvi-la contar sobre sua obsessão por comer grandes quantidades de chocolate todos os dias, para "adoçar" a vida. O doce compensava a amargura de suas brigas diárias com o pai.

## Amor

A comida pode estar relacionada à sensação de sermos amados. Há, com certeza, uma ligação romântica entre o chocolate e a comida, e o Dia dos Namorados é um exemplo clássico disso. Quando estamos namorando, há uma regra básica não falada de que o relacionamento passa a um nível mais íntimo quando se faz uma refeição caseira a dois.

Muitos pacientes contam que a única maneira de seus pais demonstrarem amor era por meio da comida. Os pais podiam não ser capazes de mostrar fisicamente seu carinho ou conversar com os filhos de forma amorosa, mas a comida era sempre abundante.

## Frustração, raiva e fúria

Se você está devorando um saco de biscoitos duros e crocantes mesmo sem estar com fome, é possível que esteja frustrado ou com raiva. Para algumas pessoas, o ato físico de morder e triturar é uma forma de liberar esses sentimentos. Nancy, uma paciente nossa que é advogada, percebeu que tinha o hábito de reprimir a raiva com alguns de seus clientes comendo algo crocante, como cenoura crua ou biscoitos cream cracker.

## Estresse

Muitos dos nossos pacientes dizem que procuram logo a loja de chocolates mais próxima quando estão estressados. No entanto, para a maior parte das pessoas, os mecanismos biológicos associados ao estresse *desligam* a vontade de comer.

    A descarga de adrenalina nos períodos de estresse aciona uma cascata de eventos biológicos para fornecer energia imediatamente. Como resultado, o nível de açúcar no sangue aumenta e a digestão fica mais lenta. Esses dois elementos sozinhos tendem a suprimir a fome e aumentar a sensação de saciedade. As reações biológicas são uma forma de autopreservação, de preparação do corpo para as reações de "luta ou fuga". Embora isso fosse muito útil para a sobrevivência em uma situação repentina – *enfrentar* um tigre esfomeado ou *fugir* do perigo exigem energia imediata –, um conjunto de pesquisas sugere que nos dias de hoje esse mecanismo pode na verdade se tornar crônico e levar a doenças igualmente crônicas. Pode ser estressante *enfrentar* o tráfego na hora do rush ou *escapar* de um prazo, mas você não precisa da dose extra de açúcar no sangue. O estresse crônico também aumenta o nível de cortisol, que é um hormônio esteroide produzido pela glândula suprarrenal e secretado na corrente sanguínea. Níveis elevados de cortisol por longos períodos alteram sua eficiência em regular as respostas inflamatórias e imunológicas. Por essas razões, buscar ajuda para encontrar maneiras de reduzir o estresse pode melhorar a saúde em geral. Esses problemas biológicos são agravados se você usar a comida para lidar com o estresse. Estudos mostram que as pessoas que fazem dieta são especialmente vulneráveis a comer em excesso nos momentos de estresse, já que este vira mais um motivo para "sair" da dieta. Além disso, a dieta por si só pode ser uma fonte de estresse.

## Ansiedade

Todos os tipos de preocupação, desde uma final de campeonato se aproximando até a espera para saber se conseguiu o emprego, podem desencadear uma necessidade urgente de comer para aliviar a ansiedade. Às vezes a ansiedade generalizada pode ser descrita como aquela sensação desconfortável que não se consegue identificar. Nossos pacientes dizem que sentem um frio na barriga. Com o foco no estômago, é fácil recorrer à comida.

### Depressão leve

É comum que muitas pessoas recorram à comida quando estão um pouco deprimidas. No estudo específico, 62% daquelas que fazem dieta e 52% daquelas que não fazem declararam que comem mais quando estão deprimidas.

### Conexão

A necessidade de se sentir parte de um grupo ou conectado com os outros pode ser algo muito forte para algumas pessoas, e isso pode afetar a maneira como elas se alimentam e o que elas comem. Essa experiência foi descrita de forma intensa por Matthew quando ele estava falando sobre um jantar com amigos a que tinha ido. Embora não gostasse do que foi servido, ele comeu assim mesmo. Optou por se sentir conectado, apesar de insatisfeito com a comida. Quantas vezes você não comeu algo para confraternizar, desde sair para tomar um sorvete até dividir uma pizza? Participar desse tipo de refeição pode ser saudável em termos emocionais. Apesar de não conseguir agradar a seu paladar, você ainda pode respeitar seu corpo enquanto respeita também suas conexões.

### Relaxamento

Frequentemente os pacientes que são muito bem-sucedidos em todos os aspectos da vida, exceto na alimentação, desprezam suas realizações. Eles se sentem como se seus problemas alimentares revelassem que são verdadeiros fracassos na vida. Em muitos casos, descobrimos que o comer descontrolado é o único mecanismo que essas pessoas têm para relaxar e se libertar das apertadas rédeas que controlam sua vida. Um bom exemplo é Larry, um rico CEO de uma grande empresa. Ele se veste de maneira impecável, mantém o carro limpo e encerado e mora numa casa lindamente decorada em um bairro abastado. Impõe rígida disciplina aos filhos e tem grandes expectativas em relação à esposa também. Nunca bebe nem usa drogas, controla suas finanças domésticas e tem uma agenda imaculada que mantém sua pontualidade. A única válvula de escape de Larry desse controle militarista autoimposto é comer em excesso – é sua forma de relaxar.

## Lidando com o comer emocional

Se sua resposta para a fome emocional é o comer emocional leve ou a compulsão descontrolada, há quatro passos fundamentais para tornar a comida menos importante na sua vida. Faça as seguintes perguntas a si mesmo:

1. *Estou fisicamente com fome?* Se a resposta for sim, seu próximo passo é respeitar a fome e comer. Se não está com fome, avalie as próximas perguntas.
2. *O que estou sentindo?* Quando você sai em busca de comida quando não há fome física, precisa parar para descobrir o que está sentindo. Não é uma pergunta tão fácil de responder, principalmente se você não está muito em contato com seus sentimentos. Algumas sugestões:
- Escreva sobre como se sente.
- Ligue para um amigo e fale sobre seus sentimentos.
- Grave a si mesmo falando sobre seus sentimentos.
- Simplesmente reflita sobre seus sentimentos e faça-os se expressarem, se conseguir.
- Converse com um terapeuta ou outro profissional adequado.
3. *De que eu preciso?* Muitas pessoas comem para suprir alguma necessidade não atendida, o que está relacionado às emoções ou sensações físicas que estão sendo vividas. Se você faz dieta crônica ou segue algum programa alimentar há muito tempo, pode ser mais vulnerável. Talvez esteja comendo para satisfazer uma necessidade não atendida.

Por exemplo: Molly é uma escritora freelancer que trabalhava até altas horas da madrugada para cumprir os prazos. Por volta das três da manhã ela se viu indo em direção à cozinha. Sabia que não estava com fome, mas mesmo assim estava prestes a devorar uma tigela de sorvete. Quando se questionou sobre o que estava sentindo, Molly descobriu frustração, exaustão e desconcentração. Estava tentando aplacar tanto o cansaço quanto a frustração, mas o que realmente *precisava* era descansar – comida alguma substituiria o sono. Ela decidiu encerrar os trabalhos e ir dormir, mas antes disse a si mesma que podia comer sorvete no dia seguinte se ainda tivesse vontade. Ela se deu conta de que o sorvete teria um sabor melhor se o comesse bem desperta em vez de naquele estado.

4. *Você poderia…?* Não é incomum descobrir que, quando você faz a pergunta "De que eu preciso?", a resposta pode ser simplesmente pedir ajuda. A psicóloga da saúde Laurel Mellin descobriu que as crianças muitas vezes têm dificuldades em lutar para que suas necessidades sejam atendidas. Também descobrimos que isso vale para muitas outras pessoas. O passo do "Você poderia…" surgiu do trabalho de Laurel Mellin e nós o achamos muito útil para nossos pacientes.

Danielle, uma mãe que não trabalha fora, percebeu que estava usando a comida como pausa para descanso. Comer era seu único escape entre os choros do bebê. Danielle descobriu que não era de comida que precisava, mas de tempo para si mesma. Para conseguir isso, recorreu ao "Você poderia" e pediu ao seu parceiro que lhe proporcionasse 30 minutos de silêncio, sem interrupções, quando ele chegava do trabalho. Com essa pausa garantida, a comida deixou de ser tão importante.

## Atendendo suas necessidades com gentileza

Aprendemos a lidar de várias maneiras com as infindáveis emoções que surgem na vida. Algumas pessoas aprendem desde cedo que não há problema em demonstrar seus sentimentos ou pedir um abraço. Outras não têm a sorte de contar com alguém que lhes ensine a cuidar de si mesmas de maneira produtiva e estimulante. A primeira tarefa no aprendizado de como lidar com seus sentimentos sem usar a comida é reconhecer que você tem direito a ter as suas necessidades atendidas. Mas as necessidades básicas são muitas vezes desconsideradas, entre elas:

- Descansar
- Ter prazer sensual
- Expressar sentimentos
- Ser ouvido, compreendido e aceito
- Ser estimulado intelectual e criativamente
- Receber apoio e acolhimento

## Busque nutrição emocional

A sensação de se revigorar proporciona bem-estar e entusiasmo, de modo que a comida acaba perdendo sua posição de liderança nessa função. Há muitos meios disponíveis para nos sentirmos reconfortados e recebermos atenção e afeto. Por exemplo:

- Descansar e relaxar
- Curtir o pôr do sol
- Fazer uma caminhada relaxante
- Fazer uma sessão de sauna ou de hidromassagem
- Escutar músicas suaves
- Tirar um tempo para respirar fundo
- Meditar
- Jogar com amigos
- Tomar um banho de espuma à luz de velas
- Fazer ioga
- Fazer uma massagem
- Brincar com seu cão ou gato
- Formar uma rede de amigos
- Pedir abraços a amigos
- Enfeitar a casa com flores frescas
- Cuidar do jardim
- Presentear-se com uma ida à manicure
- Abraçar um urso de pelúcia

## Lidar com seus sentimentos

Se você receber um fluxo constante de aconchego e estímulos, estará mais bem preparado para enfrentar as emoções que parecem tão assustadoras. Reconheça o que está incomodando você e permita que seus sentimentos aflorem. Isso diminuirá sua necessidade de esconder o que sente com a ajuda da comida. Algumas sugestões:

- Escrever seus sentimentos num diário.
- Ligar para um amigo (ou vários).
- Gravar no celular o que está sentindo.
- Conversar com a pessoa que está provocando esses sentimentos.
- Se permitir chorar.
- Refletir sobre seus sentimentos e perceber que sua intensidade diminui com o tempo.
- Se não conseguir identificar seus sentimentos ou lidar com eles, pode ser útil buscar ajuda de um profissional, principalmente se for uma questão que já vem durando algum tempo.
- Procurar identificar as *sensações físicas* de uma emoção. Em que lugar do corpo você a sentiu? É algo agradável, desagradável ou neutro? Observe que, quando você realmente se interessa, a tendência é parar de ruminar pensamentos. Cada vez que você se conecta com a sensação física a partir de uma emoção é uma oportunidade de conhecer melhor seu corpo. A capacidade de sentir a emoção é um componente da consciência interoceptiva, que é a base operacional do Comer Intuitivo.

## Buscar outra distração

Muitas pessoas usam a comida como principal distração de seus sentimentos. Tudo bem fugir de vez em quando, *mas não precisa ter na comida sua ferramenta de enfrentamento primário*. Muitos adolescentes contam que chegam da escola e se sentam diante da TV com um saco de batatas fritas e um refrigerante. Quando questionados sobre por que fazem isso, dizem estar evitando a obrigação do dever de casa. Diante da sugestão de que façam primeiro um lanche para saciar a fome biológica e *depois* assistam a um pouco de TV para se distraírem antes de sentarem para fazer o dever, eles alegam que os pais nunca permitiriam. *Desde que estejam comendo, eles podem legitimamente procrastinar o dever, mas outras distrações não são permitidas.* Isso vale também para muitos pacientes *workaholics*. É socialmente aceitável fazer um intervalo para comer, mas ficar sentado à mesa de trabalho sem fazer nada, mesmo tendo direito a descanso, não é bem-visto. Eles temem dar a impressão de que não estão cumprindo suas obrigações. Há também quem use a comida para se distrair da solidão, do medo ou da ansiedade. Como seria massacrante tentar viver os sentimentos 24 horas por dia, permita-se fazer uma pausa de vez em quando. Assuma a atitude assertiva de se distrair de uma forma emocionalmente satisfatória. Experimente as seguintes atividades:

- Ler um bom livro
- Ver um filme
- Ligar para alguém
- Ir ao cinema
- Dar uma volta de carro
- Arrumar o armário
- Colocar uma música e dançar
- Folhear uma revista
- Dar uma volta no bairro
- Cuidar do jardim
- Escutar um audiolivro ou um podcast
- Fazer Sudoku ou palavras cruzadas
- Montar um quebra-cabeça
- Jogar videogame no computador
- Tirar uma soneca
- Ver vídeos divertidos

Uma última observação: se você usa as redes sociais para se distrair, fique atento às fotos que aparecem no seu feed e às pessoas que segue. Se elas publicam "antes e depois" do corpo ou outras referências a dietas, por favor, pare de segui-las. Existem muitos perfis bacanas sobre o Comer Intuitivo que não falam em dieta e enviam mensagens positivas. No Instagram, você pode seguir as hashtags #IntuitiveEatingOfficial e #comerintuitivo.

## De que maneiras o comer emocional prejudica e ajuda

Para começar a analisar o uso da comida como mecanismo de enfrentamento, vale a pena averiguar de que maneira a comida de fato tem ajudado você. A ideia de que comer em excesso ou menos do que o necessário pode ter benefícios pode parecer absurda, principalmente se esse comportamento lhe causa angústia, mas *se não houvesse um lado positivo nisso, você dificilmente continuaria agindo assim*. Portanto, pegue um papel e o divida no meio. No alto, escreva "Uso a comida para lidar com meus sentimentos". De um lado, escreva "Como isso me faz bem" e enumere todos os benefícios. Do outro, escreva "Como isso me faz mal" e escreva de que forma a comida se torna destrutiva para você. As listas podem ficar parecidas com as deste quadro:

| Uso a comida para lidar com meus sentimentos | |
|---|---|
| Como isso me faz bem | Como isso me faz mal |
| • É gostoso. | • Não é uma experiência alimentar satisfatória. |
| • A comida é confiável: está sempre disponível. | • Me desconecta do meu corpo. |
| • Afasta o tédio. | • Me desconecta dos relacionamentos. |
| • Me acalma. | • Me sinto cheio e desconfortável. |
| • Me anestesia dos sentimentos ruins. | • Fico embotado em relação às alegrias da vida. |
| • Me dá uma sensação de controle. | • Sinto muita fome e fico de mau humor. |

Ao observar as duas listas, você pode se surpreender ao perceber que usar a comida dessa maneira não se resume a aspectos negativos. Na verdade, pode lhe dar algumas vantagens valiosas. Mas, se você estiver se sentindo mal e culpado por isso, terá dificuldade em reconhecer seus pontos positivos e negativos. Ao admitir que há de fato alguns benefícios, você vai começar a dominar sua experiência alimentar em vez de ficar descontrolado.

## Quando a comida perde a importância

Muitos pacientes falam sobre seus sentimentos estranhos e desagradáveis quando param de usar a comida como principal recurso para lidar com suas emoções. Ao mesmo tempo, sentem-se felizes e seguros em seu novo estilo de Comer Intuitivo e deixaram de ter problemas com a comida. Há duas razões para os sentimentos conflitantes:

- Você já não tem os "benefícios" de usar a comida. Embora esse uso seja problemático, uma paciente comentou que antes ela sabia que, depois de um dia difícil, podia ir para casa e comer chocolate. Agora está sendo "obrigada" a sentir tudo. Pode ser que você passe por um período de luto pela perda do consolo e da companhia que esse mecanismo de compensação lhe proporcionava.
- Você também vai notar que está vivenciando seus sentimentos de forma mais profunda e intensa. Como não está mais se escondendo atrás da comida, os sentimentos podem ter um impacto mais forte. É nesse momento que algumas pessoas decidem que seria oportuno fazer terapia para processar esses sentimentos há tanto tempo enterrados.

Sandy é uma das pacientes que sentiu falta desse recurso para lidar com seus sentimentos. Ao reconhecer o que a comida fazia *por* ela e também o que fazia *contra* ela, Sandy entendeu que os sentimentos desconfortáveis que estava vivenciando eram normais e apropriados. Afinal, tinha passado a vida inteira fazendo dieta ou usando a comida como mecanismo de enfrentamento. Ela admitiu que ficava frustrada quando parava de comer ao atingir o limite da última garfada e ainda queria continuar. Sabia que tinha comido o suficiente, não queria se sentir desconfortável com o excesso, mas ficava infeliz por não poder continuar desfrutando as sensações de antes. Ela falou da irritação de não poder contar com a comida ou com a próxima dieta da moda quando estivesse se sentindo mal. Comer não era mais tão excitante quanto na época em que restringia suas opções e depois exagerava, mas, mesmo lamentando não poder mais *usar* a comida ou alguma dieta, Sandy conseguiu deixar para trás esses sentimentos e sentir principalmente a alegria de ser uma pessoa Intuitiva que sabe lidar com seus sentimentos.

## Um dom estranho

Você pode passar um longo período sem usar a comida, mas de repente esse velho hábito pode reaparecer de surpresa. Se isso acontecer, não entenda como um sinal de fracasso ou retrocesso. Pelo contrário: trata-se de um estranho dom. Comer de mais ou de menos é simplesmente um sinal de que as coisas que estão lhe causando estresse superam os mecanismos saudáveis que você desenvolveu. Os motivos de estresse podem ser, por exemplo, trocar de emprego, ir morar em outra cidade, a morte de alguém próximo, divórcio, casamento ou o nascimento de um bebê. Podem ser eventos novos ou inesperados na sua vida. Como não houve tempo para desenvolver os recursos para lidar com essas situações, você acaba voltando a comer do jeito conhecido.

Usar a comida como compensação também pode ocorrer quando o estilo de vida entra em desequilíbrio por conta das muitas responsabilidades e obrigações e do pouco tempo para fazer coisas prazerosas e relaxar. Consequentemente, a comida é utilizada como afago, uma válvula de escape e uma maneira de relaxar (ainda que efêmera). Ao perceber que isso está acontecendo, você pode reavaliar sua vida e descobrir um modo de encontrar equilíbrio. Caso não faça as mudanças necessárias, a comida continuará sendo um recurso importante para preencher necessidades não atendidas.

Em ambas as situações, recorrer à comida como mecanismo de enfrentamento vira um sinal de alerta de que há algo errado. Ao reconhecer isso, você perceberá que se trata de um sistema de alerta precoce. Reconheça a sorte que tem em possuir esse mecanismo para alertá-lo. (Inicialmente nossos pacientes acharam a ideia um pouco absurda, mas depois perceberam, com experiências pessoais, como isso é verdade.) Quem nunca teve um problema de comer emocional pode não receber um aviso tão claro de estresse excessivo. Se você conseguir entender que seu problema alimentar pode ter efeitos benéficos e negativos, não recairá no padrão de comportamento autodestrutivo, que se torna nocivo e difícil de reverter.

## Uma relação saudável com a comida

Depois que aprender novas maneiras de lidar com seus problemas e sentimentos, pense sobre como a comida pode continuar a nutri-lo de maneira construtiva. Você tem o direito de se sentir bem, e isso significa não apenas se sentir estufado ou esfomeado, mas também satisfeito com suas escolhas alimentares. Sua relação com a comida se tornará mais positiva à medida que você deixar de usá-la como mecanismo de enfrentamento e fizer do comer uma experiência prazerosa, e não ameaçadora. No Capítulo 15 veremos como se alimentar de maneira saudável sem recair na mentalidade de dieta. Mas primeiro é preciso aprender a respeitar seu corpo e a gostar da sensação de incluir o movimento em sua vida.

CAPÍTULO 13

# PRINCÍPIO 8
## *Respeitar o seu corpo*

Aceite seu modelo genético. Assim como quem calça 38 não considera usar um sapato 36, de nada adianta (e ainda é desagradável) ter uma expectativa semelhante em relação ao tamanho do seu corpo. Acima de tudo, respeite seu corpo para se sentir melhor sobre quem você é. É difícil rejeitar a mentalidade de dieta se você tem uma visão irreal e crítica do formato e do tamanho de seu corpo. Todo corpo merece ser tratado com dignidade.

A vigilância do corpo gera uma preocupação com a aparência física, que alimenta o ciclo de dietas. Enquanto você estiver em guerra com seu corpo, será difícil manter uma relação tranquila consigo mesmo e com a comida. A cada olhada depreciativa no espelho, o policial alimentar fica mais forte e, com isso, surgem as promessas de só mais uma dieta.

Culpamos nosso corpo ao focar nas partes que consideramos imperfeitas, ou criticar-nos sempre que subimos na balança. Esse raciocínio já ajudou você de alguma forma? Ou será que ele simplesmente o fez se sentir pior? Está para surgir um paciente que diga que ter uma visão tão negativa de seu corpo seja útil de alguma forma. Estudos têm mostrado que quanto mais você se concentra em seu corpo, pior se sente em relação a si mesmo. Além disso, esse tipo de crítica ao corpo é uma forma de manipulação psicológica, perpetuada pela cultura da dieta e pelo estigma do peso. Infelizmente, nós:

- Culpamos nosso corpo pela maldade de outras pessoas.
- Policiamos nosso corpo para evitar julgamentos de pessoas que estigmatizam o peso.
- Adotamos o comer performático para atender às expectativas dos outros.

O problema não é o seu corpo, é a nossa cultura gordofóbica, que se manifesta por toda parte, incluindo os serviços de saúde, as escolas, os templos religiosos, a mídia, as redes sociais, os supermercados, a indústria da beleza e do condicionamento físico, a família e os amigos.

É difícil escapar desse jogo de tortura autoinduzida quando a cultura como um todo participa dele. Em nome da boa forma, a silhueta magra e forte se tornou o ícone corporal dos tempos modernos. Os autoproclamados gurus fitness insistem que você pode "esculpir" seu corpo como se fosse um bloco de barro ou mudar a sua forma genética se exaurindo em aulas aeróbicas. Somos defensoras ardorosas da força muscular e reconhecemos os benefícios para a saúde de se movimentar, mas achamos que é nosso dever apontar as expectativas irreais. É amplamente aceito na comunidade científica que não é possível transformar gordura em músculo ou perder peso num ponto específico. Nenhuma quantidade de abdominais, por exemplo, vai eliminar a gordura da sua barriga. Então, como é possível modelar o corpo trabalhando determinadas partes? Sim, você pode desenvolver músculos específicos através de exercícios de força e resistência. Sim, você pode se exercitar para ter um coração saudável. Mas não pode escolher em que partes essa gordura vai se reduzir (ou mesmo se vai se reduzir). É possível desenvolver musculatura, mas não é esse conceito de modelar o corpo que a maioria das pessoas tem em mente. Muita gente malha na esperança de emagrecer.

O mundo da moda também moldou a "aparência ideal" feminina em várias versões de magreza, desde a forma longilínea da modelo Twiggy, de 50 anos atrás, até o visual frágil personificado pela supermodelo Kate Moss. Por sorte, as coisas estão começando a mudar para as pessoas mais corpulentas. Modelos como Ashley Graham e Tess Holiday; ativistas gordas como Sonya Renee Taylor e Sonalee Rashatwar; atrizes e cantoras como Lizzo e Aidy Bryant; e atletas ativistas gordas como Latoya Shantay Snell e @Fatgirlshiking estão desafiando as expectativas de formatos corporais distorcidos da sociedade.

Se o tipo de corpo feminino ideal em termos culturais está esmagado entre o visual de tecidos elásticos das roupas de ginástica e a fragilidade das modelos nas passarelas, a maior parte das pessoas não tem a menor chance. Não por acaso, a insatisfação com o corpo virou a regra. Repetidamente, parece que nos fizeram acreditar na mensagem: *Se elas conseguem, você também consegue*. Basta se esforçar mais. Com tais padrões, não é de admirar que as pessoas estejam em guerra com o próprio corpo. A gordura é considerada inimiga por todos os gêneros.

Não há dúvida de que existem pressões irreais para sermos magros, com a contribuição de redes sociais, anunciantes, indústria da moda e da beleza, e assim por diante. Podemos reclamar e apontar as causas que levam à crescente insatisfação corporal. Sim, existe uma série de fatores culturais que promovem expectativas irreais nesse sentido. Vamos abordar alguns desses fatores importantes mais adiante neste capítulo. Antes vamos tratar de como driblar a vigilância corporal. Além disso, muitos livros ótimos foram escritos sobre esse tema, especialmente *The Body Is Not an Apology* (O corpo não é um pedido de desculpa), de Sonya Renee Taylor.

## Imagem corporal

A maioria dos nossos pacientes é especialista em criticar ou odiar o próprio corpo. E não é fácil acabar com a autodepreciação. Muita gente tem dificuldade em aceitar um elogio, que dirá aceitar seu corpo. Descobrimos que a ideia de autoaceitação era um pouco forçada para ser um ponto de partida porque vivemos em uma cultura que estigmatiza certos tamanhos corporais. Nossos pacientes temiam que, caso se aceitassem, fossem considerados complacentes e as pessoas pensassem que tinham desistido de mudar sua relação com a comida e que aceitavam passivamente o estigma do peso que acompanha o tamanho atual de seu corpo. Eles se convenceram de que havia honra e dignidade em continuar a luta e argumentavam que incorporar a ideia de aceitação corporal parecia hipócrita. Afinal de contas, o motivo para nos procurarem foi a *não* aceitação de seu corpo atual – e eles queriam mudar.

Que paradoxo. A ciência mostra que o DNA define a forma e o tamanho do corpo. Em vez de tentar mudá-lo, está na hora de você tratar o corpo que tem com o respeito que ele merece. Esperamos que em algum momento você aceite o plano da Mãe Natureza para seu corpo único e especial.

Lembre-se que repetidas dietas e que a postura autodepreciativa não ajudam em nada. Quando você fica preso na mentalidade do "Odeio o meu corpo", é fácil continuar atrasando as coisas boas para si mesmo na expectativa de ter o corpo que acha que merece. O problema é que esse dia nunca chega (ainda mais quando os padrões são inalcançáveis). Portanto, você protela a melhoria dos cuidados consigo mesmo e deixa muitos aspectos da sua vida em suspenso. "Vou tirar umas férias especiais depois que chegar ao meu peso ideal", "Vou recomeçar a sair com meus amigos quando conseguir emagrecer um pouco", e assim seguem as promessas vãs. E a vida fica um pouco mais vazia nesse período. A ironia é que a espera para se sentir "merecedor" de carinho reforça a sensação de que não se é merecedor. Por outro lado, *fazer* as coisas como uma pessoa que se acha merecedora é uma forma de se *achar* realmente merecedor. Mudar o foco para valorizar o corpo que se tem em vez de desejar ter um corpo diferente ajuda a preencher esse vazio com experiências de vida significativas e satisfatórias.

Tirar a perda de peso da equação abre a porta para a liberdade que o respeito ao próprio corpo proporciona. *Não estamos dizendo que você deve desconsiderar seu corpo, estamos pedindo que você respeite e valorize o corpo que tem aqui e agora.* Respeitar o corpo significa cuidar da saúde, o que inclui a saúde mental. Há uma tendência cada vez maior de ampliar o foco para todas as formas de bem-estar em vez de focar apenas no peso – é a chamada Saúde em Todos os Tamanhos (HAES, na sigla em inglês). Em vez de se concentrar em números (peso), a ênfase está no bem-estar e em comportamentos sustentáveis para pessoas com corpos de todos os tipos, bem como nas práticas, nos ambientes e nas políticas que maximizam o acesso ao bem-estar para todos os tipos de corpo. Peso não é um comportamento! A atividade física, por exemplo, além de vital para a saúde, é um comportamento sustentável. (Para saber mais sobre esse assunto, veja o quadro "Saúde em todos os tamanhos", na pág. 267).

Respeitar e valorizar seu corpo é fundamental para se reconciliar com ele e com sua genética. Talvez seja a coisa mais difícil que você vai fazer, pois se trata de um exercício poderoso de resistência à cultura da dieta e ao estigma do peso. Não é possível fazer as pazes com a comida de verdade se você está em guerra com seu corpo (isso é ainda mais difícil se você tiver alguma doença crônica ou deficiência ou se for uma pessoa trans). Se você priorizar fazer as pazes com a comida e com seu corpo (recuperando o Comer Intuitivo), conseguirá relaxar. Caso contrário, sua vida será um eterno cabo de guerra.

É normal entrar em pânico ao pensar em respeitar o corpo porque ele parece tão estranho, até errado. Mas fazer isso lhe permitirá percorrer as etapas do Comer Intuitivo com mais facilidade. Ironicamente, observamos uma diferença marcante entre os pacientes que conseguem se afastar de metas de peso específicas e passam a respeitar o próprio corpo e aqueles que não conseguem. Os que conseguem são mais pacientes com o processo do Comer Intuitivo, o que lhes permite explorar mais e avançar mais rápido.

Aqueles que têm dificuldade para respeitar o próprio corpo acabam entrando em conflito. Quando sentem repulsa, enfrentam o forte desejo de fazer dieta e "se livrar disso". Esse desejo se alterna com os eventuais sentimentos de tranquilidade que surgem durante o processo do Comer Intuitivo. São esses momentos de paz, no entanto, que lhes dão esperança para continuar comendo de forma intuitiva.

## Por que "respeitar"

Escolhemos a palavra "respeito" como ponto de partida para resolver as questões com o corpo. Para a maioria das pessoas, trata-se de um objetivo difícil. Ter em mente esses pontos facilitará a ideia de respeito corporal. Você não precisa gostar de todas as partes do seu corpo para respeitá-lo. Na realidade, nem precisa aceitar imediatamente sua aparência para respeitá-lo. *Respeitar o corpo significa tratá-lo com dignidade, mas também manter o propósito de atender a suas necessidades básicas.* Muitos de nossos pacientes tratam seus animais de estimação de maneira mais respeitosa do que fazem com o próprio corpo, pois os alimentam, os levam para passear e são carinhosos com eles. Essa metáfora pode ser útil em sua jornada: o que você faria por seu amado bichinho de estimação? Como cuidaria dele?

Respeitar o corpo é um ponto crucial para se tornar um Comedor Intuitivo. Não é fácil. Nossa cultura tem um preconceito intrínseco contra os corpos de tamanhos maiores, ao mesmo tempo que valoriza a aparência e concede poder social baseado no ideal cultural de magreza. É importante reconhecer que o preconceito existe porque pode parecer que você é um salmão nadando rio acima contra a corrente da norma cultural. Afinal de contas, ele está à nossa volta de forma sutil e evidente, no visual das atrizes magérrimas estrelando anúncios de refrigerantes dietéticos e nas chamativas capas de revistas, entre as quais a edição da revista *People* "Dieta: conheça os vencedores e perdedores do ano. Quem engordou, quem entrou em forma e como eles chegaram lá". É preciso fazer um esforço consciente para se afastar dessa regra da cultura da dieta. Só porque a busca de um corpo de tamanho menor é a regra da sociedade não significa que ela seja correta. Além disso, essa regra nociva é generalizada, o que exige uma resistência ativa para enfrentar a opressão corporal. A maior parte das pessoas terá benefícios se ingressar em uma comunidade de apoio, porque a discriminação do corpo é flagrante.

## Como respeitar o seu corpo

Pense no respeito ao seu corpo de duas maneiras. Primeira, tornando-o confortável; segunda, sendo sensível às suas necessidades básicas. Você merece se sentir à vontade e ter suas necessidades básicas atendidas.

Considere as seguintes premissas básicas do respeito ao corpo:

- Meu corpo merece ser alimentado.
- Meu corpo merece ser tratado com dignidade.
- Meu corpo merece ser vestido de forma confortável e num estilo que eu aprecio.
- Meu corpo merece ser tocado com carinho, com meu consentimento e respeito.
- Meu corpo merece se movimentar confortavelmente, na medida do possível.

Vamos mostrar como tratar o corpo (e a si mesmo) com mais respeito. O conceito é fácil de entender, mas bem mais difícil de implementar. As ideias e ferramentas descritas a seguir ajudaram nossos pacientes a começar um novo relacionamento com seu corpo.

**Fique confortável.** Vamos entrar num aspecto bem particular. Quando foi a última vez que você comprou roupas íntimas? Não ria. É comum a pessoa achar que não merece lingerie ou cuecas novas (na verdade, nenhuma roupa nova) enquanto não conseguir chegar a um peso ou manequim específico. Pense no que isso significa na prática. Usar calcinhas e sutiãs ou cuecas apertadas ou saindo do lugar é muito desconfortável. Como se pode estar confortável com o próprio corpo quando há algo incomodando o tempo todo? Como é possível ficar à vontade quando o corpo está permanentemente espremido por roupas que mal cabem em você? Isso é desafiador sobretudo para as pessoas corpulentas que não conseguem encontrar roupas e lingerie próprias para seu tamanho. Durante décadas as grandes lojas de roupas e os estilistas de moda miravam num único tipo: o consumidor magro branco. A maioria das mulheres americanas (67%) veste acima de 46, embora grande parte das roupas à venda só esteja disponível até o tamanho 44, o que resulta em discriminação contra quem não cabe no tamanho "ideal" preconizado pelas confecções.

Embora inicialmente você possa desdenhar da simplicidade de trocar a roupa íntima, isso teve um impacto significativo em muitos pacientes. "Meu bebê nasceu há alguns meses. A calcinha de gravidez era ridiculamente enorme, mas minha calcinha normal estava muito justa, o que lembrava constantemente que eu estava 'muito grande'. Isso me angustiava, até que decidi comprar umas calcinhas do meu tamanho atual. O curioso é que eu não queria gastar dinheiro nisso, mas paguei caro por um programa de emagrecimento que não funcionou. Fiquei surpresa por uma decisão tão simples fazer tanta diferença no meu bem-estar."

Cassandra estava com 50 e poucos anos e não comprava sutiãs novos fazia anos (os que tinha eram de alta qualidade e muito caros, então duraram bastante). As armações metálicas de seus sutiãs estavam se soltando e machucando sua pele, mas mesmo assim ela não achava que merecesse novos, pois não tinha emagrecido. Isso a deixava infeliz todos os dias. O primeiro passo para respeitar seu corpo foi comprar lingerie. Com isso, ela aprendeu que usar roupas de baixo torturantemente apertadas dificultava seu processo de ouvir os sinais corporais. Bastou uma roupa íntima mais confortável para ficar mais tranquila em relação à alimentação.

O princípio do conforto vai além do vestuário. A maneira como você se veste pode ser um passo na direção de uma nova maneira de respeitar seu corpo. Não estamos dizendo que você seja subserviente à indústria da moda. Nada disso. Vista-se como é de seu costume. Por que a insatisfação com a forma física faria você mudar seu jeito de se vestir? Você não precisa aceitar restos ou roupas de que não gosta. Não há nada de errado em vestir jeans surrados e uma camisa largona se *é o que você costuma usar e se você se sente confortável com isso*. Se, entretanto, você prefere jeans estilosos e uma jaqueta casual e aceita usar uma legging, isso pode afetar como se sente sobre si mesma e seu corpo. É uma questão de coerência. Ter um corpo grande pode ser desafiador por conta da pouca disponibilidade de roupas que caibam e sejam elegantes. Os lojistas estão começando a entender que é preciso oferecer tamanhos mais variados, mas ainda estamos só no início de uma mudança.

Os programas de emagrecimento recomendam que você "se livre das suas roupas de gordo". Caso contrário, está fadado ao fracasso, avisam. Sem falar que a indústria da moda adora que você compre roupas novas e gaste dinheiro com esse tipo de coisa. Mais uma vez, isso é a cultura da dieta lhe dizendo que seu corpo está errado. É função das roupas vestir o corpo, não o contrário. É importante vestir de maneira confortável seu corpo que existe aqui e agora.

**Livre-se das ferramentas de avaliação corporal.** Descobrimos que a maioria dos nossos pacientes que se pesam com frequência tem dificuldade em aceitar seu corpo, pois fica muito aborrecida com os números. Nosso conselho: pare de se pesar. Não esqueça que a balança é o instrumento de opressão da cultura da dieta.

Além disso, tome cuidado ao usar a calça jeans justa como uma espécie de balança ou ferramenta de avaliação. Depender de uma peça e experimentá-la todo dia, ou toda semana, pode comprometer igualmente como você se sente sobre si mesmo e sobre seu corpo. É importante não organizar a vida em torno de um tamanho arbitrário. Em vez disso, construa uma vida que funcione, dia após dia, em seu corpo aqui e agora.

Jamie, uma jovem contadora que trabalha em uma empresa de relações públicas, estava se saindo bem com o Comer Intuitivo. Parou de fazer dieta e respeitava sua fome e sua saciedade. Chegou a se livrar da balança, mas começou a avaliar seu progresso com uma saia-lápis justíssima. Toda vez que tentava vesti-la, se sentia mal, pois a mensagem era clara: "Você não progrediu o suficiente. Precisa perder mais peso." Jamie acabou se livrando da saia e de seus sentimentos ruins sobre seu corpo. *Qualquer pessoa vai se sentir desconfortável em uma roupa muito justa, seja qual for o tamanho de seu corpo.*

**Pare com o jogo da comparação.** As pessoas têm vergonha de admitir, mas quando entram num local já começam o jogo silencioso da comparação, que gira em torno da pergunta: "Como é meu corpo em comparação com os outros?" Você já deve ter feito isso (talvez sem nem se dar conta).

As pessoas que sofrem mais com o estigma do peso podem se perguntar "Será que sou o mais gordo aqui?" e "Corro perigo aqui?" como estratégia para lidar com o medo de ser estigmatizadas. Para quem tem o privilégio da magreza, a pergunta pode ser: "Quem tem o melhor corpo? Como está minha classificação em comparação com a dos outros?" A comparação pode ser um jogo perigoso, pois talvez leve a uma sensação fugaz de superioridade e acabe provocando mais inveja e mais insegurança. E, de qualquer modo, no fim todos acabam se sentindo mal.

Tivemos pacientes que admiravam e invejavam o corpo de um desconhecido. Eles não só se sentiam mal consigo mesmos como fantasiavam que, se fossem magros, isso resolveria tudo que os incomodava na vida (algo mais fácil e menos ameaçador do que resolver as coisas que provocam estresse, como dificuldades conjugais ou trocas de emprego). "Ah, se eu tivesse o corpo deles. Eles devem malhar todo dia. Veja como comem... Não devem comer carboidratos. Eu deveria fazer isso. Tem algo errado comigo. Preciso me esforçar mais." Essas são premissas fortes. Você não sabe o que a pessoa está comendo. Ela pode ter feito uma cirurgia (como a lipoaspiração), sofrer de um transtorno alimentar ou mesmo ter câncer. Você não pode julgar o corpo de alguém e presumir que foi "conquistado". A pessoa pode apenas ser geneticamente programada para ser fisicamente menor.

Em uma consulta, Kate contou que um dia, em uma festa, tinha visto uma mulher com um corpo que julgou incrível. Kate achou que poderia alcançar aquele "resultado" caso se esforçasse mais. Mal sabia ela que a tal mulher era minha paciente (Evelyn) e tinha câncer (obviamente, não contei isso a Kate, por conta da relação de confidencialidade com a paciente). Ela havia admirado uma mulher que estava em quimioterapia. Conclusão: nunca se sabe o que está por trás das aparências, mesmo que seja um amigo ou parente seu. Já atendemos pessoas cujo cônjuge ou companheiro(a) não sabia de seu transtorno alimentar ou sua doença. É normal querer mais segurança e invejar alguém que parece ter sido privilegiado com seu corpo.

Jogar o jogo da comparação corporal pode levar a mais alimentação desconectada e insatisfação corporal. O processo do Comer Intuitivo, no entanto, redireciona o foco para nossas necessidades e nossos interesses em vez de basear nossas decisões nas percepções dos corpos dos outros e suas escolhas alimentares, como demonstra o próximo caso.

Sheila e Cassie tiveram sua cota de dietas e ambas compararam calmamente seus corpos e decisões alimentares (este é outro lamentável subproduto da cultura da dieta: a vigilância constante do corpo e da comida). Quando Sheila adotou o Comer Intuitivo, essa dinâmica começou a mudar. Ela progrediu bastante ao longo de seis meses. Aceitou o processo e estava se sentindo bem. Nesse meio-tempo, sua vizinha, Cassie, tinha acabado de sair de outra dieta radical e se orgulhava muito do peso que perdera.

Naquela noite, Sheila e Cassie saíram juntas para jantar com os maridos. Sheila comeu o que quis, se alimentou bem e ficou satisfeita. Já Cassie, orgulhosa, comeu feito um passarinho e se vangloriou de como era simples sua dieta atual (outro fenômeno da cultura da dieta é propagandear em voz alta sua mais recente e maravilhosa dieta, seu estilo de vida, programa alimentar, etc.). Sheila caiu na armadilha da comparação e passou a achar que tinha comido demais. Por sorte, continuou escutando sua voz intuitiva, que lhe recomendou que respeitasse seu corpo e o nutrisse. Sua voz gentilmente lembrou que Cassie estava no caminho do fracasso com a dieta e que a euforia não duraria. Sheila sabia disso por experiência própria.

A competição particular de Sheila com Cassie fez com que ela se sentisse inferior em relação ao próprio corpo e a sua evolução. No entanto, Sheila continuou a se concentrar em sua jornada para o Comer Intuitivo. Como era de esperar, um mês depois Cassie "fracassou" em outra dieta e passou a ter episódios de compulsão. Um ano depois, Sheila continuava firme com o Comer Intuitivo e tranquila com seu corpo. Enquanto isso, Cassie continuava presa à cultura da dieta. Em vez de tragada de volta para a cultura da dieta e a comparação, Sheila sentiu compaixão de Cassie e torceu para que a vizinha um dia fosse tão livre e bem resolvida como ela.

**Faça o que é melhor para você em "grandes eventos".** Não importa se é um reencontro de colegas do colégio ou um casamento, é natural querer exibir seu melhor visual em ocasiões importantes. Se isso envolver fazer dieta para entrar naquela roupa especial, não vai dar certo. Vai ser só mais um ciclo de perder e recuperar peso, a única diferença sendo que dessa vez com um propósito específico.

Sempre haverá ocasiões importantes em sua vida. Uma paciente nossa foi à cerimônia de entrega do prêmio Grammy para acompanhar o marido, que estava concorrendo. Obviamente, ela queria não apenas fazer bonito, queria brilhar, mas ficou claro que não conseguiria fazer seu corpo chegar ao tamanho que considerava ideal a tempo do prestigioso evento. Sua ideia vinha da cultura da dieta, em que ter uma aparência ótima significa ter aparência mais magra. Desesperada, ela pensou em fazer um jejum rápido. Diante da pergunta "Quando você vai parar de fazer dieta?" – sim, porque sempre haverá um prêmio ou algum outro grande evento, alguma "boa" razão para emagrecer –, ela percebeu que seria inútil continuar a fazer dietas radicais motivadas pela competição de seu corpo com o de outras mulheres. E viu como a busca pelo emagrecimento perpetua o estigma do peso. Assim, ela decidiu respeitar seu corpo naquele momento, manteve seu estilo de vestir e encomendou uma roupa sob medida. Dessa vez, no entanto, a roupa foi criada para a realidade de seu corpo naquele momento. Ela não precisou se espremer num vestido de festa e se preocupar com cada movimento, mas manteve o tipo de penteado, os acessórios brilhantes, etc. A única diferença foi que dessa vez se sentiu confortável.

É muito fácil embarcar na mentalidade de dieta se você justificar para si mesmo que tudo bem fazer dieta para um evento especial. Quanto mais se cobrar um determinado tamanho de corpo, maiores os riscos de isso lhe criar problemas. Jesse, por exemplo, sempre entrava em pânico quando surgia uma ocasião especial, fosse um casamento ou o almoço de fim de ano da empresa, quando tinha que fazer um discurso. Primeiro ela se preocupava com a roupa, partindo em uma busca frenética por butiques. Acabava comprando um vestido arrasador, só que um pouquinho apertado – sempre pensava no seu "corpo futuro", e não no corpo que tinha na hora de comprar, mas sabia que conseguiria "chegar ao peso" para o grande dia, tal qual um boxeador se preparando para a pesagem no dia da luta. À medida que a data do grande evento se aproxima, Jesse sentia a pressão aumentar, então passava a experimentar o vestido todos os dias, culpando-se por não entrar nele. Nisso, começava a pular refeições. No dia D, ela só se permitia um café da manhã leve, depois ficava em jejum até a hora da festa, para garantir que entraria no vestido. Sim, ela entrava no vestido, mas durante o evento comia demais (discretamente, é claro). Afinal, seu corpo estava faminto e ela dizia a si mesma que merecia aproveitar. A combinação de estômago cheio com vestido apertado só piorava seu desconforto físico e ela passava a noite preocupada com seu corpo em vez de se divertir.

Algo preocupante é que um dos cenários em que vemos esse tipo de comportamento acontecer com mais força são as festas de casamento, com o fenômeno cultural da noiva que faz dieta para entrar no vestido e assim imortalizar o momento em fotos. O triste é que isso a torna uma cliente recorrente da indústria do emagrecimento pelo resto da vida, porque toda vez que folheia o álbum seu foco está no corpo, não em relembrar as emoções daquele dia especial.

Quanto tempo e energia você já gastou para deixar seu corpo pronto para um grande evento? E se essa energia fosse direcionada para reconhecer suas qualidades interiores, como inteligência, sagacidade ou capacidade de escutar? E se você chegasse preparado ao evento, tendo investido seu tempo em pensar em maneiras de entabular conversas significativas ou conhecer gente nova? Provavelmente se divertiria mais.

Jimmy quase não foi ao reencontro de 20 anos de seus colegas de colégio porque achou que estava muito gordo e não tinha um terno que servisse. Não conseguia se imaginar comprando um de tamanho maior. No fim, decidiu deixar de lado essas preocupações e foi mesmo assim. Em vez de se preocupar com o corpo, Jimmy se concentrou em descobrir o que seus velhos amigos tinham feito da vida e dançou a noite inteira (e olhe que ele não dançava fazia anos!). A experiência superou em muito suas expectativas. Ele descobriu que sua "antiga personalidade", charmosa e engraçada, adorava se divertir e dançar. Ao longo dos anos, a guerra particular travada por Jimmy com o próprio corpo só servira para isolá-lo e impedi-lo de fazer as coisas de que gostava. A triste ironia é que ele quase deixou de ir ao evento por achar que não estava pronto fisicamente.

**Pare de atacar seu corpo.** Quanto mais se concentra nas "imperfeições" do seu corpo, mais vergonha e preocupação você cria. É difícil respeitar seu corpo quando você está constantemente se castigando por ter a "aparência errada".

Muitos pacientes nossos se surpreendem com a frequência dos ataques que fazem ao próprio corpo. E você? Experimente fazer essa contagem por um dia, ou mesmo por algumas horas. É aterrador como somos estimulados a nos preocupar com nosso corpo, seja ao olhar rápido o nosso reflexo na vitrine ou ao passar diante de um espelho. Cada pensamento depreciativo equivale a mais um prego no caixão da satisfação corporal. Quando nos deixamos levar por esses pensamentos, mais infelizes e frustrados ficamos, e isso afeta a maneira como nos sentimos a respeito de nós mesmos de maneira geral.

Em vez de se concentrar no que você não gosta em seu corpo, concentre-se em sua relação com ele e em como pode melhorá-la sendo mais gentil consigo mesmo. Comece pelo básico. Talvez uma destas declarações inspire você:

- Adoro que minha mão possa segurar a mão de meu parceiro/minha parceira ou de minha filha/meu filho.
- Sou grato por meus pés permitirem que eu caminhe.
- Percebi que meu sorriso me conecta às pessoas.
- Que sorte eu tenho por minha pele permitir que eu sinta o toque.

Quando você participa de conversas depreciativas sobre seu corpo ou o de outras pessoas, está perpetuando o estigma do peso. Estudos mostram que se abster desse tipo de discussão ajuda a diminuir a insatisfação corporal, as dietas e os sintomas de transtornos alimentares.

*Respeite a diversidade corporal, especialmente a sua.* Existimos em todos os formatos e tamanhos, mas de alguma forma esperamos ter um "tamanho único", desde que ele seja magro. Se estimularmos esse estigma cultural, vai levar mais tempo até que as regras sociais se transformem em uma aceitação saudável da diversidade corporal.

Há muitos fatores que contribuem para o peso de uma pessoa, especialmente a genética. Você pode achar, por exemplo, que só porque alguém tem um corpo maior, está comendo em excesso, mas vários estudos provaram que isso não é necessariamente verdade. A espécie humana tem uma grande variedade de tamanhos, não um único tipo de corpo. Sim, existem aqueles que comem de forma compulsiva. Sim, existem os que não são ativos. Mas não podemos presumir que alguém com um corpo maior come em excesso e é sedentário. Assim como não podemos presumir que uma pessoa magra seja saudável e ativa. Vários estudos clássicos sobre gêmeos mostram que a genética desempenha um papel importante na nossa estrutura corporal.

Cuidado com os estereótipos em relação às pessoas corpulentas. Tente ser neutro e compreensivo. Verifique seus preconceitos logo no início da interação.

É importante reconhecer que algumas pessoas são naturalmente mais longilíneas, embora sejam uma minoria. Da mesma forma, não podemos presumir que, só porque a pessoa é magra, ela tem um transtorno alimentar ou é obcecada por dieta.

**Seja realista.** Se, para manter ou chegar ao peso ideal, é preciso viver à base de alface e água e passar horas na academia, é evidente que seu objetivo não é realista. Se seus pais têm sobrepeso, são grandes as chances de você nunca vir a ter a magreza de uma top model. Lembre-se que a genética é uma forte determinante do tamanho.

**Trate bem seu corpo.** Seu corpo merece ser mimado e tratado com os recursos que você tiver. Se puder, marque sessões de massagem, mesmo que sejam apenas 15 minutos no pescoço pelas mãos de um amigo querido. Experimente fazer sauna e hidromassagem, se tiver acesso a isso. Passe cremes hidratantes. Tome banhos de imersão com óleos e sais de banho (experimente com luz de velas e música clássica!). Esses mimos mostram que você respeita seu corpo e quer se sentir bem.

**Veja seu corpo como um instrumento, não como um enfeite.** Esse é um mantra poderoso criado pelos donos da Beauty Redefined, uma organização não governamental sem fins lucrativos fundada por Lexie Kite e

Lindsay Kite, especialistas em resiliência da imagem corporal (capacidade de se fortalecer contra os males provocados pela auto-objetificação do corpo). É importante se concentrar não na sua aparência, mas nas coisas que seu corpo é capaz de fazer. Focar na aparência é uma forma de objetificação que mina a autoestima.

## Seu peso natural

Uma das primeiras perguntas que os pacientes nos fazem é "Você pode me ajudar a emagrecer?" ou "Qual é o meu peso ideal?". Como dissemos, somos compreensivas com quem deseja emagrecer, algo bastante comum na cultura da dieta. Mas nossa sincera expectativa é de podermos ajudar as pessoas a mudar seu foco para ter prazer em comer e tratar seu corpo com respeito e gentileza. Ninguém pode dizer qual é o peso ideal. Na realidade, a edição de 1990 do *Guia Alimentar* dos Estados Unidos descartou a recomendação de que os americanos atinjam ou mantenham determinado peso, porque ninguém sabe exatamente como chegar a esse número. Infelizmente, o *Guia Alimentar* do período 2015-2020 pede aos americanos que "mantenham um peso corporal saudável", baseado no inacreditavelmente falho IMC, que é uma proporção entre peso e altura para determinar as categorias de peso.

No início, o IMC era usado como ferramenta de triagem para grandes populações. Ele foi criado há mais de 200 anos por um matemático que *nunca* pretendeu usá-lo em indivíduos, menos ainda como indicador de saúde!

Vários estudos abrangentes mostraram os sérios problemas de se usar o IMC:

- Wildman e colaboradores (2008) descobriram que o uso do IMC como indicador de saúde resultou no diagnóstico errado de mais da metade da população americana (51%) como não saudável.
- Uma equipe de pesquisa da Universidade da Califórnia em Los Angeles (UCLA) descobriu que 54 milhões de americanos foram rotulados como "obesos ou com sobrepeso", mas que na verdade eram saudáveis segundo os indicadores metabólicos (Tomiyama et al., 2016).

- No livro seminal *The Obesity Paradox: When Thinner Means Sicker and Heavier Means Healthier* (O paradoxo da obesidade: Quando o mais magro é mais doente e o mais pesado é mais saudável), de 2014, o cardiologista e pesquisador Carl J. Lavie descreve os inúmeros problemas em usar o IMC e focar no peso em vez de no comportamento para prever resultados de saúde.

O IMC também tem sido criticado porque não leva em consideração a composição muscular. A questão é que músculo pesa mais que gordura. É por isso que muitos atletas profissionais têm valores altos de IMC, o que os classificaria como com sobrepeso quando na verdade são magros. Muito mais importante do que um número é a questão de como melhorar a saúde da nação. Se os fatores necessários para melhorar a saúde podem ser mudados, todos se beneficiam, seja qual for o IMC.

Nós concordamos. É por isso que usamos, em parte, o conceito de *peso determinado geneticamente*. Esse é o peso que seu corpo vai manter se você comer de modo *normal/intuitivo* e tiver uma rotina *normal* de atividade física.

O problema com a maioria das pessoas que vemos é que sua relação com a alimentação *não* é normal, devido a anos de dietas.

O peso determinado geneticamente pode não coincidir com o peso que você tem em mente. Às vezes, o peso que muitas pessoas desejam alcançar ou manter tem mais a ver com a estética do que com a não comprovada busca da saúde. Segundo os Institutos Nacionais de Saúde dos Estados Unidos, muitos americanos que têm o peso adequado a sua genética continuam tentando emagrecer, e fazem isso, em parte, para buscar atingir um padrão irreal, por exigências de cuidados com a saúde, pelas políticas de saúde pública e pelo permanente estigma do peso.

Um estudo inspirador examinou o peso das candidatas a Miss América e das coelhinhas da *Playboy* entre os anos 1959 e 1988 e descobriu que o peso e o tamanho médios dessas mulheres *diminuíram* com o passar dos anos, chegando a um nível de magreza que é um dos critérios para diagnóstico de anorexia nervosa. Se o ideal cultural das mulheres coincide com sinais de um transtorno alimentar, elas não estão apenas perseguindo um objetivo irreal, e sim numa busca potencialmente perigosa (lembrando que pessoas dos mais diversos tamanhos desenvolvem transtornos alimentares). Em 2011 a fundação Succeed encomendou uma pesquisa sobre imagem corporal no Reino Unido cujos resultados inspiraram uma campanha baseada na ciência que buscava melhorar a imagem corporal, bem como prevenir transtornos alimentares. A pesquisa revelou o seguinte:

- 30% das mulheres disseram que dariam pelo menos um ano de vida em troca de alcançar o peso e o formato de corpo ideais.
- 46% das mulheres já foram ridicularizadas ou maltratadas por causa de sua aparência.

Se você sonha ter determinado peso da época em que fazia dieta, lembre-se que está perseguindo algo irreal, pois foi o peso a que seu corpo conseguiu chegar quando forçado a isso. A pesquisa mostra que o processo de dieta em si, de perder ou reciclar o mesmo peso perdido ou ganho, é prejudicial à saúde.

Para muitas pessoas, a insatisfação com o corpo é causada pelo estigma do peso – e você talvez não tenha consciência da força desse estigma. Vamos explicar o que ele significa e por que é importante.

## Estigma do peso

O que é? O estigma do peso é uma forma de preconceito e estereótipo relatada em níveis comparáveis à discriminação racial (Puhl e Suh, 2015; O'Hara e Taylor, 2018). E isso sem nem considerar o múltiplo estigma que é quando levamos em conta a interseccionalidade\* de grupos marginalizados que também são estigmatizados por deficiência, cor de pele, gênero, identidade sexual, idade e raça. De acordo com a Associação Nacional de Transtornos Alimentares dos Estados Unidos (NEDA, na sigla em inglês), a discriminação baseada no peso ocorre com mais frequência do que a de gênero ou idade. A incidência do estigma do peso cresceu 66% com o aumento das campanhas de saúde pública para prevenção da "obesidade" (Daníelsdóttir

---

\* Kimberle Crenshaw, professora de Direito na UCLA e na Faculdade de Direito de Columbia, criou o termo "interseccionalidade".

et al., 2010). Esse estigma existe em todos os segmentos da sociedade e pode se apresentar das seguintes formas:

- Ser alvo de deboche por causa do formato ou tamanho de seu corpo.
- Ouvir comentários negativos sobre seu peso, inclusive por parte de profissionais de saúde.
- Sofrer pressão para perder peso a fim de ser aceito.
- Elogiar alguém por ter emagrecido.
- Ser evitado, excluído ou ignorado por causa de seu peso.
- Sofrer bullying por parte de colegas de trabalho ou chefes por causa do tamanho ou formato de seu corpo.
- Ser obrigado a participar de programas de bem-estar ineficazes no local de trabalho, muitos dos quais centrados no peso, de modo a diminuir o uso do plano de saúde.
- Não encontrar roupas de seu tamanho nas lojas.
- Ser obrigado a pagar a mais por um assento extra no avião.
- Ser recusado pelo plano de saúde por causa de seu peso ou ser obrigado a perder peso para conseguir fazer um procedimento médico como cirurgia, colocação de prótese numa articulação, transplante de órgãos ou tratamento de infertilidade.
- Não ser contratado por causa do tamanho do seu corpo.

## Consequências do estigma do peso para a saúde

O estigma do peso por si só é um risco independente para muitos problemas de saúde (Puhl e Suh, 2015; Wu e Berry, 2017; Messenger et al. 2018), entre os quais:

- Aumento da pressão arterial, marcadores de inflamação no sangue (proteína C-reativa), marcadores de estresse (níveis de cortisol e F2-isoprostano), HbA1c (indicador de regulação do açúcar no sangue), síndrome metabólica, sintomas de depressão e de transtornos de ansiedade, autoestima baixa e elevada insatisfação com a imagem corporal.
- Aumento no risco de mortalidade e de diabetes tipo 2.

## Problemas de assistência médica

Um conjunto de pesquisas mostra que a assistência médica é uma das principais fontes de estigma do peso (Mesinger, Tylka e Calamari, 2018), o que leva a sérias consequências, como:

- Pessoas com um corpo maior evitam buscar assistência médica.
- Diagnóstico errado. Não se pode avaliar alguém apenas pelo tamanho de seu corpo. No entanto, muitos médicos fazem isso. Um exemplo notório é a morte de Ellen Maud Bennett. No obituário dela, a mensagem final que Ellen quis compartilhar era sobre a humilhação por ser gorda que ela sofreu por parte dos profissionais de saúde. Nos últimos anos, sempre que se sentia mal e procurava atendimento médico, ninguém oferecia qualquer apoio ou sugestões além da perda de peso. Quando finalmente recebeu o diagnóstico correto, um câncer inoperável, ela resistiu por poucos dias. Seu último desejo foi que mulheres corpulentas usassem sua morte para defender sua saúde e não aceitassem que a gordura seja o único problema de saúde relevante. (Isto é por você, Ellen!)

## Gordofobia

A gordofobia é um preconceito contra pessoas que têm um volume corporal maior. Infelizmente, ela se tornou uma regra cultural para estigmatizar e intimidar pessoas gordas e tratá-las de forma injusta. Isso também afeta as pessoas mais magras, porque dissemina o medo de engordar.

- Independentemente do seu tamanho, quando vê uma pessoa grande na rua você julga e desdenha? Essa é uma forma de gordofobia.
- Você elogia as pessoas por terem perdido peso? Isso também é uma forma de gordofobia, porque objetifica o corpo e deixa implícito que alguns tamanhos de corpo são melhores que outros.
- Você já demonstrou (on-line) preocupações com a saúde sobre a aparência ou o tamanho do corpo de alguém? Isso é uma forma de intimidação.

De modo geral, quanto maior o estigma do peso, maior o impacto negativo na saúde. Diminuir seu tamanho corporal não acaba com o estigma do peso, apenas o reforça. Todos os corpos e seus variados tamanhos merecem dignidade e respeito.

## Dando adeus à ilusão

Uma das maiores dificuldades enfrentadas por muitos de nossos pacientes é que suas expectativas de peso, baseadas no mecanismo de sobrevivência que gerencia o estigma do peso, não são realistas para os seus corpos, que têm tamanhos variados. Nossos pacientes não gostam de ouvir isso. Para alguns, isso soa como a destruição do sonho de uma vida toda. Mas nós nos recusamos a perpetuar o projeto da cultura da dieta e o mito de que podemos escolher nosso peso. Eticamente, não podemos nos envolver em um processo que é prejudicial em termos psicológicos e biológicos.

Por exemplo, Kathy é uma atriz de 30 anos que foi instruída por seu agente a emagrecer. Ela relatou hábitos alimentares saudáveis e disse que se exercitava quase todo dia por pelo menos uma hora. Depois de uma consulta bem extensa, concluímos que o corpo de Kathy era adequado e proporcional. Emagrecer seria prejudicial ao seu metabolismo e à sua psique. Ela ficou aliviada ao saber disso e decidiu mudar de agente e continuar procurando trabalho até que alguém a escalasse pelo que ela era – uma pessoa saudável.

Muitos de nossos pacientes percebem, em retrospectiva, que viviam num mundo em que, se tivessem aceitado seu corpo quando eram mais jovens, nunca teriam feito a primeira dieta, com todas as suas ramificações negativas. Eles poderiam ter sido felizes na época e continuariam felizes agora.

Pode ser que você precise lamentar a ilusão corporal que buscou e a impressão temporária de paz que sentiu ao optar pelo caminho da dieta. Para muitas pessoas, é o início do difícil trabalho de lamentar a perda de um corpo mais leve e todos os privilégios que isso implica. Considere o preço pago (energia, tempo, investimento emocional) na realização de uma dieta após outra na busca por um corpo fantasioso. Ao dar adeus à fantasia, você abre a possibilidade de aceitar não apenas o seu copo, mas as outras facetas da sua vida. Isso é mais fácil para quem tem um corpo aceito culturalmente. Para quem é mais corpulento, torna-se uma jornada de como viver num mundo que oprime as pessoas mais gordas – a aceitação interior não é suficiente. Encontrar uma comunidade de amigos e um profissional que lhe dê apoio emocional para a dor provocada por qualquer tipo de estigma é o primeiro passo para uma vida plena.

---

### Saúde em todos os tamanhos

O conceito de Saúde em Todos os Tamanhos (HAES)* é aceito por muitas disciplinas. Ele foca na saúde, não no peso da pessoa. A HAES promove a melhoria dos *comportamentos* saudáveis para todos, seja qual for seu tamanho (Bacon e Aphramor, 2011).

Infelizmente, a guerra contra a obesidade com foco no peso contribuiu ainda mais para a preocupação com a comida e o corpo, a perda e a recuperação cíclicas do peso, a distração de outras metas pessoais de saúde, a diminuição da autoestima, os transtornos alimentares, a estigmatização do peso e a discriminação.

O Comer Intuitivo é muito alinhado com a HAES, que atualizou seus princípios em 2013 para incluir a justiça social, como mostramos a seguir:

- **Inclusão:** Aceitar e respeitar a diversidade inerente aos formatos e tamanhos corporais e rejeitar a idealização ou patologização de pesos específicos.
- **Melhoria na saúde:** Apoiar as políticas de saúde que melhorem e democratizem o acesso a informações e serviços, bem como as práticas pessoais que promovam bem-estar, incluindo a atenção às necessidades físicas individuais, econômicas, sociais, espirituais e emocionais, entre outras.

---

* Saúde em Todos os Tamanhos e HAES são marcas registradas da ASDAH (Association for Size Diversity and Health), Associação pela Diversidade de Tamanho e Saúde, usadas com sua permissão.

- **Cuidado respeitoso:** Reconhecer nossos preconceitos e trabalhar para acabar com a discriminação do peso, o estigma do peso e o preconceito do peso. Fornecer informações e serviços a partir da compreensão de situação socioeconômica, raça, gênero, orientação sexual, idade e outras identidades que têm impacto no estigma do peso, e apoiar ambientes que abordem essas desigualdades.
- **Alimentação para o bem-estar:** Promover a alimentação individualizada e flexível, com base na fome, na saciedade, nas necessidades nutricionais e no prazer em vez de qualquer programa alimentar controlado externamente e focado no controle do peso.
- **Movimento para qualidade de vida:** Apoiar as atividades físicas que permitam que pessoas de todos os tamanhos, habilidades e interesses se engajem em exercícios agradáveis, no nível de dificuldade que escolherem.

As pesquisas até o momento indicam que o uso da abordagem HAES está associado a melhorias na saúde relevantes em termos estatísticos e clínicos, entre elas a melhoria da pressão arterial, do nível de gordura no sangue, das atividades físicas e da imagem corporal. Também houve redução nos fatores de risco metabólicos e nos comportamentos de transtornos alimentares. Curiosamente, nenhum estudo constatou mudanças adversas. Essa última descoberta é importante porque algumas pessoas expressaram a preocupação de que *não* focar no peso resultaria em resultados de saúde piores. Não mesmo.

---

Veja o *Guia Alimentar para a População Brasileira* em: BRASIL, Ministério da Saúde, Secretaria de Atenção à Saúde, Departamento de Atenção Básica. *Guia Alimentar para a População Brasileira*, 2a. edição, 1a. reimpr. Brasília: Ministério da Saúde, 2014.

CAPÍTULO 14

# PRINCÍPIO 9
## *Movimentar-se – sentindo a diferença*

Esqueça o exercício raivoso – aquele que só quer expurgar o corpo da gordura. Simplesmente se mexa e sinta a diferença. Mude o foco para a sensação de movimentar o corpo em vez de pensar em queimar calorias. Focar em como se sente ao se exercitar (se tem mais energia, por exemplo) pode ser a diferença entre sair da cama para uma caminhada vigorosa pela manhã e apertar o botão soneca do despertador.

Como você descreveria sua relação com a atividade física? Muitas das pessoas que atendemos estão simplesmente fartas, pois é algo que associam a experiências negativas de planos alimentares e dietas ineficientes. Elas *não* gostam de se exercitar por duas razões: ou começaram alguma atividade por força de uma dieta, ou se castigaram com uma carga tão absurda de exercícios que sofreram lesões. E mesmo assim todas se sentem culpadas achando que não fazem o suficiente.

Se você começou a se exercitar ao mesmo tempo que iniciou uma dieta, é provável que sua ingestão de energia (calorias) fosse muito baixa. E, sem energia suficiente, atividades físicas não são revigorantes, muito menos divertidas. Viram pura obrigação. É muito difícil malhar estando mal alimentado, ainda mais se o consumo de carboidratos for inadequado (o que é comum na dieta crônica).

Os carboidratos são o combustível preferido do exercício físico. Segundo a "Tabela de energia dos carboidratos" (ver pág. 271), uma corrida de 3 quilômetros gasta a quantidade de carboidratos contida em três fatias de pão. Se você restringe regularmente seu consumo de alimentos ricos em carboidratos (como batatas, pães e massas) e acrescenta exercícios físicos à sua rotina, está sobrecarregando seu corpo com um déficit desse nutriente. O corpo *precisa* de carboidratos para as funções biológicas normais. Se não o alimentarmos com a quantidade necessária, ele quebra proteínas musculares para obter energia vital. Isso foi demonstrado em estudos com atletas de resistência: os participantes que não receberam carboidratos suficientes para sua atividade física consumiram aminoácidos de cadeia ramificada (um componente da proteína) para ajudar o corpo a criar energia vital.

É bom lembrar que mesmo os atletas mais preparados e motivados têm dificuldade em se exercitar se estiverem com baixo nível de carboidratos. Esse efeito foi demonstrado num estudo clássico com nadadores universitários de elite conduzido pelo fisiologista David Costill, da Universidade Ball State (Indiana). Os nadadores que não ingeriam carboidratos suficientes *não* conseguiam completar os treinos. Ora, se atletas de elite tinham dificuldade para se exercitar por não se alimentarem direito, por que seria diferente com você? E, apesar de a moda da Keto ter se infiltrado também no mundo esportivo, essa dieta vai contra as recomendações do Colégio Americano de Medicina do Esporte (ACSM, na sigla em inglês), da Academia de Nutrição e Dietética dos Estados Unidos e dos Nutricionistas do Canadá (2016).

Se você nunca gostou de se exercitar nem sentiu o "barato" das atividades físicas, é provável que a culpa seja da dieta ou da restrição alimentar típica da mentalidade de dieta. Quando desistem de uma dieta, as pessoas costumam parar também com os exercícios, pois os consideram meros coadjuvantes da dieta. Com isso, ficam as lembranças negativas, o que torna menos provável que queiram voltar a se exercitar no futuro.

| Tabela de energia dos carboidratos | |
|---|---|
| Atividade | Equivalente em fatias de pão |
| *Corrida* | |
| 3,2 km | 3 |
| 9,6 km | 10-11 |
| 41,6 km | 33-37 |
| *Natação* | |
| 200 metros | 1 |
| 1.500 metros | 6 |
| *Ciclismo* | |
| 1 hora | 15-17 |

Adaptado de D.L. Costill, "Carbohydrates for Exercise: Dietary Demands for Optimal Performance", *International Journal of Sports Medicine* 9:5 (1988).

Não admira que quem faz dieta crônica tenha dificuldade em manter uma prática regular de exercícios. Quem vai querer submeter seu corpo continuamente a algo que *não* traz uma sensação boa? Muitos pacientes se culpam por não ter força de vontade. É como se condenar por não conseguir fazer um carro andar de tanque vazio, movido apenas a "força de vontade". Só que, para colher os muitos resultados positivos da atividade física, é preciso fazer um esforço repetido.

Muitos de nossos pacientes chegaram ao esgotamento, tanto físico como mental, por causa de treinos excessivos. Assim como as dietas radicais e os programas alimentares rígidos, os exercícios radicais não são duradouros. Eles costumam ser o recurso de quem está determinado a entrar em forma e emagrecer rápido. A pessoa começa fazendo muitas atividades em um curto período de tempo e acaba ficando muito dolorida ou detestando o exercício – ou ambos.

Há ainda quem fique intimidado ao sentir o estigma do peso na academia.

Veja outras razões pelas quais as pessoas que fazem dieta crônica não têm vontade de começar ou continuar a se exercitar:

- Experiências ruins na escola, incluindo ser forçado a correr na quadra ou fazer exercícios como castigo, ser alvo de zombaria por ser descoordenado, não ser escolhido para formar times.
- Atos de rebeldia contra os pais, cônjuge e outras pessoas que recomendam os exercícios físicos como uma "dieta do bem": "Você deveria ir correr", "Você deveria ir à academia" e por aí vai.

## Eliminando as barreiras ao exercício físico

Em vez de insistir com nossos pacientes que já saiam fazendo alguma atividade, esperamos até que eles estejam prontos. Adiar isso por algumas semanas, talvez meses, não fará muita diferença em um compromisso para a vida toda. Não se preocupe se não estiver com vontade de calçar tênis e sair para correr, ainda mais se você tiver tendência a exagerar nos exercícios. Há várias soluções para as barreiras que impedem você de se exercitar.

### Foco na sensação

Descobrimos que um dos caminhos para se exercitar regularmente é se concentrar na *sensação* que a atividade proporciona em vez de pensar no número de calorias gastas. (Toda vez que presta atenção nas sensações internas de seu corpo você está usando, de alguma forma, sua consciência interoceptiva, que é uma espécie de treinamento para o Comer Intuitivo.) Em vez de apenas aturar ou se acabar nos exercícios, avalie como se sente ao longo do dia (incluindo durante o exercício e logo depois de terminar). Qual é a sensação em relação a:

- Nível de estresse: Você está conseguindo lidar melhor com o estresse? Sente menos tensão? É mais fácil ter calma para superar as situações adversas ou se adaptar a elas?
- Nível de energia: Você se sente mais alerta? Tem um pouco mais de ânimo? Se faz exercícios pela manhã, se sente mais ativo ou mais letárgico?
- Sentimento geral de bem-estar: Sua perspectiva melhorou?

- Sensação de poder: Você se acha uma pessoa mais determinada? Você diz "Eu consigo fazer isso" e aproveita o dia?
- Sono: Você dorme mais profundamente e acorda se sentindo renovado?

Se você está num período de inatividade, é especialmente importante observar esses sentimentos. Eles serão sua referência. Compare a diferença entre quando você fez exercícios e quando não fez. Observe qual foi a sensação. Quando você realmente sentir a diferença entre se movimentar com regularidade e ser sedentário, os sentimentos positivos podem ser um fator motivador para continuar. Por que você pararia de fazer algo que é prazeroso? Se, em vez disso, você se exercitar com uma mentalidade de dieta, acaba se acostumando a começar e parar, exatamente como cada nova tentativa de emagrecer.

Lembre-se: *é importante tirar o foco e a intenção do exercício da queima de calorias.* Procure pensar em *como você se sente*!

## Dissociar o exercício da perda de peso

É amplamente aceito que a atividade física é o único elemento repetidamente associado à saúde a longo prazo. Ela desempenha um papel significativo no metabolismo e na preservação da massa muscular magra. Mas, se seu principal foco for a perda de peso, isso não o motivará a se exercitar por muito tempo. Servirá apenas como um cartão de ponto a ser marcado por um funcionário entediado. E, quando a recompensa não aparece com a rapidez desejada, a atividade se torna desinteressante. Pesquisadores também dizem que já era hora de dissociar o exercício da perda de peso porque isso reduz a miríade de benefícios à saúde (Chaput et al., 2011). O movimento é importante por si só e deve ser considerado uma forma de promover a saúde, aumentar a qualidade de vida e prevenir doenças. Usar a perda de peso como razão final para a atividade física também pode levar ao exagero na frequência e na intensidade.

# A atividade física é a maior proteção contra o estresse

O exercício ajuda a proteger o corpo dos efeitos do estresse crônico, capaz de criar um desequilíbrio hormonal que resulta em aumento da produção de cortisol no corpo e torna a insulina menos eficaz (processo conhecido como resistência a insulina). Aumentos no cortisol também estão associados à elevação da liberação de neuropeptídeos Y (que, como você deve se lembrar, aumentam o apetite).

Mas a atividade física regular pode neutralizar esse efeito ao aprimorar a eficácia da insulina e do humor. Além disso, o movimento constante melhora o sono, que fica irregular nos períodos de estresse. Vale lembrar que a privação de sono está associada a resistência à insulina e a distúrbios na regulação do apetite.

## O movimento como autocuidado

Jovens e velhos, pessoas de qualquer tamanho, todos se beneficiam da atividade física. Ela faz bem e ajuda a prevenir problemas de saúde ao longo da vida. Entre os benefícios específicos estão:

- Fortalecimento da estrutura óssea
- Aumento da tolerância ao estresse
- Diminuição da pressão arterial
- Redução do risco de desenvolvimento de doenças crônicas, como problemas cardíacos, diabetes, osteoporose, hipertensão e alguns tipos de câncer
- Aumento do colesterol bom (HDL) e diminuição do colesterol total
- Fortalecimento do coração e dos pulmões
- Aumento da taxa metabólica basal, o que mantém a massa corporal magra e acelera a produção de energia nas células
- Redução do risco de acidente vascular cerebral "silencioso" (Gandey, 2011)
- Melhora dos sinais de saciedade e regulação do apetite (Chaput et al., 2011)

- Melhora no humor (Chaput et al., 2011)
- Melhora na aprendizagem e na memória (Chaput et al., 2011)
- Previne ou atrasa o declínio cognitivo associado ao envelhecimento (Chaput et al., 2011)

## Não caia nas armadilhas mentais contra o exercício físico

Se você teve uma mentalidade de dieta por anos, é bem provável que resquícios dela tenham gerado armadilhas mentais contra a prática de atividades físicas. Vamos identificá-las e refutá-las:

**"Não vale a pena."** Conhecemos muitas pessoas que só saem para caminhar se tiverem ao menos uma hora disponível. Qualquer coisa abaixo disso "não conta". Uma caminhada de 15 minutos na hora do almoço não conta – elas preferem não fazer nada. É comum nossos pacientes desconsiderarem seu treino porque não alcançaram a meta recomendada – eles malham só três vezes por semana, não cinco, então "não conta". Mais uma razão para manter o foco na sensação que o exercício proporciona, não nos números.

Além disso, ao longo do tempo tudo conta. Gostaríamos de tirar o poder dos números relativos ao peso, às calorias e mesmo aos minutos de exercícios, mas os usamos para mostrar como até mesmo o menor dos movimentos é importante.

| Atividade | Tempo gasto em 1 ano |
|---|---|
| 5 minutos subindo as escadas no trabalho duas vezes por dia, cinco dias por semana | 43 horas |
| 10 minutos de caminhada ao levar o filho para a escola três vezes por semana | 26 horas |
| 15 minutos cortando a grama do jardim uma vez por semana | 13 horas |

**Confundir estar ocupado com atividade física.** Sua vida pode ser muito agitada, mas *estar ocupado não é a mesma coisa que estar ativo fisicamente*. Muita gente vive "correndo pra lá e pra cá" de carro. A não ser que você seja o Fred Flintstone, dirigir não é uma atividade física. Qualquer um dos itens a seguir pode contribuir para uma vida sedentária:

- Passar horas *sentado* no trajeto para o trabalho (no carro, no táxi, em trem, ônibus).
- Ficar sentado à mesa de trabalho o dia todo (mexer com papéis e botões de telefone não é diferente de mexer no controle remoto).
- Trabalhar o dia inteiro ao computador.
- Ao chegar em casa exausto, sentar e ler e-mails ou pagar contas, comer e ir dormir.

O segredo é encontrar maneiras de incorporar algum movimento ao seu dia a dia. Lembre-se que agendas lotadas e esforço mental podem manter a mente ativa, mas não são o mesmo que fazer uma atividade física.

**Falta de tempo.** Pergunte às pessoas se o exercício é importante e ouvirá um sim esmagador. No entanto, ele fica de lado à medida que outras obrigações da vida exigem seu tempo e sua atenção.

A pergunta que muitas vezes fazemos aos nossos pacientes que estão vivendo esse dilema da falta de tempo é: Como tornar o exercício uma prioridade não negociável? Não se trata de uma orientação rígida, mas de uma nova forma de pensar o exercício para que ele não desapareça em meio aos afazeres cotidianos. Na realidade, costumamos substituir a palavra "exercícios" por "movimento", para que as pessoas encarem a movimentação do corpo como um dos aspectos importantes da manutenção da boa saúde. Não precisa ir à academia para se exercitar, basta encontrar uma forma realista de incluir algum tipo de movimento agradável e regular em sua vida.

Se isso lhe parece impossível, talvez você precise reavaliar suas prioridades ou reconhecer compassivamente que é um privilégio ter tempo disponível para a atividade física. Sua vida pode ter compromissos em excesso por opção ou, se você estiver na linha da pobreza, pode não ser possível adicionar uma atividade física à rotina trabalhando o dia inteiro, fazendo bicos e dependendo do transporte público. Que opções realistas você tem para se cuidar? Ironicamente, muitos de nossos pacientes superocupados atribuem à preguiça o fato de não se exercitarem, quando, na verdade, são realmente muito ocupados!

Uma opção é contratar uma/um personal trainer, se você tiver condições para isso. "Quando marco na agenda para encontrar alguém, inclusive meu professor de ginástica, isso automaticamente se torna uma prioridade", afirmou um paciente. Certifique-se, no entanto, de verificar as credenciais dessa/desse profissional. Ela/ele precisa ter, no mínimo, o diploma em Educação Física e o ideal é que tenha especializações. Faça uma entrevista bem detalhada para ter certeza de que essa pessoa está alinhada com seus objetivos físicos, que nada têm a ver com peso!

**Se não suar, não vale.** É fácil acreditar que a única maneira de entrar em forma é realizar atividades que nos fazem suar muito. Mas não é necessário investir em suor para colher os lucros da boa forma. Já foi amplamente demonstrado que não é preciso realizar exercícios pesados para obter benefícios à saúde. Podemos nos beneficiar até mesmo com atividades simples como jardinagem, varrer o quintal ou caminhar. Essas atividades não fazem suar muito, mas fazem a diferença em termos de condicionamento físico. Num artigo científico que revisou mais de 40 estudos, o CDC (Centro de Controle de Doenças, dos Estados Unidos) e a ACSM (Colégio Americano de Medicina Esportiva) concluíram que *movimentar-se* por 30 minutos na maioria dos dias da semana pode reduzir à metade o risco de doenças cardíacas.

Basta realizar 30 minutos de alguma atividade por dia rotineiramente. Esses 30 minutos *não* precisam ser de uma vez (essa conclusão surpreendeu muita gente). Por exemplo, a atividade pode ser dividida em três sessões de 10 minutos ou duas de 15. Na realidade, um estudo recente mostrou que meros dois minutos de exercícios todo dia aliviam bastante as dores no pescoço e nos ombros (ACSM, 2011). E outro estudo encorajador descobriu que atividades esporádicas de curta duração (definidas como atividades físicas incidentais e não intencionais, que são acumuladas ao longo dos afazeres cotidianos) são muito benéficas (McGuire et al., 2011). Cada minuto conta!

## Iniciando um compromisso para a vida toda

### Seja ativo no dia a dia

As crianças são naturalmente ativas. Correm, dançam, pulam. Conforme crescemos, nossas atividades físicas diminuem, apesar do ritmo de vida acelerado.

Ao contrário das crianças, precisamos buscar conscientemente maneiras de aumentar nossas atividades rotineiras. Comece se perguntando como você pode se tornar mais ativo em seu dia a dia. Por exemplo, considere estacionar o carro um quarteirão distante de onde você trabalha para se obrigar a caminhar por 10 minutos. Quando você leva em conta a caminhada de volta, acaba incluindo uma atividade de 20 minutos em seu dia. Acrescente uma caminhada de 10 minutos durante o almoço e você atingiu a carga mínima para entrar em forma e beneficiar sua saúde. Lembre-se: as atividades comuns fazem diferença (é claro que os exercícios convencionais, como a corrida e a aeróbica, também podem ser incluídos).

Livre-se dos dispositivos que poupam energia e invista na energia humana para intensificar suas atividades diárias:

- Use um cortador de grama manual em vez do elétrico.
- Use as escadas em vez do elevador ou da escada rolante.
- Saia para caminhar com seu cachorro (ou considere adotar um).
- Vá de bicicleta para o trabalho, se a distância permitir.

### Torne o movimento divertido

Em vez de se concentrar em metas de condicionamento físico (como frequência e duração), cada vez mais pesquisas mostram que se concentrar no prazer dos exercícios pode ser um dos fatores mais importantes para conseguir manter uma atividade regular. Para algumas pessoas, o fator prazer pode significar se exercitar com um amigo, um familiar ou um treinador. Pode ser o único momento do dia em que você pode falar livremente com um amigo sem ser interrompido. Ou talvez seus dias sejam tão enlouquecidos com as demandas de outras pessoas que um pouco de solidão traga alegria para seu exercício.

A única coisa que tira a diversão das atividades físicas é se lesionar. Para evitar isso, comece devagar, seja qual for a atividade que escolher. Outras sugestões:

- Escolha atividades de que você goste. Considere participar de um esporte em equipe, como basquete ou vôlei.
- Envolva-se em várias atividades; você não precisa se dedicar a uma só. Ao diversificar, você também diminui os riscos de se lesionar e aumenta o fator diversão.
- Se você se exercita em casa com uma esteira ou bicicleta ergométrica, aproveite para assistir a algum programa de TV ou filme durante a atividade, ou leia algo divertido (em vez de artigos relacionados ao trabalho).
- Torne sua caminhada mais agradável ouvindo música, audiolivros ou podcasts.
- Livre-se dos aplicativos e rastreadores que o deixam fixado num número de calorias ou etapas e afins, porque isso direciona seu foco para os números, e não para o prazer do movimento.

## Torne o movimento uma prioridade inegociável

Pergunte-se: "Como posso arranjar tempo para mexer meu corpo com regularidade?" Marque um compromisso consigo mesmo e respeite-o, como faria com qualquer outro.

Se você viaja muito:

- Leve seus tênis (é uma forma interessante de conhecer uma nova cidade).
- Leve uma corda de pular (é um acessório leve que promove um trabalho cardiovascular em pouco tempo).
- Escolha hotéis com instalações esportivas ou academia (a oferta é cada vez maior).
- Aproveite as escalas nos aeroportos para caminhar nos arredores (depois de horas sentado, é uma ótima ideia).

## Invista em conforto

Sua roupa de ginástica não precisa ser cara ou incrível; o importante é que seja confortável e fresca e que facilite o movimento. Isso também significa se vestir de acordo com a estação do ano. Roupas pesadas, muito usadas por quem quer disfarçar o corpo, podem ser quentes demais. Uma camiseta leve e folgada e uma legging, ou short e camiseta, também funcionam bem. É animador ver marcas esportivas lançando mais coleções de roupas de ginástica para corpos maiores.

Não se esqueça de escolher tênis confortáveis. Não apenas você vai se sentir confortável como se prevenir contra lesões.

## Inclua treino de força e alongamento

*Treino de força* ajuda a recuperar o desgaste muscular provocado pelas dietas. Isso também é importante porque nossa massa muscular magra diminui à medida que envelhecemos. Depois dos 30 anos, perdemos de 3% a 8% de massa muscular por década (English & Paddon-Jones, 2010). Os americanos perdem uma média de cerca de 3 quilos de massa muscular magra a cada década de vida. Portanto, a pessoa que faz dieta há anos está perdendo tecido muscular nos dois processos, de envelhecimento *e* de dieta. Lembre-se que o músculo é um tecido metabolicamente ativo que ajuda a manter o metabolismo acelerado. Na realidade, Bill Evans e Irwin Rosenberg, pesquisadores da Universidade Tufts e autores de *Biomarkers* (Biomarcadores), estimam que nossa taxa metabólica diminui 2% todo ano a partir dos 20 anos. Eles atribuem essa diminuição à perda de massa muscular.

Atividades comuns, ou mesmo atividades vigorosas como a corrida, não nos deixam imunes ao desgaste muscular causado pelo envelhecimento. Um estudo de 10 anos que acompanhou corredores mais velhos (acima de 40 anos) mostrou que, embora eles mantivessem o condicionamento físico com a corrida, perdiam cerca de 2 quilos de músculo nas partes do corpo não trabalhadas. A musculatura das pernas permaneceu do mesmo tamanho, mas a dos braços diminuiu. Houve uma exceção, no entanto, com três corredores que fizeram musculação para a parte superior do corpo. Eles conseguiram *manter* o peso muscular nessa área. Ou seja, é possível evitar essa perda.

O *alongamento* ajuda a prevenir lesões e melhora o desempenho muscular, mantendo os tendões flexíveis, algo muito importante quando envelhecemos. O avanço da idade em geral provoca a perda substancial da flexibilidade dos tendões, o que limita o movimento e aumenta o risco de lesões.

A ACSM recomenda que os treinamentos de força e de flexibilidade sejam integrados ao programa de condicionamento físico para *todos* os adultos saudáveis (Garber et al., 2011). Ele recomenda especificamente:

- Treino de força pelo menos duas vezes por semana
- Uma série de 8 a 12 repetições, com 8 a 10 exercícios, para o condicionamento físico de cada grupo muscular
- Alongamento pelo menos dois ou três dias por semana

## Além do condicionamento físico

Tem alguma coisa errada em querer se exercitar mais para se sentir bem? Não. Só tenha cuidado para não cair na armadilha da perda de peso com dieta e virar um escravo da ginástica e da contagem de calorias consumidas. Descobrimos que aumentar o exercício pode ser uma forma de canalizar a ansiedade enquanto se torna adepto do Comer Intuitivo. O Comer Intuitivo pode parecer estranho e seu progresso pode parecer lento no começo, especialmente se o mundo ao seu redor estiver fazendo dieta ou exaltando o programa alimentar da moda. O exercício físico passa a sensação de que você está efetivamente *fazendo* alguma coisa para melhorar sua saúde. Você *sente* os benefícios.

Uma coisa é dedicar muitas horas a treinar quando a pessoa está se preparando para correr uma maratona ou porque é atleta. Torna-se um problema, no entanto, quando o exercício consome você e começa a interferir no seu dia a dia.

Fazer mais exercícios não é necessariamente melhor. Mas como saber se está se exercitando mais do que deveria? Os sinais de *compulsão* incluem:

- Incapacidade de parar mesmo em períodos de doença ou lesão
- Culpa por perder um único dia de treino
- Incapacidade de dormir à noite – sinal de treino em excesso
- Exercitar-se como punição por achar que comeu demais (digamos, correr 2 quilômetros a mais para compensar uma fatia de torta)
- Medo de engordar subitamente se ficar um único dia sem se exercitar

## Lembre-se de descansar

A lição mais difícil que aprendi (Evelyn) ao competir em maratonas foi que descansar é tão importante quanto treinar. Nossos pacientes também têm dificuldade em reconhecer esse princípio. Da mesma forma, se por alguma razão você não conseguir se exercitar em determinado dia, não é por isso que de repente vai ficar fora de forma.

Alguns pacientes têm medo de não conseguir continuar caso não se exercitem um dia. É o pensamento do "tudo ou nada", tão comum em quem faz dieta. Existe um jeito fácil de provar a si mesmo que um dia sem fazer exercício não significa que você nunca mais se exercitará. Simplesmente volte quando for possível. Quanto mais vezes você recomeça depois de uma pausa, mais confiança tem em sua capacidade de continuar, mesmo que tenham se passado alguns dias. Depois de um tempo, isso deixa de ser um problema ou uma preocupação. Além do mais, dessa vez é diferente. Você não está fazendo dieta, portanto será muito mais fácil voltar a treinar.

Lembre-se que alguns dias ou mesmo semanas sem fazer ginástica não prejudicará sua saúde. Depois de uma doença séria, Diane, uma paciente, parou de se exercitar. Mas, pela primeira vez, ela entendeu que, apesar de várias semanas terem se passado, não era um grande problema. Sabia que calçaria seus tênis de caminhada em breve. Diane sentia falta de aliviar o estresse e da liberdade de estar sem os filhos, mas também sabia que tinha que recuperar sua saúde. A falta de exercício não se tornou uma crise e seu corpo teve o tempo de recuperação necessário.

Às vezes, cuidar-se significa escolher *não* se exercitar. Por exemplo, se você tem apenas quatro horas de sono e para se exercitar precisa se levantar às cinco da manhã, é melhor não ir. Lembre-se: descansar é importante. Da mesma forma, se você sente que está ficando resfriado ou se está exausto, tire um dia de folga do exercício. Escute seu corpo. O descanso também vai ajudar a tornar a atividade física algo leve e divertido.

### Exercício com atenção plena

Você pode integrar as recomendações de exercícios para a saúde e, ao mesmo tempo, entrar em sintonia com a experiência de seu corpo. Esse tipo de atividade física é chamado de "exercício com atenção plena", um conceito defendido por Rachel Calogero e Kelly Pedrotty (2007). O exercício com atenção plena é baseado em processos e tem quatro componentes:

- Melhora a conexão e a coordenação mente-corpo e não as confunde nem desregula.
- Alivia o estresse mental e físico e não contribui para aumentar o estresse.
- Oferece alegria e prazer genuínos e não é usado como punição.
- É usado para rejuvenescer o corpo, não para esgotá-lo ou exauri-lo.

Abordar a atividade física com atenção plena ajuda a conhecer melhor seu corpo. Prestar atenção em como seu corpo se sente antes, durante e depois de se exercitar ajuda a criar sintonia. O foco principal é se conectar com suas sensações corporais durante o exercício e ouvir os sinais do corpo que indicam cansaço, dor e o momento de parar.

Quando a atividade física tem como objetivo o bem-estar, não a queima de calorias nem a punição por comer, torna-se prazerosa e sustentável.

---

Foi lançado no Brasil recentemente o *Guia de Atividade Física para a População Brasileira*. Veja em: BRASIL. Ministério da Saúde. Secretaria de Atenção Primária à Saúde. Departamento de Promoção da Saúde. *Guia de Atividade Física para a População Brasileira* [recurso eletrônico] – Brasília: Ministério da Saúde, 2021.

**CAPÍTULO 15**

# PRINCÍPIO 10
## *Honrar a sua saúde com uma nutrição gentil*

Faça escolhas alimentares que respeitem sua saúde e seu paladar e ainda proporcionem bem-estar. Lembre-se que você não precisa ter uma alimentação perfeita para ser saudável. Ninguém desenvolve uma deficiência de nutrientes ou uma doença por causa de um único lanche, uma única refeição ou pelo que comeu em um único dia. É o que você come com regularidade que importa. O que conta é o progresso, não a perfeição.

> Não seremos mais saudáveis, tanto em termos psicológicos como físicos, em relação à nossa alimentação enquanto não aprendermos a gostar mais dela, não menos (...) com tranquilidade, generosidade e sem culpa. Nesse processo, pode ser preciso redefinir o conceito de "comer bem".
>
> – Michelle Stacey, autora de *Consumed: Why Americans Love, Hate, and Fear Food* (Consumido: Por que os americanos amam, odeiam e temem a comida)

"Não consigo parar de pensar que um dia vou entrar aqui e vocês vão me dizer que a farra da comida acabou." Ouvimos muito essa frase no consultório. Essa é uma das razões pelas quais só falamos sobre nutrientes com nossos pacientes na parte final do processo do Comer Intuitivo em vez de logo no início. Também é por isso que *honrar a sua saúde com uma nutrição gentil* é o último princípio do Comer Intuitivo. É quase impossível falar de saúde e dos cuidados consigo mesmo sem abordar os nutrientes. Mas a nossa experiência tem nos mostrado que, se a relação com a comida não é saudável, é realmente complicado procurar se alimentar de maneira saudável. Se você faz dieta crônica ou está imerso em alguma forma da cultura da dieta, as melhores orientações nutricionais ainda podem ser adotadas como uma dieta.

Não queremos que você fique com a impressão de que os nutrientes não são importantes só porque foram colocados no último princípio do Comer Intuitivo. Nós valorizamos a saúde, mas não se preocupe – não vamos tirar a importância da comida.

A função dos nutrientes na prevenção de doenças crônicas já foi estabelecida pela comunidade científica, mas ainda há muitos outros fatores importantes afetando a saúde e a longevidade que têm um impacto ainda *mais* profundo, entre os quais:

- *Conexão social.* Esse item inclui a qualidade de seus relacionamentos, solidão e a sensação de estar conectado socialmente com as pessoas em sua vida. A conexão social está associada à diminuição do risco de mortalidade por qualquer causa e de várias doenças. Se você duvida da importância disso, considere que os fatores de risco psicossociais são maiores para as doenças cardíacas do que para os marcadores de inflamação no sangue. Além disso, uma pesquisa realizada por Julianne Holt-Lunstad, da Universidade Brigham Young, descobriu que o isolamento social é mais letal do que 15 cigarros por dia.
- *Experiências adversas na infância (EAIs).* São eventos potencialmente traumáticos que ocorrem na primeira fase da vida, como crescer num ambiente de violência doméstica ou ter pai ou mãe com algum tipo de dependência. Segundo o CDC, pelo menos 5 das 10 principais causas de morte estão associadas a EAIs.
- *Determinantes sociais da saúde.* São as condições econômicas e sociais que influenciam a saúde das pessoas, incluindo os seguintes fatores: pobreza, racismo, local de moradia e acesso a assistência médica e a água potável.

A ênfase exagerada nos nutrientes serviu para criar uma legião de pessoas "culpadas", que acham que precisam pedir desculpas por comer uma sobremesa calórica ou uma refeição tradicional no Natal. Para colocar isso em perspectiva, o CDC estima que os genes, a biologia e os comportamentos de saúde, juntos, respondem por cerca de 25% da saúde da população.

## Preocupação com a comida

Toda a cultura ocidental precisa de um ajuste na postura em relação à comida. Não é preciso ser adepto de dietas para se preocupar com a alimentação. Quase todo dia há uma nova manchete ou reportagem de capa sobre um tema relacionado à alimentação, desde alimentos biotecnológicos formidáveis até pesquisas proclamando que a margarina não é melhor do que a manteiga (e talvez seja ainda pior). Na melhor das hipóteses, as manchetes chamativas nos deixam confusos, e, na pior, contribuem para uma crescente fobia à comida. Com grupos de interesse específicos influenciando a imprensa, o medo é amplificado. Some-se a isso uma indústria alimentícia que embarca em qualquer movimento nutricional que favoreça o lucro e temos uma legião de consumidores confusos e preocupados.

A pesquisa médica nutricional, da forma como é divulgada na mídia, cria a falsa impressão de que os alimentos ou vão nos matar, ou nos curar. Isso alimenta o fogo do pensamento mágico. Não admira que algumas pessoas erroneamente acreditem que beber vinagre de maçã com mel e pimenta-de-caiena vai queimar gordura ou que uma combinação especial de alimentos vai acelerar o metabolismo. Não é assim que acontece.

Por ironia, as reportagens que denunciam os anúncios publicitários enganosos de produtos alimentícios inadvertidamente criam mais medo dos alimentos. A mensagem para o consumidor é que não podemos confiar na indústria alimentícia ou nas marcas de alimentos, que fomos enganados. Se você está preocupado com o que há na sua comida, como é possível apreciá-la? Se acredita que um alimento mágico ou uma pílula vai surgir para resolver seus problemas, por que se daria ao trabalho de buscar internamente as respostas? Se desconfia do que é feita a sua comida e tem dificuldade em confiar nos sinais internos do seu corpo para comer, como pode começar a comer de modo saudável sem culpa ou ansiedade?

Juntamente com a crescente ansiedade sobre a escolha dos alimentos, uma nova condição surgiu nos últimos anos, a ortorexia, que se caracteriza por uma obsessão doentia e rígida por uma alimentação saudável. Embora ainda não seja oficialmente reconhecida como diagnóstico médico, a ortorexia foi descrita pelo médico Steven Bratman no livro *Health Food Junkies – Orthorexia nervosa: Overcoming the Obsession with Healthful Eating* (Ortorexia nervosa: superando a obsessão por um comer saudável).

**Um caso precoce de ortorexia.** Algum tempo atrás, uma criança de 10 anos que tinha pavor de comer gorduras trans procurou aconselhamento nutricional. Parte de seu tratamento era se sentar e me ver (Evelyn) comer um bolinho recheado e coberto de chocolate durante uma das consultas. Alguém consegue imaginar um nutricionista comendo um bolinho desses na frente de um paciente? A questão é que essa garota precisava criar uma relação mais saudável com a comida ao ver um profissional de saúde que ela respeitava comer um bolinho recheado. Ela começou a perceber que não ficaria com as artérias entupidas por comer aquilo.

Ao contrário da crença popular, a ciência da nutrição não é imutável. A pesquisa é um processo evolucionário lento de coleta e validação de dados que às vezes anula teorias muito difundidas. Veja alguns exemplos marcantes:

- A causa de 80% a 90% das úlceras é uma bactéria chamada *H. pylori*. Mas até essa descoberta, em 1982, achava-se que os alimentos também contribuíam para o problema, o que levava os médicos a prescrever dietas à base de alimentos leves.
- Durante décadas, as gorduras poli-insaturadas (GP) foram aclamadas como "saudáveis para o coração", mas uma análise crítica dos dados mostrou que um tipo específico de GP pode na verdade aumentar o risco de doença cardíaca (Ramsden et al., 2010).

Da mesma forma, você pode acreditar que comer alimentos com alto teor de gordura levaria automaticamente a doenças cardíacas. Ou talvez acredite que para estar em forma precise ter uma alimentação "perfeita", com uma culinária espartana e "leve". Não é bem assim. Se você entender que a ciência da nutrição está em constante evolução, não ficará preso à ideia de que é preciso escolher um conjunto perfeito de alimentos. Afinal de contas, se a informação muda o tempo todo, não existe uma "forma perfeita de comer"!

Antes de entrarmos nas informações nutricionais específicas – que podem interessar a algumas pessoas mas que para outras podem ser deixadas para depois –, vamos dar uma olhada no que podemos aprender com outras culturas.

## Os americanos são campeões em preocupação com a comida

A "preocupação com a comida" não ajudou a saúde dos americanos. Na verdade, pode ter tido um efeito oposto. O psicólogo Paul Rozin e sua equipe de pesquisa da Universidade da Pensilvânia conduziram um estudo em quatro países e descobriram que os franceses são os mais voltados para comer com prazer e os menos preocupados com os benefícios à saúde (1999). Já os americanos têm o pior dos dois mundos: a maior preocupação com a saúde e a alimentação e a maior insatisfação com o que comem. Os americanos tiveram ainda a maior pontuação no quesito preocupação com os "efeitos engordativos" da comida.

Rozin foi um pioneiro nesse tema e concluiu que o impacto negativo da *preocupação* e do *estresse* em relação à saúde pode ter um efeito mais profundo sobre a saúde do que a própria comida consumida. Na realidade, já é amplamente aceito que o estresse desencadeia um ataque químico biológico ao nosso corpo, o que é prejudicial à saúde (McEwen, 2008).

## A França e o princípio do prazer na saúde

Os franceses têm uma expectativa de vida maior, tomam menos medicamentos e têm uma taxa significativamente menor de doenças cardíacas (ver Tabela 6, "Indicadores de saúde: França vs. Estados Unidos", na pág. 290). No entanto, os franceses comem uma dieta que parece ser nada saudável. Esse paradoxo da saúde é popularmente conhecido como o paradoxo francês. A França tem reconhecidamente o mais alto consumo per capita de laticínios ricos em gordura (pense em creme, manteiga e queijo) entre as nações industrializadas (Guyenet, 2008).

Menos divulgado mas igualmente importante é que os franceses têm menos transtornos alimentares e não fazem tanta dieta como os americanos. Apesar disso, em 2010 o *The New York Times* informou que a franquia Jenny Craig estava planejando abrir centros especializados em dieta na França. Curiosamente, a presidente da Jenny Craig na França acredita que os americanos têm credibilidade na área de emagrecimento. Torcemos para que a forte aversão que a França tem às comidas americanizadas proteja o povo francês de embarcar nesse caminho da dieta.

Embora se especule que o consumo de vinho e de porções menores de alimentos seja a explicação para o paradoxo francês, achamos que a razão pode estar na relação que os franceses têm com os alimentos. Os franceses têm uma atitude mais positiva em relação à comida, que é vista como um dos prazeres da vida, não como veneno. A comida não é algo desagradável; ao contrário, é algo a ser reverenciado. Talvez seja por isso que nossos pacientes que viajaram para a França, *mesmo antes de trabalhar com o processo do Comer Intuitivo,* relataram quanto apreciaram suas experiências alimentares e a celebração da comida sem preocupação.

Os franceses prestam mais atenção nas características sensoriais dos alimentos e, apesar de comerem menos, suas refeições demoram mais, criando assim uma experiência mais satisfatória. Mesmo quando comem fast-food, eles levam mais tempo degustando, em comparação com os americanos (Rozin et al., 2003). A questão é que eles cultivam os prazeres da mesa desde muito cedo. Por exemplo, as creches públicas em Paris fornecem três refeições. Dá para imaginar uma criança americana se sentar para comer cordeiro braseado acompanhado de couve-flor gratinada e adorar? Esse foi o prato principal servido às crianças francesas no dia em que a Rádio Pública Nacional entrevistou a nutricionista responsável pelas 270 creches públicas em Paris (Beardsley, 2009).

Curiosamente, as pesquisas mostraram que o atendimento médico francês e o americano refletem suas respectivas culturas. Por conta disso, os médicos americanos prescrevem mais medicamentos, enquanto os franceses tendem a sugerir descanso, férias ou uns dias num spa (Rozin, 1999).

**TABELA 6.** Indicadores de saúde: França vs. os Estados Unidos

|  | Estados Unidos | França |
|---|---|---|
| ª Expectativa de vida (arredondada para o ano mais próximo) | 78 anos | 81 anos |
| ª Dólares (equivalentes aos dos EUA) gastos com medicamentos per capita | $ 897 | $ 607 |
| ᵇ Taxas de mortalidade por doenças cardíacas (por 100 mil pessoas) | | |
| Mulheres | 79 | 21 |
| Homens | 145 | 54 |
| ᶜ Incidência de pessoas que fazem dieta (% da população total) | 26% | 16% |
| ᵈ Uso de alimentos e bebidas diet e light (% da população total) | 76% | 48% |
| ᵈ Consumo de produtos com baixo teor de gordura (% da população total) | 68% | 39% |
| ᵉ Tempo de duração da refeição no McDonald's | 14 minutos | 22 minutos |

ª *OECD Factbook 2010*. ᵇ *OECD Health Data 2009*. ᶜ *Calorie Control Commentary*, 14 (1):1-2, 1992. ᵈ Adaptado das Pesquisas Nacionais do Conselho de Controle de Calorias. ᵉ Rozin, 2003.

## O que podemos aprender com os nutrientes atípicos

Apesar de tudo que sabemos atualmente sobre nutrição, há casos em que até mesmo a ingestão de um alimento muito "prejudicial" não prejudica a saúde.

**O efeito Roseto.** Uma descoberta notável feita pelo médico Stewart Wolf mostrou uma incidência incrivelmente baixa de doenças cardíacas e mortes por ataques cardíacos ao longo de três gerações numa pequena comunidade de imigrantes italianos localizada em Roseto, Pensilvânia (Stout et al., 1964; Wolf et al., 1994; Egolf et al., 1992). Mais surpreendente foi a descoberta de que não era a dieta que protegia a saúde cardíaca da população. Ao contrário, os habitantes de Roseto adotaram as comidas americanizadas em detrimento de suas raízes culinárias ítalo-mediterrâneas. Alguns exemplos:

- Evitavam o uso de azeite como principal gordura para cozinhar, optando por banha de porco.
- Mergulhavam o pão em um molho à base de banha de porco em vez de azeite.
- Comiam presunto italiano, inclusive a borda de gordura.

Descobriu-se que a causa da proteção da saúde cardíaca e da longevidade da comunidade era a união e o apoio social. Essa descoberta paradoxal tornou-se conhecida como Efeito Roseto e inspirou o autor Malcolm Gladwell a escrever o best-seller *Outliers – Fora de Série*. Mais uma vez, como no caso dos franceses, as experiências emocionais positivas podem ter um impacto maior na saúde do que os próprios alimentos que as pessoas consomem.

### Nadador olímpico: garoto-propaganda da *junk-food*

O nadador Michael Phelps saiu nas manchetes do mundo inteiro não apenas pelos recordes que quebrou nas piscinas e pelas oito medalhas de ouro que conquistou nos Jogos Olímpicos de 2008. A qualidade de suas escolhas alimentares também capturou a atenção dos meios de comunicação. Por exemplo, as refeições típicas de Phelps incluíam os seguintes alimentos:

- Café da manhã: sanduíches de ovo frito com muito queijo, cebola frita e maionese.
- Almoço: 500 gramas de massa, grandes sanduíches de pão branco com presunto, queijo e maionese.
- Jantar: uma pizza inteira e 500 gramas de massa.

E, embora essa enorme ingestão calórica (12 mil calorias) não seja surpresa para os nutricionistas esportivos, a qualidade da alimentação de Phelps foi criticada.

Numa reportagem na revista *People*, Phelps aparece de sunga e cercado pelos alimentos que normalmente come: é uma imagem e tanto. Ele parece um garoto-propaganda de uma dieta nutricionalmente questionável. Essa mensagem visual ajudou muitos de nossos pacientes. Quando eles veem a foto e a analisam em detalhes, é inevitável perguntarem: "Se o que algumas pessoas chamam de *junk food* prejudicasse automaticamente a saúde, como é possível Phelps ter um desempenho tão bom comendo isso?"

A questão levantada por esse exemplo retira o poder da ideia amplamente aceita de que comer um alimento específico automaticamente prejudica a saúde e a forma física, ou seja, de que os alimentos ou são bons ou ruins. Parece haver um medo comum de que "Estou a um passo de ..." (sofrer um ataque cardíaco, desenvolver câncer, etc.). A menos que você tenha uma alergia alimentar letal ou seja celíaco, uma única mordida ou uma refeição, ou mesmo a alimentação de um dia, não vão prejudicar sua forma física – Phelps é um bom exemplo disso – nem sua saúde.

Paul Rozin, psicólogo especializado em alimentação, acredita que um fator determinante para a ideia do alimento bom/ruim é a disponibilidade de estudos divulgados pelos meios de comunicação. Esses estudos não são acompanhados de uma campanha educativa sobre os conceitos básicos de probabilidade, riscos e benefícios, tampouco sobre a diferença entre causa e correlação. O consumidor comum entende essas descobertas como fatos, sobretudo quando os efeitos deletérios de comer um determinado alimento são relatados. Para tirar a incerteza da mesa, as pessoas tendem a desenvolver uma noção reducionista de que a comida é boa ou ruim. Rozin diz que esse tipo de crença estabelece uma meta extremamente nociva e inatingível.

## E a nutrição pautada em números?

Considere que há quase duas décadas há informações nutricionais em quase todos os rótulos de alimentos. No entanto, isso deu origem a uma obsessão cultural pelos alimentos e o corpo. Não por acaso, os transtornos alimentares dobraram, com um aumento expressivo no número de casos de ortorexia e compulsão alimentar. Hoje em dia há ainda mais informação nutricional disponível, graças à internet e a aplicativos de smartphones.

"Nutricionismo", um conceito criado pelo Dr. Gyorgy Scrinis, descreve como o foco excessivamente redutor sobre os nutrientes do que comemos compromete *a maneira como pensamos na comida, como vemos as experiências de nosso corpo e como entendemos a relação entre os alimentos e nosso corpo* (2008).

O nutricionismo parece ter se originado de um erro histórico. Durante a Segunda Guerra Mundial, o governo americano formou dois comitês para, em conjunto, ajudarem a lidar com as consequências da escassez de alimentos e, ao mesmo tempo, tentar garantir a adequação do consumo nutricional da população. A antropóloga Margaret Mead dirigiu um desses grupos, o Comitê de Hábitos Alimentares.

Quando a guerra acabou, o governo descontinuou o comitê de Mead (esse foi o erro), enquanto o outro foi mantido: o Conselho Alimentar e Nutricional existe até hoje. Os nutricionistas que integram esse conselho têm a responsabilidade de definir e atualizar as políticas sobre alimentos e nutrição, mas lhes falta conhecimento social e psicológico em relação à alimentação, competência que o comitê extinto tinha. É inevitável imaginar se essa peça fundamental que foi retirada não contribuiu para o aumento do nutricionismo, da preocupação excessiva com a saúde e do estigma do peso, que proliferam nos dias de hoje.

Infelizmente, encaramos o nutricionismo como a perpetuação do estigma do peso em muitas políticas oficiais de saúde. O *Guia Alimentar dos Estados Unidos 2015-2020* é um bom exemplo disso, pois foi formulado com ênfase nas calorias e no peso corporal.

Por fim, a ideologia do nutricionismo só serviu para acrescentar ansiedade às compras no mercado e à seleção de alimentos. Nossa experiência tem mostrado que quanto mais a pessoa se concentra em um número, mais isso atrapalha o processo de escutar o corpo.

Comer de forma saudável deve ser algo agradável, tanto física quanto psicologicamente, e resultar numa experiência satisfatória. Mas nós perdemos esse sentimento devido à fobia a comida e à gordofobia que assolam diversos países. Michelle Stacey, autora de *Consumed*, concluiu que os americanos precisam mudar sua postura em relação aos alimentos para um hedonismo esclarecido: um equilíbrio entre informação e prazer, embasado na prevenção de riscos. É assim que nós abordamos nutrição e comida.

## Fazendo as pazes com a nutrição: a saúde autêntica

Os críticos se preocupam de que incentivar as pessoas a comer o que desejam vai levá-las a ter uma alimentação desleixada, resultando em uma nutrição ruim. A ideia implícita nesse raciocínio é que monitorar-se é essencial para manter o apetite sob controle, que sem essa vigilância as pessoas farão escolhas pobres em termos nutricionais, incluindo comer em excesso. Porém estudos mostram que o Comer Intuitivo está associado à melhoria da ingestão de nutrientes, à ampliação da variedade de alimentos e à diminuição dos sintomas de transtornos alimentares.

**Comer saudável é gostoso.** Quando removemos a camada de culpa e moralismo do ato de comer, podemos realmente desfrutar a sensação física que ele proporciona. Muitos de nossos pacientes, sem saber, desenvolvem uma somatização de culpa por conta de sua experiência alimentar. Isso ocorre quando o *sentimento* de culpa surge juntamente com as desagradáveis *sensações físicas* da alimentação feita de forma desarmoniosa. Torna-se uma conjugação de sentimento de culpa *e* desconforto com a alimentação numa única experiência física. Quando você sabe que pode realmente comer qualquer alimento ou quaisquer refeições que desejar sem culpa, por que optaria por se sentir fisicamente desconfortável?

Vou contar uma das minhas (Evelyn) histórias favoritas, que mostra que comer saudável é simplesmente gostoso. Meu filho estava em sua fase adolescente rebelde e tinha passado um dia inteiro em um parque de diversões. Quando chegou em casa, correu para a cozinha e disse: "Mãe, só comi porcaria hoje, será que você pode preparar alguma coisa supersaudável para eu jantar?" Não se tratava de um garoto tentando agradar a mãe (ou marcar pontos), muito menos de um garoto super-hiperconsciente de sua saúde – ele simplesmente sabia qual era a *sensação* de comer de forma saudável e queria ter essa experiência em sua refeição.

**O que significa comer de maneira saudável?** Nós definimos uma alimentação saudável como ter um equilíbrio de alimentos *e* uma relação saudável com a comida. Obviamente, há uma diferença nutricional entre comer uma maçã e uma torta de maçã. Ter um relacionamento saudável com a comida significa que nossas escolhas alimentares não definem se somos moralmente superiores ou inferiores. Significa também que tanto a maçã quanto a torta de maçã são equivalentes em termos emocionais. A alimentação não é um reflexo de nosso caráter. Ao longo deste livro tratamos sobretudo do aspecto da relação saudável porque na nossa alimentação há uma grande lacuna que desconsidera essa importante preocupação.

O Comer Intuitivo é um processo de sintonia dinâmica entre mente, corpo e comida. A maioria dos princípios do Comer Intuitivo (1 ao 8) trata da sintonia com seu mundo interior, que é explicada pelo funcionamento interno de sua mente e seu corpo. O mundo interior inclui seus pensamentos, sentimentos, crenças e sensações físicas que surgem dentro de seu corpo (como a fome e os sinais de saciedade).

### Honrar a sua saúde com uma nutrição gentil

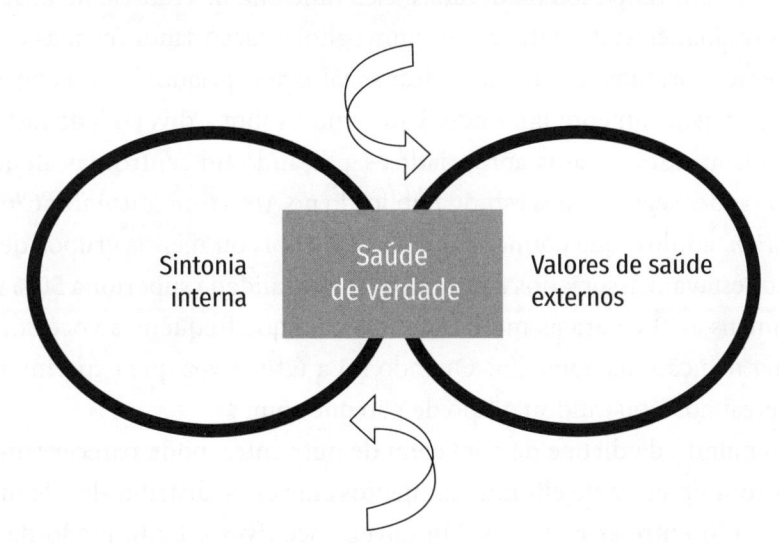

Comer Intuitivo: A integração dinâmica entre a sintonia interior e os valores de saúde externos para obter saúde de verdade. Adaptado e reproduzido com a autorização de Catherine Cooke-Cottone, SUNY Buffalo.

Ter "saúde de verdade" é um processo de integração dinâmica entre o seu mundo interno e o mundo externo das orientações de saúde, incluindo exercícios e nutrientes. Você decide o que gostaria de incorporar do mundo externo (ou mesmo *se* gostaria) para obter "saúde de verdade". O mundo externo inclui políticas de saúde (geralmente, um consenso de especialistas baseado num conjunto de pesquisas que quase sempre é mal diagnosticado) e também pode incluir preferências filosóficas, como o desejo de comer alimentos cultivados localmente com uma baixa emissão de carbono. Se você de fato está em sintonia interiormente, pode integrar um valor externo enquanto presta atenção na fome, na saciedade, na satisfação, etc. Se, no entanto, você entrar nesse mundo cedo demais, há o risco de que a nova mentalidade seja encarada como mais um conjunto rígido de regras.

## Fundamentos do conhecimento alimentar

Sem dúvida você já ouviu falar dos méritos nutricionais da variedade, da moderação e do equilíbrio. Há uma explicação para esses mantras nutricionais serem repetidos há décadas: eles funcionam. Trata-se de uma das melhores maneiras de evitar riscos numa alimentação saudável, mas comer "alimentos variados" soa como "calçar sapatos apropriados" – um conselho prático, mas facilmente ignorado. Um estudo sobre a diversidade nas dietas colocou esses sapatos apropriados sapateando no centro das atenções com a saúde. Segundo um estudo publicado no *American Journal of Clinical Nutrition,* adultos que comiam alimentos de dois ou menos grupos de alimentos estavam associados a um risco de mortalidade superior a 50% para os homens e 40% para as mulheres. Mas com que frequência você come a mesma refeição dia após dia? Quando foi a última vez que experimentou um cereal novo ou mudou o tipo de pão que come?

No mundo da dieta e da contagem de nutrientes, pode parecer simples e seguro simplesmente eliminar alimentos em vez de distribuí-los de modo equilibrado entre as refeições. Ou talvez você tivesse tanto medo de não conseguir comer com moderação algumas coisas que simplesmente evitava. Mas aonde isso o levou? É aqui que os fundamentos nutricionais de moderação e equilíbrio podem ajudar você. Em primeiro lugar, moderação não significa eliminação. Se você eliminar grupos de alimentos, pode ser mais difícil obter os nutrientes de que seu corpo precisa. Moderação é, basicamente, comer quantidades variadas de comida sem chegar a extremos – nem muito a mais nem muito a menos. Moderação é também um padrão médio ao longo do tempo. Infelizmente, a dissimulada cultura da dieta usa esse termo para incutir culpa nas pessoas e fazê-las comer menos.

Já o equilíbrio é algo que se pretende atingir ao longo de um determinado tempo, não precisa ser em cada refeição. Seu corpo não tem relógio de ponto para bater. A maior parte das recomendações nutricionais se destina a ser uma *média* de um período, não se refere a uma única refeição ou a um único dia, e isso faz sentido. Ninguém fica com uma súbita deficiência de nutrientes por não comer direito por um dia. Você não prejudica sua saúde em uma refeição ou mesmo em um dia de alimentação. É a regularidade que importa. Nosso corpo é extremamente adaptável. Veja alguns exemplos:

- Se você ingerir menos ferro ou cálcio do que precisa, seu corpo começa a absorver *mais* esses elementos.
- Se você ingerir vitamina C de mais, seu corpo começa a excretar o excesso.
- Se você comer muito pouco, seu corpo reduz sua necessidade de calorias.

Gostaríamos de sugerir um terceiro fundamento: progresso, não perfeição. Não é preciso ter uma alimentação perfeita para ser saudável. Isso é progresso em ter uma mentalidade flexível. Independentemente da sua escolha de alimentos, no entanto, todos podem oferecer satisfação.

### Em matéria de nutrição, considere sabor, quantidade e qualidade

**Sabor.** Comer de forma nutritiva não precisa envolver privação, embora seja esse o temor de muita gente. O problema é que com muitas pessoas a alimentação saudável foi comprometida por experiências alimentares lamentáveis. Com que frequência você já ouviu, por exemplo, "Você se acostuma"? É um comentário que significa que a comida tem um sabor tão ruim que é preciso se condicionar a gostar daquilo. Outra: quantas vezes lhe disseram na infância "Só vai ganhar sobremesa se comer os legumes"? Isso significa que legumes são tão difíceis de comer que você merece uma recompensa por enfiá-los goela abaixo. Ou, ainda, você talvez tenha experimentado:

- "Novos alimentos saudáveis" inferiores, de baixa qualidade, produzidos por empresas que se esforçam para lucrar com a mais recente tendência alimentar, desde "sem gordura" até "sem glúten". Uma muçarela light borrachuda e um cream cheese que mais parece massa corrida dificilmente promovem entusiasmo pela alimentação saudável.
- Fingir. Fechar os olhos (e as papilas gustativas) e fingir que está comendo um excelente substituto para o que *realmente* gostaria de comer. Por exemplo, bater alguns cubos de gelo no liquidificador com achocolatado diet e chamar de milk-shake – difícil engolir essa! Ou então jogue *nibs* de cacau por cima de um pudim de chocolate diet para fingir que é uma torta – os chefs de restaurante devem ter calafrios só de imaginar isso.

Essas barbaridades em nome de uma alimentação saudável, somadas ao crescente medo da comida, foram o que levou Julia Child a agir, no fim dos anos 1980. Ela liderou um projeto revolucionário do Instituto Americano de Vinho e Alimentos chamado "Reiniciando a mesa americana: criando uma nova aliança de sabor e saúde". Esse projeto reuniu formadores de opinião do mundo da culinária (gourmet) e da comunidade da saúde com a missão de estimular as pessoas a adotar uma alimentação mais saudável sem precisar abrir mão dos prazeres da mesa. No começo da minha (Evelyn) carreira, tive a sorte de ser incluída nesse grupo, o que teve grande influência na forma como trabalho hoje.

O grupo criado por Julia chegou a duas conclusões principais:

1. Abordagens restritivas e negativas não funcionam.
2. As pessoas precisam ser estimuladas a adotar uma dieta saudável viável, *sem culpa*. (Grifo nosso.)

Em essência, a mensagem central do grupo de trabalho foi: "Em questões de sabor, avalie a nutrição, e em questões de nutrição, avalie o sabor." Se um entusiasta da gastronomia consegue considerar o fator nutrição sem comprometer seu paladar, você também consegue. Chamamos essa abordagem de *alimentação gentil*. O sabor é importante, mas a saúde ainda é respeitada, sem culpa.

## Questões de quantidade: nem muito a mais, nem muito a menos

**Controlar o tamanho das porções não é uma questão para os Comedores Intuitivos.** Muitas das autoridades responsáveis por formular políticas de saúde pública consideram problemático o tamanho excessivo das porções dos alimentos, mas, se as pessoas estivessem realmente em sintonia com sua fome, sua saciedade e sua satisfação, não faria diferença se lhes oferecessem um filé de 900 gramas ou um balde de sorvete. A razão é simples: o Comedor Intuitivo pararia de comer quando se sentisse confortavelmente satisfeito – a única diferença é que sobraria muito mais no prato.

Reconhecemos que é fácil ignorar a saciedade se você tiver alguma distração enquanto come, se tiver um histórico de insegurança alimentar ou se estiver recém-recuperado da cultura da dieta. Comer sem distrações é muito importante para quem está se iniciando no Comer Intuitivo. Mas, é claro, isso não precisa ser seguido de maneira impecável. Só você pode determinar em que ponto está nesse processo.

**Coma o suficiente, não o mínimo possível.** Evidentemente, você precisa comer. Lembre-se de que, para atiçar o seu "fogo metabólico", você precisa de madeira, não bastam gravetos. Para muitos de nossos pacientes, isso significa comer mais de alguns alimentos com os quais eles não estavam acostumados, principalmente carboidratos. Você pode pensar: "Sem essa de comer mais, vou apenas fazer exercícios." Mas, como explicamos no Capítulo 14, o exercício físico não vai evitar os danos metabólicos causados pela subalimentação, mesmo no caso de atletas. Um estudo feito por cientistas da Universidade da Colúmbia Britânica, no Canadá, avaliou 14 remadoras de alto rendimento. Metade delas apresentava ciclagem de peso – outra forma de dizer que alguém faz dieta. Durante o estudo, as remadoras que faziam ciclagem de peso (ou dieta) emagreceram ao longo das quatro semanas que antecederam os campeonatos nacionais. Consequentemente, suas taxas metabólicas despencaram cerca de 7% e elas perderam quase 3 quilos de massa magra (basicamente músculo). Nesse estudo, as remadoras tiveram sorte e conseguiram recuperar as taxas metabólicas anteriores assim que *voltaram a comer mais*. Se atletas perdem sua preciosa musculatura por comer menos do que precisam, por que seria diferente com você? Lembre-se que quanto mais massa muscular você tiver, mais alta será sua taxa metabólica. É por isso que os homens precisam de mais energia que as mulheres, pois são naturalmente mais musculosos.

Como fazer as pazes com a prática de alimentar seu corpo? Essa é uma perspectiva assustadora para a maioria das pessoas que atendemos. Para superar esse medo, lembre-se sempre que, ao alimentar seu corpo, você está alimentando seu metabolismo, o que lhe permitirá comer mais, com todos os nutrientes que a sua comida fornece. Isso é vantajoso para ambas as partes (saúde e paladar)!

## Questões relativas à qualidade

Algumas pessoas estão ansiosas para ouvir o que a comunidade de nutricionistas recomenda na área de alimentos para promover a melhor saúde possível. Portanto, temos algumas sugestões a oferecer. Por favor, absorva o que lhe interessar e desconsidere qualquer sentimento de culpa que venha a surgir caso estas informações lhe provoquem algum desconforto. Na verdade, se você ainda não se sentir pronto, talvez seja melhor pular este capítulo e deixá-lo para depois. Não tem problema. Ninguém está lhe dizendo o que você *deve* comer; estamos simplesmente fornecendo informações para quem quer saber mais sobre nutrição.

**Coma muitas frutas, verduras e legumes.** As pessoas que comem maior quantidade de frutas, legumes e verduras têm um risco menor de desenvolver doenças crônicas, especialmente câncer. Em quase todos os estudos que analisam os alimentos vegetais e as pessoas (mais de 200 até o momento da escrita deste livro), os alimentos de origem vegetal estão associados à redução do risco de câncer. São alimentos ricos em antioxidantes e fibras, oferecendo ainda muitos outros benefícios à saúde. Um número crescente de pesquisas mostra que as frutas, as verduras e os legumes têm componentes especiais, os chamados fitoquímicos, que trazem benefícios adicionais à saúde (ver quadro na pág. 302).

Há centenas e talvez milhares de fitoquímicos. Os cientistas ainda não conhecem profundamente todos os seus benefícios para a saúde. Essa é uma das razões pelas quais não podemos confiar que teremos todos os nutrientes necessários em um frasco. Não se pode fabricar compostos que sequer foram identificados e colocá-los em um suplemento.

Um problema que identificamos nas pessoas que fazem dieta crônica é que elas "não aguentam mais legumes e verduras". Quase todo regime prescreve palitos de aipo e cenoura crus para um lanche seguro e adequado, por exemplo. Se for esse seu caso, procure incorporar legumes e verduras (e frutas) à sua alimentação de uma forma que seja *agradável* e não pareça uma dieta para emagrecer, tal como acrescentar cenoura ralada ao molho do macarrão. Pense em maneiras de comer frutas e legumes como ingredientes da refeição, como nos exemplos a seguir:

- Lasanha de vegetais
- Ratatouille
- Panquecas de batata com recheio de legumes picados
- Abobrinha recheada
- Pimentão recheado
- Batatas recheadas
- Panquecas doces com frutas frescas por cima
- Compotas de frutas
- Vitaminas de frutas

| Fitoquímicos | Vegetais | Benefícios potenciais |
|---|---|---|
| Limoneno | Frutas cítricas | Ajuda a aumentar as enzimas que eliminam os agentes causadores de câncer. |
| Sulforafanos | Vegetais crucíferos: brócolis, couve-flor, couve-de-bruxelas, repolho | Ajuda a aumentar as defesas do organismo contra o câncer. |
| Sulfetos alílicos | Alho-poró, alho, cebola, cebolinha | Aumenta a produção de enzimas que tornam mais fácil para o corpo excretar os compostos que causam câncer. |
| Ácido elágico | Uvas | Elimina as substâncias carcinogênicas e evita que elas alterem o DNA. |

Uma paciente, Sally, não gostava de frutas, mas não sabia o porquê. Ela simplesmente tinha dificuldade em comê-las, até que um dia percebeu que não estava mais tendo qualquer dificuldade. O que mudou? Duas coisas. Primeira, ela havia se livrado da mentalidade de dieta; e segunda, começou a comer as frutas de uma maneira "diferente da dieta". Todas as suas dietas anteriores recomendavam um único tipo de fruta (ameixa e maçã, basicamente) para a hora do lanche ou junto com a refeição. Quando ela experimentou saladas de frutas variadas e vitaminas, seu interesse ganhou novo fôlego.

Na verdade, nunca vimos ninguém ter dificuldade em comer frutas frescas e legumes (a menos que só comam isso ou que tenham algum transtorno alimentar). Os resultados das pesquisas também confirmam isso. John Potter, médico e pesquisador da Universidade de Minnesota, estudou um grupo de pessoas que recebeu instruções para comer até oito porções de frutas e legumes por dia. Os dados sugerem que aqueles que comem mais frutas, legumes e verduras gostam e *se sentem melhor*.

**Coma grãos, de preferência metade deles integrais.** Os grãos (especialmente os integrais) são uma fonte rica em carboidratos, fibras e vitaminas do complexo B.

**Coma peixe.** Há muitas pesquisas que mostram os inúmeros benefícios de se comer frutos do mar, desde a melhora do humor até a diminuição do risco de doenças crônicas. Esses benefícios levaram o *Guia Alimentar dos Estados Unidos*, em 2010, a incluir a recomendação de se comer peixe. Apesar da ênfase menor, o *Guia Alimentar 2015-2020* também estimula o consumo de pescados.

**Beba bastante líquido, principalmente água.** A água tem uma função dupla, como bebida e nutriente. Ela é tão essencial para a vida que só sobrevivemos alguns dias sem ela. Decidimos incluir esse item porque a água muitas vezes fica esquecida. A necessidade de beber bastante líquido não é nova, mas muitos de nossos pacientes ficam devendo nesse departamento. Os tradicionais oito copos de água por dia são o equivalente a beber cerca de 2 litros. Outros líquidos, como leite, café e chá, ajudam a alcançar a cota diária.

**A questão dos alimentos processados.** Em geral, quanto menos processado é o alimento, mais nutrientes ficam retidos e menos sódio e açúcar são adicionados. Se possível, escolha os seguintes tipos de alimento para comer com mais frequência:

- Alimentos ricos em nutrientes: fornecem naturalmente mais nutrientes por porção. Entre eles estão os grãos integrais, o feijão, peixe, o abacate, as nozes e aqueles ricos em cálcio, como leite, queijo, iogurte e leite de soja enriquecido com cálcio.
- Alimentos ricos em proteínas: aposte na variedade, ou seja, vá de feijão, frutos do mar, frango, peru, nozes, ovos e carnes magras. Além de seu papel na formação e manutenção da massa muscular e dos hormônios, as proteínas ajudam a proporcionar saciedade.
- Gorduras benéficas: a gordura é também um nutriente exigido pelo organismo. Curiosamente, quando seu papel fundamental foi descoberto, elas foram chamadas de "vitamina F", do termo em inglês *fat* (Evans et al., 1928). Pena que essa nomenclatura não pegou, pois, se tivesse sido incorporada, ajudaria a lembrar que as pessoas precisam de um pouco de gordura na alimentação. A gordura é necessária por uma série de razões, entre elas, para produzir os receptores dos neurotransmissores, promover

a saciedade e ajudar a absorver os nutrientes lipossolúveis, como as vitaminas A, E e D. O cérebro é composto principalmente de gordura e funciona melhor com as gorduras Ômega 3, que são encontrados em frutos do mar, óleo de peixe e algas marinhas. Outras gorduras de qualidade incluem o azeite de oliva, a do abacate, a das nozes e sementes, mais os óleos de linhaça e de canola. E, para fins de satisfação, a gordura é a molécula que dá sabor aos alimentos.

- Alimentos integrais: são os não processados, como é o caso do arroz integral, da aveia, do painço, dos feijões, da quinoa e de frutas legumes e verduras.

## Sobre modismos alimentares

**Vegetarianismo.** Vamos tratar disso antes de falarmos dos modismos que podem ser problemáticos. Bem, muitas pessoas têm virado vegetarianas. Desde que saiba que precisa consumir proteínas em quantidade suficiente todo dia, você conseguirá obter todos os nutrientes de que precisa caso escolha esse caminho. Se você for ovolactovegetariano, os laticínios e os ovos são fontes de proteínas completas, enquanto feijões e nozes oferecem proteínas que, quando combinadas com grãos e legumes, oferecem o suficiente de proteína para o dia.

Somos testemunhas da famosa oscilação entre a alimentação sem gordura e a alimentação sem carboidratos, e, quando vistas como tendências, fica mais fácil desvendar os problemas que apresentam.

**A armadilha do "sem gordura".** A alimentação com baixo teor de gordura foi muito popular nos anos 1980 e 1990. A mensagem chegou a níveis extremos para as pessoas adeptas de dietas e criou a armadilha do "sem gordura". A gordura na alimentação era vista como inimigo nacional e gerou um lucrativo setor de pequenos produtores de alimentos sem gordura, desde queijos a batata frita e sorvetes.

Um dos problemas mais comuns que surgiram na esteira dessa tendência foi a ideia de que "se não tem gordura, não conta, então posso comer quanto quiser". O problema desse pensamento é que ele representa uma forma de alimentação desconectada, que pode levar a excessos. Em vez de reagir aos níveis de saciedade, muitas vezes você entra numa aventura alimentar – "Vou comer tudo". Quando os sinais de saciedade internos são ignorados, você perpetua ainda mais a dissonância de seu corpo. Além disso, *sem gordura não significa sem calorias*. Ironicamente, nessa época muitos de nossos pacientes perceberam que, se comessem a versão real de um alimento, acabariam comendo bem menos, porque ela é mais satisfatória, e continuariam em contato com os sinais de saciedade.

Muitos produtos sem gordura têm baixo teor de grãos integrais e, portanto, poucas fibras. Por exemplo, o cereal Rice Krispies costumava proclamar em seu rótulo que nunca teve gordura em sua composição. Mas ele também sempre teve baixo teor de fibras. Se o seu objetivo principal na alimentação é selecionar os alimentos sem gordura processada, você corre o risco de acabar com uma dieta pobre em termos nutricionais. Não há nada de errado em comer alimentos sem gordura como complemento de uma dieta saudável, mas não pense que, só porque você comeu alimentos 100% sem gordura, sua alimentação é saudável.

**A armadilha do "sem carboidratos".** Depois de absolver a gordura, passamos a demonizar os carboidratos em praticamente todas as formas. Portanto, eis alguns pontos importantes a considerar:

- O cérebro usa exclusivamente carboidratos como energia. Seu cérebro precisa de carboidratos!
- Vários estudos abrangentes descobriram que dietas *low-carb* estão associadas a mortes precoces por todo tipo de causa e a mais problemas de saúde. Por exemplo, um estudo de metanálise realizado por Mazidi e colaboradores (2019) descobriu que as pessoas que comiam a menor quantidade de carboidratos tinham o maior risco de ter doenças cardíacas, câncer e AVC.

**E o chocolate?** Como já dissemos, não vamos enganar ninguém. Não existem alimentos proibidos, porque privação não funciona. O objetivo de todas essas diretrizes é o equilíbrio ao longo do tempo, portanto uma barra de chocolate não "desequilibra" você. Quando deixa de lado a mentalidade de dieta e faz as pazes com a comida, você descobre que às vezes sente vontade de comer alimentos pobres em termos nutricionais. É o que chamamos de "indulgências", ou *play food* – para não usar *junk food*, um dos termos mais comuns para descrever os alimentos considerados prejudiciais. É que *junk food* pressupõe que esses alimentos não têm valor intrínseco, que deveriam ser jogados fora, na lixeira. Para nós, esse conceito é injustificado porque há momentos em que apenas um pedaço de bolo com cobertura ou uma bala de caramelo satisfazem o paladar. Comer esse tipo de coisa não quer dizer que você se alimente mal. Veja, a seguir, a história que gosto (Elyse) de contar para ilustrar essa questão.

Um dia, quando era adolescente, meu filho me perguntou: "Mãe, o que acontece com as pessoas que não comem de um jeito tão saudável quanto você?" A pergunta me deixou orgulhosa como nutricionista, pois eu tinha conseguido ensinar a ele as virtudes de uma alimentação saudável. Minha resposta incluiu alguns nobres comentários sobre como as pessoas que não prestam muita atenção na nutrição provavelmente tinham uma incidência maior de doenças cardíacas, diabetes, câncer e assim por diante. Mas, antes que eu terminasse, ele se virou para mim, no melhor estilo adolescente de ser, e comentou: "Mas às vezes eu vejo *você* comendo batata frita e outras porcarias." Tive que rir antes de continuar: "Você tem razão, querido. A maior parte das coisas que como é pela saúde, mas de vez em quando eu como por prazer." Expliquei que, para ter verdadeira satisfação em comer, aquelas guloseimas que ele chamava de porcarias podiam fazer parte de uma alimentação balanceada. Dali em diante, o termo "porcarias" foi substituído por "indulgências", por sua função prazerosa na alimentação.

Mas como pode ser saudável incluir essas indulgências no cardápio? É nesse momento que você une todas as habilidades do Comer Intuitivo, que significa, basicamente, ouvir seu corpo. Esse é o segredo. Se você passar o dia inteiro comendo chocolate, por exemplo, é bem provável que chegue ao final do dia com sintomas físicos como enjoo, sensação de estufamento e lentidão mental. A pergunta é: você quer continuar se sentindo assim? A verdade é que, se você ouvir seu corpo, vai perceber que comer dessa forma não proporciona bem-estar. Nem as crianças que recebem montes de doces e balas em datas comemorativas como a Páscoa querem comer aquilo sem parar. Quando você sabe que terá acesso novamente àquele alimento (seja chocolate ou o que for), não precisa de muito para se satisfazer. Em essência, queremos tornar todos os alimentos equivalentes em termos emocionais, mesmo que não o sejam em termos nutricionais.

Joe, um paciente, era muito fã de chocolate. Ele tinha realmente feito as pazes com a comida e já estava na fase de respeitar a saúde quando descobriu um novo sorvete muito calórico, feito com *três* chocolates, no supermercado. Decidiu não comprar, não porque tinha muita gordura, mas porque não queria sentir o que ele chamava de "dor de cabeça alimentar". Ele não se sentiu privado, pois sabia que podia comer um chocolate na hora que quisesse, e, em vez do sorvete, se sentiu satisfeito em comprar um pacote de M&Ms.

## Tomando decisões alimentares fundamentadas

Os pacientes às vezes nos perguntam qual é a vantagem de conhecer as informações nutricionais dos alimentos. A resposta a essa pergunta pode ser difícil. Se você ainda tiver algum resquício da mentalidade de dieta, ler o rótulo do alimento pode acionar sua antiga forma de pensar. Se, por outro lado, suas escolhas alimentares tiverem o objetivo de proporcionar satisfação a sua refeição, então ter uma noção geral do conteúdo nutricional dos alimentos, como fibras, gorduras e sódio, pode ajudar na tomada de decisão do que comprar.

Por exemplo, se você sabe que a inclusão de alimentos ricos em fibras será benéfica para o funcionamento do seu trato gastrointestinal e percebe que um tipo de pão de trigo integral tem mais fibra do que outro, então, com certeza, deve escolher o produto com mais fibras. Usar o conteúdo nutricional dessa forma ajuda a respeitar seu paladar e sua saúde.

Ou imagine descobrir que aquele enlatado que você costuma comprar tem muito sódio e isso pode provocar um efeito adverso em sua pressão arterial. Você pode achar que deve parar de comprá-lo porque nem gosta tanto assim e não se sentiria privado ao escolher outro com menos sódio. Também pode decidir que, se for para comer algo com muito sódio, você prefere uma pizza. Ou talvez descubra que uma bebida que você adora contém uma quantidade elevada de açúcar e que ficaria satisfeito com uma garrafa de água mineral – nesse caso, escolha a água mineral.

Pode chegar um momento em sua jornada para o Comer Intuitivo em que pensar na qualidade nutricional dos alimentos se torne uma prioridade. O segredo para saber se você está pronto para essa decisão se baseia no seguinte:

- Ao fazer uma escolha alimentar, você pensa nas características sensuais do alimento, ao mesmo tempo que respeita a maneira como se sente fisicamente quando o come?
- Você tem alguma doença que será beneficiada se prestar mais atenção nos nutrientes? O Comer Intuitivo pode integrar a recomendação nutricional médica, mas talvez seja útil contar com a ajuda de um nutricionista experiente.
- Pensar em nutrientes provoca uma sensação de neutralidade ou reacende velhos pensamentos de dieta?
- Você é capaz de escolher sem culpa um alimento que pode não ter alto valor nutritivo mas é muito prazeroso?

Se você responder sim a essas perguntas, então tomar decisões baseadas na saúde e nos nutrientes não vai afetar sua capacidade de se tornar um adepto do Comer Intuitivo.

## Como manter o prazer em comer saudável

Se quisermos mudar nossas atitudes alimentares para um hedonismo esclarecido, precisamos equilibrar as informações com o prazer de comer. As informações vêm de duas fontes: ouvir seu corpo e as orientações nutricionais que apresentamos neste capítulo. Ouvir o corpo significa não apenas perceber os sinais de saciedade, mas também considerar as seguintes perguntas:

- Será que eu realmente gosto do sabor desses alimentos ou sou um mártir da saúde/dieta?

- Que sensação esse tipo de alimento, ou de refeição, provoca em meu corpo? Eu gosto dessa sensação?
- Como me sinto quando me alimento regularmente dessa maneira? Será que eu gosto dessa sensação? Escolheria me sentir dessa forma novamente?
- Será que estou sentindo diferença em meu nível de energia?

Se comer de forma saudável é uma experiência agradável *e* o faz se sentir bem, é provável que você continue respeitando sua saúde com escolhas alimentares adequadas. O segredo, no entanto, é *não* transformar a ideia de uma alimentação saudável em uma perspectiva de tudo ou nada baseada na privação. A privação não funciona a longo prazo.

É difícil saborear uma refeição quando as pessoas ao seu redor estão conversando sobre dietas e/ou fazendo críticas ao próprio corpo. Para manter o prazer de comer, conheça o Estatuto do Comer Intuitivo:

1. Você tem o direito de saborear sua refeição sem adulação ou crítica e sem conversas sobre a quantidade de calorias ingeridas ou de exercícios físicos necessários para queimá-las.
2. Você tem o direito de repetir sem se desculpar.
3. Você tem o direito de respeitar sua saciedade, mesmo que para isso precise recusar, sem justificativas, sobremesas ou um segundo prato.
4. Você tem o direito de manter sua recusa original, mesmo diante de muita insistência. Basta repetir com calma e educação: "Não, obrigada/obrigado, eu realmente não quero."
5. Não é seu dever comer em excesso só para agradar alguém, mesmo que a pessoa tenha levado horas preparando algo especial.
6. Você tem o direito de comer pizza no café da manhã (ou jantar pipoca), sem se importar com possíveis críticas ou olhares recriminadores.

Lembre-se que ninguém além de você sabe como você se sente em termos emocionais e físicos. Só você pode ser especialista no seu corpo. Isso exige sintonia interior em vez de sugestões externas bem-intencionadas.

## Não deixe que o coloquem num pedestal

No começo, nossos pacientes acham que temos hábitos alimentares perfeitos, pois, afinal de contas, somos nutricionistas. Não queremos ser colocadas em um pedestal. Algumas das melhores informações que transmitimos aos nossos pacientes não tratam dos nutrientes que comemos, mas do tiramisu que saboreamos até a última colherada. Ou de como ficamos enjoadas da nossa comida e devoramos a barra de chocolate mais próxima. E, apesar dessas ocorrências, balanceamos os nutrientes que consumimos. Ainda respeitamos nossa saúde, nosso paladar e nossa natureza humana.

Muitos de nossos pacientes são exaltados por amigos, familiares e colegas porque *parecem* comer muito bem. "Ela é a única preocupada com a saúde", dizem. No início, é divertido atrair tanta atenção porque isso acrescenta um valor extra à sua identidade. Mas depois de um tempo, quase ninguém mais quer essa notoriedade, pois ela traz mais pressão. Quando você está nesse pedestal, a sensação de privação pode aumentar. Isso muitas vezes significa comer escondido, o que não é bom e pode criar o medo de "ser flagrado". Uau, ser flagrado "trapaceando" a dieta! Que vergonha!

Eu (Evelyn) nunca vou esquecer um jantar organizado por um grupo profissional em um restaurante francês incrível. Eu era uma estranha dividindo a mesa com 20 pessoas (fui convidada por um dos participantes). Quando a refeição estava se aproximando do fim, o garçom nos apresentou uma gama de sobremesas apetitosas. Assim que a última opção foi descrita, alguém perguntou: "Vamos ver o que a nutricionista acha. Qual é a sobremesa mais *saudável*?" Foi um momento no pedestal. Quando abri a boca para responder, todas as cabeças se viraram para mim, então expliquei: "O mais importante é que a sobremesa seja a mais *satisfatória*!" Houve um suspiro muito alto e coletivo de alívio.

Nossos pacientes em geral ficam aliviados quando voluntariamente destronam a si mesmos do posto de czares da comida e da forma física. Alguns sentem que perderam sua identidade especial, e tudo bem se sentirem assim. É importante lamentar a perda e explorar outras identidades alinhadas a seus valores. Ou seja, eles não comem mais escondidos no banheiro e não mentem sobre o que comem. Se tiverem vontade de pedir uma sobremesa depois da refeição, eles pedem. É uma oportunidade de mostrar que a aparência de ser perfeito à mesa não se compara ao valor de ter a melhor saúde e o melhor condicionamento físico possíveis. Lembre-se: o segredo está no equilíbrio!

CAPÍTULO 16

# FORMANDO COMEDORES INTUITIVOS: O QUE FUNCIONA COM CRIANÇAS E ADOLESCENTES

Sempre nos perguntam se é possível ajudar as crianças a recuperar o Comer Intuitivo com que nasceram. Isso não apenas é possível como costuma ser mais fácil do que com os adultos, pois as crianças são geralmente menos céticas e bem mais abertas e dispostas.

Vamos começar com a prevenção. Eu (Elyse) tive a sorte de visitar a filha de uma amiga que tinha dado à luz apenas duas semanas antes. Alexis ainda estava se situando no imenso processo de descobrir como cuidar de sua bebê recém-nascida: qual era o choro de sono, qual era o de fralda suja, qual era o de fome? Se você algum dia já teve certo contato com bebês, sabe que o de fome é o mais fácil de reconhecer. Se uma criança com fome é ignorada, ela não vai parar de berrar enquanto não lhe derem o peito ou a mamadeira. O sinal interno de fome é fortemente reconhecível pela maioria dos bebês e eles têm um instinto natural para avisar que precisam de comida. Eu estava sentada conversando com Alexis quando a pequena Lily fez uns barulhos indicando que estava com fome. Lily mamou até se saciar, depois virou sua linda cabecinha para o lado e dormiu. Alexis ficou fascinada com essa comovente conexão com a filha e com o fato de a experiência de amamentar ser tão intuitiva.

A sintonia parental com os sinais de fome da criança faz com que ela se sinta segura de que suas necessidades são apropriadas e serão atendidas. Quando são rapidamente alimentadas, as crianças aprendem que a fome é uma sensação natural, normal e "correta". A fome então gera uma sensação de segurança, eliminando qualquer medo de privação. Se, no entanto, sua fome for repreendida ou ignorada, a criança vai começar a ter medo de não receber comida suficiente. Em consequência, há o risco de que, em resposta a tal temor, essa criança comece a silenciar os sinais de fome e desenvolva a incapacidade de confiar nas mensagens que seu corpo envia.

Imagine uma criança numa rotina alimentar, uma recomendação comum nas antigas gerações (e ainda um pouco na atual). Muitas cuidadoras aprenderam que o ideal seria alimentar a criança a intervalos que variavam de duas a quatro horas, o que lhes permitia organizar o dia inteiro com antecedência. Infelizmente, isso pode criar uma série de problemas. Se a criança sentisse fome e chorasse meia hora antes do horário programado para comer, recomendava-se esperar. Se, por outro lado, a criança não estivesse com fome, era estimulada a comer mesmo assim. Como os sinais de fome e saciedade não eram reforçados de modo adequado, tanto o bebê com fome quanto o bebê ainda sem fome estavam no caminho para a desconfiança e a desconexão com as fortes mensagens enviadas por seu corpo. O bebê com fome enraíza medo de privação no futuro, enquanto o bebê estimulado a comer mesmo sem fome pode desenvolver confusão e resistência a se alimentar.

Uma criança alimentada de acordo com a programação em vez de conforme os sinais de fome pode iniciar uma relação desorganizada com a comida ao entrar na primeira infância. As crianças que passaram por privações durante a infância podem desenvolver uma tendência a comer além da saciedade quando há comida disponível, como se estivessem armazenando para a próxima vez que sentirão fome intensa. Já as crianças que eram regularmente convencidas a comer mais do que precisavam podem continuar comendo mais do que seu corpo pede ou entrar em uma batalha contra a comida, recusando o que lhes é oferecido.

Para garantir que a criança mantenha sua capacidade inata em relação a fome e saciedade, o fundamental é garantir regularidade e confiança, tanto nos primeiros anos de vida quanto depois. É essa sabedoria interna que forma a base do Comer Intuitivo.

## Desmame liderado pelo bebê/alimentos sólidos

Quando tive (Elyse) meu filho, fui instruída a começar a alimentá-lo com uma colher aos 2 meses. Sim, 2 meses! Então comprei arroz integral, moí os grãos, cozinhei e ainda passei pelo liquidificador. Estava superanimada para colocar uma colher cheia dessa papinha na boquinha dele! Como vocês podem imaginar, foi um desastre. Ele empurrou a colher para longe com a língua e foi tudo pelos ares. A mensagem foi clara: ele não estava pronto para comer alimentos sólidos. No entanto, eu e todas as minhas amigas continuamos, na época, a alimentar nossos filhos da maneira que os médicos diziam ser a "correta".

Felizmente tem havido progressos nessa área, com o "desmame liderado pelo bebê" (DLB), também chamado de "alimentos sólidos liderados pelo bebê". Essa abordagem também é muito conhecida pela expressão original em inglês Baby-Led-Weaning e a sigla BLW. Nós chamamos isso de Comer Intuitivo para Bebês! Embora esteja na moda, o DLB existe há milênios – afinal, não se vendia papinha pronta nas culturas primitivas ou antes da moderna indústria alimentícia. Algumas sociedades avançadas deram continuidade a esse processo natural, mas o mundo moderno parece acreditar que a papinha na colher é a mais indicada. A maioria dos pediatras também pensa assim, nutrindo fortes crenças a respeito de quando é o momento "correto" para iniciar essa transição.

Gill Rapley e Tracey Murkett descrevem o DLB em seu livro *Baby-Led Weaning: The Essential Guide to Introducing Solid Foods and Helping Your Baby to Grow up a Happy and Confident Eat*er (Desmame liderado pelo bebê: O guia essencial para introduzir alimentos sólidos e ajudar seu bebê a crescer tendo uma relação feliz e confiante com a comida). As autoras explicam que o DLB é o estágio intermediário entre o consumo exclusivo de leite e a introdução de sólidos e outros líquidos. A meta é fazer a criança direcionar sua jornada alimentar a partir do instinto em vez de ser conduzida pelos pais ou por autoridades médicas. Dessa forma, o DLB endossa a postura de que o "bebê sabe o que é melhor para ele", o que nutre e protege sua relação intuitiva com o comer, pois ele aprende a confiar nos sinais internos e não em regras externas.

Quando uma criança está pronta para começar a alimentação sólida, não há nada mais alinhado com o Comer Intuitivo do que o DLB.

Um guia resumido do DLB:

1. Estabeleça a intenção de dar ao seu filho a oportunidade de uma vida alimentar prazerosa, com autonomia, autoconfiança e liberdade em sua relação com a comida.
2. O sistema digestório humano está pronto para o DLB por volta dos 6 meses de idade. Antes disso, os bebês precisam apenas de leite materno ou fórmula, por serem fontes ricas em energia e de fácil digestão por seu estômago tão pequeno.
3. O foco principal é respeitar os sinais enviados pelo bebê de que está pronto para começar a comer alimentos sólidos. Ele demonstra isso quando começa a pegar a comida e colocar na boca.
4. O bebê vai fazer as refeições junto com a família em vez de ser "alimentado", para desenvolver suas habilidades sociais, mais confiança e independência (por família, entenda qualquer configuração que envolva ao menos uma pessoa responsável e um bebê).
5. "Optamos por alimentos que possam ser comidos com as mãos." Quando os próprios bebês se alimentam, eles põem a comida na parte dianteira da boca, o que facilita mastigar, chupar e manipular os alimentos, assim como os ajuda a identificar o sabor e a cuspir se não gostarem de algo. Já a colher coloca a comida na parte traseira da boca, o que dificulta cuspir e pode provocar engasgo. Além disso, a colher também aumenta a probabilidade de o bebê recusar a comida.
6. Aprender e praticar a mastigação é importante para o desenvolvimento da fala, da digestão adequada e da alimentação segura. A destreza manual e a coordenação olho-mão também melhoram com o DLB. Ao sentir a comida nas mãos, os bebês aprendem quais tamanhos de alimentos são mais fáceis de mastigar e movimentar dentro da boca.
7. Os bebês que comem com as mãos se divertem muito mais do que se forem alimentados com colher. Eles tocam e sentem a comida, exploram as diferentes texturas e ficam mais interessados em experimentar uma variedade maior de alimentos.
8. Se a família ampliar sua gama de alimentos, o bebê aprenderá a incluir e experimentar uma alimentação nutritiva e diversificada. Afinal de contas, os bebês adoram copiar os pais e os irmãos. Em consequência, a família inteira pode acabar aumentando seu interesse pela alimentação balanceada.

Ellyn Satter descreve a "divisão de responsabilidades" pela alimentação entre pais e filhos em seu inovador livro *Child of Mine: Feeding with Love and Common Sense* (Meu filho: Alimentando com amor e bom senso). Complementando perfeitamente toda a ideia do DLB, Satter explica que é função dos pais fornecer e preparar a comida, enquanto o papel da criança é comer tanto quanto lhe for necessário.

Sua função como pai ou mãe inclui as seguintes tarefas:

- Manter o bebê junto com a família durante a refeição.
- Permitir que o bebê pegue os alimentos, mesmo que ele ainda não possa comê-los.
- Fornecer alimentos cortados em pedaços pequenos que o bebê consiga segurar.
- Permitir que o bebê coma sozinho, sem oferecer a comida na colher.
- Permitir que o bebê coma a quantidade que quiser e mude para outros alimentos quando estiver pronto para isso.

Para orientações mais específicas sobre o DLB, sugerimos estas três fontes excelentes:

- Rapley e Murkett.
- *Born to Eat* (Nascido para comer), das nutricionistas Leslie Schilling e Wendy Jo Peterson.
- O perfil @feedinglittles, no Instagram (especialmente os vídeos de desmames liderados por bebês nos *stories*). (Observação: todos em inglês.)

Por último, não esqueça que o DLB não é uma fórmula única que funciona para todos os bebês. Você ainda pode estimular o Comer Intuitivo em seu filho, mesmo que não faça o DLB.

## Experiências de família

Aqui você encontrará histórias de pacientes reais sobre algumas vitórias e desafios que vêm com a adoção do Comer Intuitivo por toda a família. Incluímos dicas e orientações para proteger os sinais intuitivos inatos de seu filho e para superar alguns obstáculos comuns.

A esta altura você pode estar pensando: "Como posso ter certeza de que meu filho será um Comedor Intuitivo? Como posso deixar que ele tome essas decisões? Ele só vai querer saber de doces!" Para responder a essas preocupações, vamos primeiro explorar as histórias de algumas crianças que conseguiram manter intactos os sinais do Comer Intuitivo enquanto cresciam. Ficamos honradas em saber de muitas crianças criadas por responsáveis que mudaram a própria relação com a comida e com o corpo por meio do Comer Intuitivo, comprometendo-se a criar os filhos com a mesma filosofia.

### Andrea e Allie

Andrea chegou a mim (Elyse) por indicação de seu pediatra quando sua bebê, Allie, tinha 7 meses. Andrea disse ao médico que não tinha ideia de como alimentar sua filha, pois sofrera de anorexia, bulimia e compulsão alimentar durante a adolescência e a juventude. Allie estava mais do que pronta para começar a comer sólidos, mas Andrea tinha medo de provocar um transtorno alimentar na filha. Ela entrou no consultório já me dando um abraço e dizendo: "Por favor, me ensine a alimentar minha filha." Nos primeiros meses de terapia, Andrea não recebeu suporte apenas para aprender a alimentar Allie, mas também foi apresentada ao Comer Intuitivo para conseguir recuperar a própria alimentação.

Em seus primeiros anos de vida, Allie foi beneficiada pela ampla oferta de alimentos nutritivos preparados pela mãe e também por se sentar à mesa com os pais durante as refeições. Allie não conheceu guloseimas em casa, mas não teve restrições para explorá-los na casa de outras pessoas. Cenoura, sorvete, espinafre e doces recebiam o mesmo tratamento. Andrea não fazia comentários e não olhava com recriminação para as escolhas de Allie. Graças a essa liberdade, Allie desenvolveu um desejo real por uma ampla gama de alimentos. No dia que a creche marcou para cada criança levar seu lanche preferido, ela escolheu acelga-chinesa! Quando tinha 5 anos, uma vez ela pediu tofu e palmito para o café da manhã. Na escola, quando pediram que desenhasse sua comida favorita, Allie desenhou a couve-de-bruxelas. Mas não fique com a impressão errada. Allie também gosta de chocolate e biscoitos. Ela simplesmente não tem necessidade de comer demais esses alimentos porque nunca lhe foram negados ou criticados.

Allie está agora com 15 anos e continua gostando de uma variedade de alimentos. Dos 7 meses à adolescência, ela foi uma Comedora Intuitiva exemplar e sua mãe já não sofre de nenhum transtorno alimentar. Ambas mantêm relações positivas com a comida e com o corpo.

### Tanya e Naomi

Tanya tem dois filhos e lutou contra a anorexia e a bulimia durante a maior parte da vida, até conhecer o Comer Intuitivo. Com a recuperação, veio o compromisso de criar os filhos de acordo com essa mesma abordagem positiva em relação ao corpo. Ela contou uma história que aconteceu com Naomi, sua filha de 6 anos, na escola. Um colega se aproximou da menina e fez comentários sarcásticos sobre o corpo dela. Depois de um tempo, Naomi respondeu: "Eu sou eu, e sou exatamente do jeito que deveria ser!" Tanya ficou muito orgulhosa, não apenas por Naomi ter se defendido, mas por ela ter ensinado à filha que nosso corpo é do jeito que "deveria ser".

## Exemplo a seguir

Na maioria das vezes, os pais servem como modelos de comportamento para os filhos no que se refere à alimentação. É muito forte o exemplo de comer quando está com fome, de parar quando está saciado e de ter prazer em comer uma ampla gama de alimentos. Nesse caso, vale o "Faça o que eu faço" em vez do "Faça o que eu digo", como alguns pais bem-intencionados agem em relação ao Comer Intuitivo, não colocando em prática o que pregam. Quando se trata de falar sobre alimentação, tanto a pressão excessiva para experimentar algo novo quanto as críticas sobre a quantidade que a criança come aumentam o risco de a criança criar resistência ou se rebelar contra o papel de "autoridade". Menos conversa e mais exemplos aumentam as chances de a criança experimentar novos alimentos, se interessar por legumes e verduras e ter mais equilíbrio e satisfação na experiência alimentar.

## Jill e Billy

Jill é uma paciente que buscou aconselhamento nutricional depois de uma vida inteira de transtornos alimentares e problemas com a imagem corporal. Com uma mãe que estava sempre de dieta, Jill tinha uma alimentação restritiva, o que a levou a um diagnóstico de anorexia nervosa e a pensamentos obsessivos sobre comida e corpo. Na época em que buscou ajuda, Jill estava pensando em ter filhos e tinha medo de repassar a eles seus problemas com a comida, tal como a mãe havia feito. Ela finalmente se sentia pronta para realizar algumas mudanças.

 Jill se esforçou muito para eliminar a mentalidade de dieta e passar a comer de acordo com os sinais de fome e de saciedade de seu corpo. Depois de um tempo, ela engravidou, o que creditou às melhorias em sua alimentação. Jill também agradece ao Comer Intuitivo pelo efeito profundo que teve na criação de seus dois filhos. Recentemente ela nos contou uma história que exemplifica isso. Seu filho mais velho, Billy, tinha 4 anos e estava jantando com a família quando disse: "Papai, você precisa comer os seus legumes, faz bem para você." Jill prepara uma enorme variedade de alimentos nutritivos para os filhos desde que eles começaram a ingerir sólidos. Ela também disponibiliza guloseimas em casa e não restringe o que eles comem na casa dos amigos. Jill nunca comentou com as crianças se estavam comendo muito ou pouco nem classificou os alimentos de "bons" ou "ruins". Acima de tudo, nunca disse a Billy que legumes são saudáveis ou que ele deveria comê-los. Ela não sabe de onde ele tirou a ideia de dizer aquilo ao pai.

 Jill está criando os filhos com a confiança de que eles terão acesso a uma grande variedade de alimentos e nutrientes se puderem tomar as próprias decisões sobre o que comer e em que quantidades. Não há brigas a respeito de comida em sua casa. Os dois garotos estão crescendo bem e obtendo a variedade de alimentos de que precisam para se desenvolver.

## Apoie a relação inata que seu filho tem com a comida e o comer

A seguir você encontrará alguns dos conceitos básicos da relação inata de uma criança com a comida, juntamente com algumas dicas práticas:

**As crianças se autorregulam.** A maior parte das crianças faz uma autorregulação das quantidades que precisa comer. Algumas têm taxa de crescimento mais lenta, outras mais acelerada, mas, dada a oportunidade, os dois grupos comerão o que for necessário para atender às necessidades de seu corpo.

- A crianças crescem em saltos. Às vezes comem tanto quanto um adulto e, em outros momentos, comem feito passarinho. Se deixadas sozinhas, sem serem estimuladas, elas obtêm tudo de que precisam ao longo do tempo.
- Se forem crianças ativas, terão mais fome do que se fossem sedentárias.
- As preferências alimentares da criança variam conforme a fase. Não se preocupe se seu filho só quiser queijo e presunto durante semanas e depois passar meses sem querer nem olhar para essas coisas. Se nenhuma crítica for feita ("Você sempre adorou isso, por que não está mais comendo?"), é muito provável que depois de um tempo a criança volte a comer esses alimentos.
- Se você servir a mesma comida todos os dias, a criança pode perder o interesse. Lembre-se da habituação: em excesso, mesmo algo bom pode ficar cansativo e ser rejeitado. Varie o cardápio para manter o interesse das crianças em diferentes comidas.
- Analise a semana inteira em vez de uma única refeição ou um dia e perceberá que seu filho obtém tudo de que precisa.

**As crianças buscam autonomia.** Um importante objetivo do desenvolvimento das crianças é a busca de autonomia. Ela pode surgir a partir dos 18 meses de idade e continuar ao longo da infância, atingindo o auge na adolescência. Respeitar o desenvolvimento da autonomia da criança é fundamental para estimular seu Comedor Intuitivo.

- Permita que seus filhos se sirvam sozinhos assim que tenham capacidade de fazer isso. Se você fizer o prato para eles, estará presumindo a quantidade de que eles precisam para saciar sua fome. Quando eles mesmos se servem, não se sentem pressionados a comer tudo só porque está ali.
- Rejeitar comida é uma forma comum de a criança mostrar sua independência, sobretudo se não estiver com fome. Não se preocupe, ela vai comer quando sentir fome!
- Se você criou seus filhos e filhas como Comedores Intuitivos, não tenha medo de deixar que façam o próprio pedido no restaurante.
- Estimule a participação das crianças na compra e no preparo da comida. Assim elas ficarão mais interessadas em comer os alimentos que escolheram e ajudaram a preparar.

**Introduzir novos alimentos é uma arte.** Pais esperam que os filhos experimentem um novo alimento quando ele é oferecido, nem que seja um pedacinho. Podem surgir conflitos na hora da refeição se os alimentos forem introduzidos sem a compreensão de como as crianças podem reagir a essa nova experiência.

- Em torno dos 2 anos, as crianças costumam ter medo de novidades, o que inclui alimentos. Confie que, se não forem pressionadas, elas vão se dispor a experimentar alimentos novos quando estiverem prontas para isso, principalmente se virem a família comê-los.
- Deixe as crianças pequenas brincarem com a comida, sobretudo se estiver introduzindo um alimento ou preparo novo. A criança pode colocar a comida na boca, tirá-la com a mão, brincar com ela e depois experimentar mais uma vez. Ou pode ainda não estar pronta para comer aquilo. Deixe que ela faça um pouco de bagunça. Essa experimentação sensorial faz parte do desenvolvimento.
- Às vezes a criança pode ser apresentada ao alimento mais de 20 vezes até que o aceite. Não desista só porque tentou introduzir algo novo uma ou duas vezes e a criança não aceitou. Continue colocando-o no prato de tempos em tempos, mas sem pressão. Em algum momento ela pode vir a experimentá-lo.
- Quando apresentar à criança algo novo, é importante que haja também

alimentos familiares à mesa. Introduzir várias novidades de uma só vez pode ser demais e a criança pode acabar recusando tudo.
- Vai haver coisas de que seu filho simplesmente não vai gostar, assim como os adultos têm suas preferências e aversões.

**Fale sobre comida sem moralismos, sem essa de "bom" ou "ruim".** Dizer às crianças que alguns alimentos são "ruins" pode criar um sentimento de culpa. Em vez disso, diga que os "alimentos da diversão" nem sempre são nutritivos para o corpo, mas são gostosos. Não use os termos "porcaria" ou "comer besteira" para não provocar vergonha de estar comendo algo percebido como lixo. Esse tipo de conversa franca, juntamente com o acesso irrestrito a uma ampla gama de alimentos, diminui o risco de seu filho se interessar excessivamente e acabar se fixando nas diversões que come na casa dos amigos.

Seu papel como pai, mãe ou cuidador *é poderoso*. Educar uma criança é uma tarefa admirável. No aspecto da alimentação, seguir algumas orientações básicas ajuda a pavimentar o caminho para que ela tenha uma relação saudável com a comida:

- Ofereça de modo neutro, sem insistir. Se tentar interferir no que seu filho come e em que quantidade, ele vai reagir a você em vez de prestar atenção nos sinais internos do corpo.
- Tenha uma alimentação variada e comam juntos, em família.
- Acima de tudo, não faça barganhas nem use a comida para premiar ou consolar a criança. Comida existe para saciar a fome, satisfazer e nutrir. Ajude seus filhos a aprender a lidar com os sentimentos. Explique que os sentimentos deles são reais e valorizados e que há maneiras de eles se satisfazerem sem usar a comida.

## O poder da restrição

Esses exemplos mostram o que de melhor pode acontecer quando criamos nossos filhos e filhas com respeito aos sinais intuitivos do próprio corpo. Outros pacientes, especialmente aqueles que ainda têm uma relação problemática com a comida, encontram mais dificuldades em passar essa mensagem.

### Mary, Denise e Molly

Mary tem duas filhas gêmeas de 13 anos, Molly e Denise. Molly sempre foi extremamente ativa, enquanto Denise é mais sedentária. Desde que eram pequenas, Mary se preocupa com Denise.

Os problemas começaram quando as crianças tinham cerca de 4 anos. Quando as meninas conheceram as guloseimas, Mary se surpreendeu com o pouco interesse que Molly demonstrou. Já Denise adorou! Como Molly não ligava muito para esses alimentos e era muito ativa, os pais a deixaram comer com liberdade, mas começaram a impor limites a Denise.

Depois de conhecer o Comer Intuitivo, Mary começou a incorporar mais liberdade no modo de tratar as guloseimas com as filhas. Seu marido, Danny, infelizmente não concordava com isso. Um dia, Denise encontrou dois pacotes de M&M's no armário e ofereceu um deles à irmã. Como Molly não se interessou, Denise levou o segundo para o quarto. Parecia algo positivo, pois Denise se dispôs a dividir o chocolate, sem comer os dois pacotes de uma só vez.

Pouco depois, naquele mesmo dia, Mary flagrou Denise comendo o chocolate escondida no quarto. Quando a filha confessou que tinha medo de os pais se zangarem, Mary respondeu: "Denise, você pode comer quanto chocolate quiser, não vou me zangar. Sei que você come outros alimentos bastante nutritivos e que alguns dias tem vontade de comer doce e outros dias não tem."

Preocupada, Mary conversou com o marido sobre o incidente. Explicou que a tentativa de controlar a alimentação de Denise estava enviando a mensagem clara e prejudicial de que seu corpo não era confiável. Depois de recuperar seu Comedor Intuitivo inato e estimular o marido a fazer o mesmo, Mary aprendeu a conversar sobre comida com as filhas. Hoje, já adolescentes, as gêmeas sabem que seu corpo é confiável tanto com as guloseimas quanto com todos os outros alimentos.

Essa história mostra o que pode acontecer quando pais ansiosos acreditam que precisam controlar a quantidade de guloseimas que uma criança come.

Vários estudos exploram como a restrição alimentar pode ter sérias consequências para as crianças. Entre elas estão a desconexão dos sinais de fome, a relação tensa com a comida e a baixa autoestima. Tentar controlar com rigidez a alimentação infantil ensina às crianças a desconfiar de seu corpo, afastando-as ainda mais do Comer Intuitivo que elas trazem do berço. Ellyn Satter acha que tanto o "controle excessivo" quanto o "apoio insuficiente" são a base de muitos problemas alimentares na infância.

## O impacto da privação

### Nancy

Como vimos, a privação é uma força tão poderosa que pode levar a comportamentos alimentares disfuncionais. Uma pessoa que eu atendo (Elyse) me contou uma história assustadora sobre uma aluna sua, Nancy. A mãe da menina a proibira de comer qualquer coisa com açúcar, pois acreditava que era perigoso. Um dia, Nancy não saiu para brincar no recreio. Ficou na sala de aula, catando no chão as migalhas açucaradas dos lanches das outras crianças. Ela também pegava e engolia pedaços sujos de arroz e feijão crus que as crianças usavam para brincar. A criança estava tão desesperada para provar o que não lhe era permitido que chegou a esses extremos para aliviar sua sensação de privação. Esse comportamento se repetiu, e a mãe de Nancy foi procurada pela escola com o pedido de que parasse de impedir a filha de comer o que as outras crianças comiam. No entanto, mesmo depois de saber o que Nancy tinha feito, a mãe manteve a proibição do açúcar.

## Privação terapêutica

### Pamela e Eric

Por sorte, muitos pais são mais receptivos. Pamela, mãe de um menino saudável de 5 anos, teve uma indicação para me procurar (Elyse) em busca de uma solução para um longo histórico de restrições alimentares. No início de seu tratamento, ela mencionou que o filho, Eric, era um tanto obcecado por sobremesa. Ele passava todo o jantar implorando por sobremesa, sem apreciar o que estava comendo. O marido de Pamela era inflexível com a ideia de que Eric deveria terminar a refeição antes de receber a sobremesa e que a mesa tinha virado um campo de batalha. Pamela e o marido foram se consultar juntos e ficaram surpresos com a recomendação de colocarem todos os pratos na mesa de uma vez – sim, sobremesa junto com frango, brócolis e pão. Apesar de céticos, eles receberam a orientação com a mente aberta.

Em pouco tempo, Eric já não pedia as sobremesas antes de jantar. Ele ainda come a sobremesa? Claro! Mas, em vez de só pensar nisso, passou a desfrutar a maioria dos alimentos oferecidos a ele com a certeza de que o doce estaria disponível a qualquer momento.

O medo da privação é uma força poderosa na busca e no consumo excessivo de alimentos restritos. A maneira mais certa de deixar uma criança desinteressada do alimento que os pais querem que ela coma é dizer que ela não pode comer a sobremesa antes de acabar a refeição. A comida vira um inimigo, uma barreira para conseguir o que ela realmente quer. O acesso limitado, a disponibilidade condicional e as porções rígidas também podem criar uma disputa ou uma supervalorização da sobremesa. Abrir mão de controlar minuciosamente o que entra na boca de uma criança e permitir que ela tome essas decisões sozinha promove um rápido "cessar-fogo", tornando a experiência tranquila para responsáveis e crianças.

## Passos para proteger e reforçar o Comer Intuitivo de seus filhos

**Se a criança está com sede, ofereça água em vez de suco.** O suco só foi introduzido no nosso repertório alimentar no início do século XX. Antes disso, as pessoas comiam as frutas e bebiam água. Tomar suco em excesso pode encher o estômago da criança e afastá-la dos verdadeiros sinais de fome. Se ela tomar suco uma hora antes da refeição, ainda vai estar se sentindo cheia na hora de comer.

**Adie a introdução de guloseimas para crianças muito pequenas.** Não há necessidade de introduzir guloseimas para crianças pequenas antes de elas terem a chance de experimentar opções mais nutritivas. Elas certamente terão outras oportunidades para experimentar esses alimentos mais tarde. Se, no entanto, alguém oferecer uma guloseima ao bebê, deixe que coma e não faça comentários (nem criticando nem estimulando). Se a criança já experimentou uma ampla variedade de alimentos após começar a comer sólidos, as guloseimas não serão muito valorizadas. Elas ocuparão seu espaço na relação saudável e natural que a criança tem com a comida.

**Exponha os benefícios da nutrição desde cedo.** Ensine às crianças que os alimentos têm o poder de lhes fornecer energia para brincar, de ajudá-las a dormir bem e de fazer a mente funcionar com facilidade na escola.

**Ofereça alimentos variados.** Prepare refeições balanceadas para seus filhos e filhas e tente fazer as refeições juntos, em família, sempre que possível. Quando as crianças tomarem consciência das guloseimas, coloque algumas na mesa, ao lado de outros mais ricos em nutrientes. Não faça comentários sobre o tipo de alimento ou a quantidade que as crianças devem comer. Lembre-se que alguns dias elas podem querer alguma guloseima, mas na maior parte do tempo comem tudo que lhes é servido. Não se esqueça que as escolhas alimentares das crianças podem mudar de refeição para refeição, dia a dia. De modo geral, elas comerão os nutrientes de que precisam.

**Prepare lancheiras com opções variadas, incluindo algumas guloseimas.** Se o seu filho nunca leva um biscoito recheado para a escola, pode ter certeza de que ele vai negociar algo com outra criança para obter o que deseja.

**Ofereça lanches nutritivos.** Tenha lanches nutritivos fáceis de servir para quando seu filho sentir fome entre uma refeição e outra. Podem ser frutas e legumes já cortados, frutas secas, queijo, homus e bolachas salgadas integrais, etc. Se essas opções estiverem prontas e disponíveis na geladeira ou na bancada da cozinha, há grandes chances de a criança escolher uma delas quando estiver com fome.

**Não cozinhe sempre com pressa!** Prepare uma refeição para toda a família incluindo vários acompanhamentos. Isso garante que toda criança tenha algo para comer, mesmo que não goste do prato principal. Diga a elas que você está preparando refeições balanceadas para que cresçam e fiquem fortes. Explique que não vai preparar vários pratos para toda a família, mas que servirá alguns alimentos que você sabe que agradam a cada uma delas. Não monitore os alimentos ou a quantidade que elas estão comendo. Isso será responsabilidade delas.

**Confie nas habilidades inatas das crianças.** Elas sabem quanto comer para saciar a fome e atender às necessidades do corpo. De modo geral, o Comer Intuitivo serve de apoio para que as crianças tenham suas necessidades fisiológicas atendidas e mantenham uma relação positiva com a comida.

## Recuperando uma relação desgastada da criança com a comida

Muitos pais, mães e outros responsáveis procuram aconselhamento nutricional para fazer com que os filhos e filhas aprendam a ter uma alimentação variada ou para evitar que comam em excesso. Em geral, não é necessário trabalhar diretamente com a criança; apenas orientamos os pais sobre o Comer Intuitivo e fazemos recomendações práticas. Mas às vezes cabe ajudar a criança a mudar seus hábitos e sentimentos em relação à comida.

Veja algumas estratégias que ensinamos aos responsáveis que nos procuram no consultório:

### Dicas para promover mudanças em casa

1. Diga a seus filhos que você leu um livro ou conversou com um profissional que lhe deu algumas ideias diferentes sobre como abordar a alimentação

em casa. Reconheça que os pais podem aprender coisas novas e mudar e que está ansioso para implementar algumas dessas novidades. Isso vai deixar seus filhos curiosos e preparar o terreno para as novas ideias.
2. Diga a seus filhos que de agora em diante terão a responsabilidade de escolher quanto e o que comer e que você vai fornecer uma variedade de alimentos, inclusive aqueles que até então eram proibidos.
3. Pergunte se há alimentos que seus filhos gostariam de ter em casa e que não estão disponíveis com frequência. Nesse momento você perceberá no rosto das crianças um misto de empolgação e descrença.
4. O mais importante é: cumpra a promessa. A criança vai testar você, achando que o discurso é bom demais para ser verdade. Vai esperar para ver se você escorrega e diz que ela não precisa de mais comida, que "deveria comer mais legumes" ou que precisa terminar o jantar para ter direito a sobremesa. Pode levar um tempo até a criança acreditar que você realmente não vai interferir no que ela come.

Esses conselhos podem assustar muita gente. Será que os outros vão pensar que eles não são bons pais porque não estão impondo regras alimentares rigorosas? Será que as crianças vão comer sem parar? Será que vão comer só guloseimas e deixar o resto de lado?

Para facilitar a transição, pode ser útil procurar o acompanhamento de um profissional de nutrição ou de psicologia que conheça bem o Comer Intuitivo. Também é importante que ambos os pais estejam alinhados com a filosofia alimentar da família, para permitir que a criança se sinta segura e evitar confusão.

Consultar-se com um profissional especializado em Comer Intuitivo também ajuda os responsáveis a analisar separadamente as próprias crenças sobre comida, alimentação e corpo. Ajudar uma criança a comer de maneira intuitiva é muito desafiador se o comer transtornado perdurar em alguém na família. Se houver qualquer forma de descontrole alimentar, pode ser difícil curar uma experiência alimentar disfuncional na criança. Lembre-se que os pais são modelos importantes para ajudar a criança a recuperar suas raízes de Comedores Intuitivos.

## Quando lhe dizem que seu filho está "acima do peso"

Incessantes mensagens alarmistas em torno da suposta "epidemia de obesidade" advertem que crianças com maior peso têm mais riscos de desenvolver diversos problemas de saúde, sem evidências que mostrem causalidade. Por exemplo, nos Estados Unidos uma criança é 242 vezes mais propensa a ter um transtorno alimentar do que diabetes tipo 2!* Em vez de promover a saúde, as campanhas de saúde pública para acabar com a "obesidade" reforçam o estigma do peso e aumentam o risco de transtornos alimentares, cujo impacto não é nada bom.

Como você já deve ter aprendido, impor regras e restrições alimentares muitas vezes contribui para o desenvolvimento do comer transtornado e de distúrbios na imagem corporal. Leann L. Birch, ex-professora de desenvolvimento humano na Universidade da Pensilvânia, e seu grupo de pesquisa avaliaram extensivamente essas questões. Os estudos mostram que os pais que usam práticas restritivas na alimentação dos filhos acabam obtendo o resultado contrário, ou seja, levando as crianças a comer quando não estão com fome, o que resulta em excessos:

- Num estudo com meninas de 5 anos com corpos de tamanhos variados, aquelas cuja mãe impunha padrões alimentares restritivos mostraram o maior índice de comportamento alimentar excessivo aos 9 anos.
- Em outro estudo com meninas de 5 anos, aquelas que percebiam a pressão e o controle em torno da comida começaram a restringir certos alimentos e a comer por motivos emocionais.

Pode ser bem difícil, até mesmo assustador, para um pai ou uma mãe parar de monitorar a alimentação dos filhos quando sabem que eles estão acima do peso.

---

* Para cada 100 mil crianças nos Estados Unidos, há 12 casos de diabetes tipo 2, em comparação com 2.009 casos de transtornos alimentares. Linda Bacon, *Body Respect: What Conventional Health Books Get Wrong, Leave out, and Just Plain Fail to Understand About Weight* (Respeito ao corpo: O que os livros de saúde convencionais ensinam errado, omitem e não compreendem sobre o peso). Dallas: BenBella Books, 2014, pág. 30).

Limitar a quantidade ou o tipo de alimento que as crianças comem só leva a sentimentos de privação e rebeldia, exatamente como as dietas fazem com os adultos. Assim, é possível que escondam a comida, comam o máximo que conseguirem na casa dos amiguinhos ou mesmo desenvolvam um sério transtorno alimentar. Sentimentos de vergonha podem surgir em uma criança que descumpre as regras num ambiente em que a alimentação é muito controlada e a relação entre pais e filhos pode acabar prejudicada.

Parar de monitorar a alimentação da criança e confiar na sabedoria de seu corpo pode parecer um risco impossível de assumir. Talvez a história de Michele ajude você a ver que isso pode ser feito.

### Michele

Muitos anos atrás, os pais de uma menina de 8 anos me procuraram (Elyse) em busca de ajuda porque ela comia demais. Estavam preocupados com o peso da filha, com o desconforto físico e com os problemas de saúde que poderiam surgir. Relataram que ambos faziam dieta mas sabiam que isso não era recomendável para a menina. Não estavam dispostos a mudar seus hábitos, mas disseram que fariam o possível pela filha. Após algumas sessões, ficou claro que seria benéfico se a criança fosse atendida sozinha.

A primeira vez que entrou no consultório, Michele disse que queria os pais presentes durante a sessão. A presença deles era reconfortante, fazia com que Michele se sentisse segura para falar sobre seus sentimentos, pois sabia que eles a apoiariam. Ela estava animada por saber que estavam dispostos a mudar para ajudá-la a se sentir melhor. Michele revelou que às vezes comia muitas sobremesas nas festas, principalmente de chocolate, e que isso a deixava com "a barriga doendo muito" e a obrigava a ir embora da festa. Quando questionada sobre por que fazia isso, ela respondeu que os pais não permitiam sobremesas em casa, apenas as com baixas calorias, de que ela não gostava. Assim, Michele achava que precisava comer o máximo possível quando tinha acesso a sobremesas deliciosas.

Durante nossos encontros, nunca falamos sobre peso. A ênfase sempre foi sobre como Michele se sentia em termos físicos e mentais. Assim ela conseguia se sentir mais em harmonia com seu corpo e reforçar sua autoestima. Qualquer menção ao peso de uma criança, tanto por parte dos pais como de qualquer profissional, seja médico ou nutricionista, corre o risco de transmitir mensagens muito prejudiciais. Além disso, a preocupação com problemas de saúde futuros não leva a mudanças de comportamento e ainda por cima passa uma mensagem alarmista. Já a sensação de bem-estar físico pode, sim, causar um forte impacto.

Conversamos com a família sobre permitir o acesso regular de Michele às sobremesas de que ela gostava. Isso poderia ajudá-la a aprender a desfrutá-las sem chegar ao ponto de sentir dor de estômago. Michele fez uma lista com suas sobremesas favoritas, mediante a promessa dos pais de que iriam comprar o que pudessem logo depois da sessão.

Michele também aprendeu que seu corpo envia mensagens para avisá-la quando está com fome e quando está saciada. Ela disse que sabia quando estava com fome e que em geral sabia quando estava satisfeita. Então fez uma pergunta instigante:

"Como eu faço pra parar de comer quando sei que estou cheia?"

Respondi com outra pergunta:

"Se a sua barriga está cheia, será que seu corpo precisa de mais comida?"

Ela respondeu:

"Acho que não."

Então continuei:

"Se seu corpo não precisa de mais comida, de que você precisa na verdade?"

Aquela criança de 8 anos entendeu tudo, pois disse:

"Preciso saber que vou conseguir comer os doces que eu quiser na minha casa." Michele ainda acrescentou: "Às vezes eu preciso comer quando estou chateada, triste ou com medo."

Muitos adultos não conseguem fazer essa conexão! Depois de explicar que algumas pessoas acham que precisam de comida para aliviar os sentimentos, perguntei a Michelle se ela conseguia pensar em alguma outra coisa para fazer quando estivesse triste. Ela pensou em se distrair com um livro de colorir, brincar com o cachorro ou conversar com a mãe. Esse foi o início do tratamento que ajudou Michele a aprender a lidar com a sensação de privação alimentar e a começar a separar os sinais físicos das demandas emocionais para comer.

Com o tempo, ela começou a confiar que teria doces em casa sempre que quisesse. Livre da sensação de privação, descobriu que só precisava de quantidades moderadas para se satisfazer. Parou de exagerar nas festas, passou a equilibrar alimentos nutritivos com alimentos de diversão e cresceu mantendo uma relação saudável com a comida, com o corpo e consigo mesma.

## Dez passos para lidar com um filho que come muito além do necessário

**Observação:** Se você não sentir segurança em fazer isso por conta própria, não hesite em procurar a ajuda de uma/um nutricionista com formação em Comer Intuitivo.

1. Converse com seu filho sobre como é a sensação de fome no corpo. (Rever Capítulo 7, Princípio 2: "Respeitar a sua fome", na página 119.)
2. Se seu filho for muito pequeno para preparar ou servir a própria comida, oriente-o a avisar a um adulto quando sentir fome.
3. Converse com seu filho sobre como é a sensação de saciedade no corpo. (Ver Capítulo 11, Princípio 6: "Sentir a sua saciedade", na página 214.) Pergunte se ele sabe como é essa sensação. Explique que o estômago é como um balão cheio de ar. O balão pode ser enchido em parte, deixando bastante espaço para receber mais ar. O mesmo acontece com o estômago, que pode receber um pouco de comida e ainda ter espaço para mais comida. O balão pode ser inflado com mais ar para aumentar de tamanho, assim como o estômago pode ser preenchido com mais comida e ficar ainda mais cheio. Ele pode ficar tão cheio de comida que a sensação é de desconforto.
4. Explique que satisfazer sua fome com comida suficiente o deixará cheio de energia para correr e brincar, mas comida demais o deixará desconfortável e até mesmo enjoado. Você pode comparar o corpo a um carro. Assim como o carro precisa de gasolina para rodar, nosso corpo precisa de comida para se manter ativo. Se tentar colocar mais combustível do que a capacidade do tanque, não vai haver espaço para armazenar o excedente.

5. Pergunte a seu filho se acha que seu corpo precisa de mais comida mesmo depois de estar confortavelmente saciado. Se ele responder que não, pergunte de que ele realmente precisa. Se ele não souber dizer, explique que as pessoas às vezes comem demais para se sentirem melhor quando estão tristes, aborrecidas ou com medo. Tranquilize-o dizendo que estará disponível quando ele quiser desabafar. Você também pode ajudá-lo a pensar em algumas alternativas alimentares que acalmem emoções desconfortáveis, se ele não estiver preparado para falar sobre sentimentos.
6. Acima de tudo, não critique seu filho pelo peso dele e não o coloque na balança – melhor ainda, livre-se de vez das balanças de casa! Explique como é boa a sensação de estar mais confortável no próprio corpo, se ele comer de acordo com sua fome e os sinais de saciedade. E, principalmente, não fale sobre problemas de saúde que ele pode vir a ter por conta de sua alimentação.
7. Pergunte quais alimentos proibidos até agora ele gostaria de poder comer. Explique que vai passar a comprar esses alimentos e deixá-los disponíveis em casa.
8. Avise a seu filho que você não vai lhe dizer o que comer, o que não comer, nem em que quantidades. Diga que fornecerá alimentos variados na refeição, alguns mais ricos em nutrientes e algumas guloseimas. Caberá a ele decidir o que incluir na refeição e de quanto precisa para saciar a fome.
9. Explique que você confia na voz interior dele no que se refere a fome, saciedade e preferências para orientar suas decisões alimentares. Quanto mais seguro seu filho estiver de que você confia na sabedoria interior dele, mais ele vai comer de maneira equilibrada em vez de reagir a você.
10. Pergunte se você pode ajudá-lo em alguma coisa. Reforce que não o está abandonando, apenas que simplesmente não vai mais tentar controlar o que ele come. Ele pode lhe dizer que gostaria que você o lembrasse de prestar atenção nos sinais de fome, ou de comer devagar, para que possa perceber o momento de saciedade confortável. Ou ele pode pedir que você simplesmente não se meta. Respeite sua vontade.

## Quando seu filho está abaixo do peso ou resistindo à comida

Enfrentar a resistência alimentar de seu filho no estágio inicial pode diminuir o risco de que ele chegue a desenvolver um transtorno. (Veja o Capítulo 17 para mais informações sobre o tratamento de transtornos alimentares.)

Recebemos muitas ligações de pais e mães contando que seus filhos não estão comendo o suficiente ou que não conseguem fazer com que comam nada além de "carboidratos vazios". Eles dizem que a mesa de refeição se tornou um campo de batalha. Não se preocupem, pois é possível evitar e resolver esses conflitos quando os enfrentamos devidamente.

### Passos para restabelecer a paz entre você e seu filho

A necessidade de seu filho de exercer sua autonomia rebelando-se contra comer o suficiente ou contra alimentos nutritivos pode muitas vezes ter prioridade sobre suas necessidades fisiológicas ou nutricionais. Veja algumas estratégias a serem consideradas se seu filho vem resistindo à comida:

1. Se você parar de pressioná-lo a comer mais ou "melhor", é provável que a rebeldia dele diminua e, com o tempo, desapareça. A fome é uma motivação muito forte na busca da comida quando a necessidade psicológica de se rebelar não está presente. Saiba que a relação de seu filho com a comida vai se resolver e que ele vai voltar a comer para satisfazer suas necessidades. Pode ser que ele leve um tempo para acreditar que você vai cumprir o que disse e deixar as escolhas alimentares por conta dele. Se necessário, peça ajuda para atravessar essa fase difícil.
2. Mostre e diga a seu filho que você o ama e que acreditava estar fazendo a coisa certa quando tentava direcionar sua alimentação. Explique que descobriu que suas sugestões só provocaram tensão entre vocês e fale sobre as mudanças que vão acontecer.
3. Explique que uma das coisas interessantes que você aprendeu é que o corpo dele tem uma sabedoria interior que o orienta a comer de forma equilibrada e agradável. Basta que ele ouça os sinais que o corpo en-

via sobre a quantidade de comida que ele deve comer, além de verificar como se sente fisicamente após comer.
4. Esteja preparado para a que a criança fique animada com o fim da pressão e, depois, que ela desconfie se você vai manter sua palavra. Quanto mais tempo você ficar sem fazer comentários, mais seu filho vai confiar que o embate acabou. Você verá uma transformação incrível bem diante de seus olhos: seu filho vai aumentar o consumo de alimentos e a proporção entre as guloseimas e os alimentos mais nutritivos vai começar a se equilibrar.

Aceitar que seu modo de agir atual não está funcionando é o primeiro passo para recuperar seu relacionamento com os filhos e, por extensão, a relação deles com a comida. Alguns pais têm medo de que os outros os considerem negligentes se não direcionarem o que os filhos comem, especialmente se as crianças estiverem abaixo do peso ou comendo mal. Mas os benefícios desse processo de recuperação devem se sobrepor ao medo do julgamento.

## Alertas

Infelizmente, temos visto cada vez mais crianças pequenas sendo diagnosticadas com transtornos alimentares. Se você acha que a recusa de seu filho a se alimentar é mais séria do que uma rebeldia contra a pressão para comer, procure um psicoterapeuta especializado em comportamento infantil e/ou transtornos alimentares. Além disso, se suspeitar de problemas de integração sensorial (por exemplo, a criança que tem reações extremas diante de texturas alimentares diferentes), talvez você precise da ajuda de um terapeuta ocupacional especializado em disfunção de processamento sensorial. Um último alerta: algumas crianças podem ter passado por algum trauma ou problemas médicos no início da vida, o que talvez as tenha desconectado de seu instinto alimentar inato.

## Adolescentes

Recebemos muitas ligações de pais e mães preocupados com a alimentação dos filhos adolescentes, desde aqueles que gostariam de ajudá-los a evitar uma infelicidade que eles mesmos sentiram na adolescência até aqueles que foram orientados por médicos a monitorar a alimentação dos filhos para que emagreçam e assim evitem problemas de saúde. Também trabalhamos com muitos adolescentes que decidem fazer dieta.

Os adolescentes apresentam muitas contradições. Um dia, eles podem ser adoravelmente confiantes e abertos, quase infantis. Em outro, podem ser mal-humorados e mal abrir a boca. Entender o estágio de desenvolvimento da adolescência é equivalente a ajudá-los a resolver sua relação com a comida.

Para descobrir a própria identidade, os adolescentes precisam sentir que são emocionalmente independentes dos adultos. Eles tentam conseguir a independência em vários setores. Comer de um jeito que eles sabem que vai provocar raiva e frustração nos pais pode ser uma forma de se afirmar.

Tendo alimentado (Elyse) meu filho com uma gama de alimentos nutritivos ao longo de sua infância, eu me maravilhava em ver como ele comia bem em comparação com alguns de seus amiguinhos. Quando entrou na adolescência, no entanto, ele passava na minha frente comendo uma barra de chocolate ou alguma outra guloseima só para me afrontar. Depois entendi que era uma maneira de demonstrar sua independência em relação à mãe nutricionista.

Se um adolescente começa uma dieta, não importa se foi indicação médica, sugestão de pai ou mãe ou se foi autoimposta, essa dieta tem inevitavelmente os mesmos resultados infelizes que são encontrados em adultos, e até um risco maior de desenvolver algum transtorno alimentar. Isso também perpetua fortemente a cultura da dieta e o estigma do peso.

- Um estudo de 2003 associou dietas a episódios de compulsão alimentar entre pré-adolescentes e adolescentes.
- Um estudo de 2007 descobriu que meninas adolescentes que faziam dieta tiveram um aumento nos episódios de compulsão alimentar e uma diminuição no que comiam pela manhã. Meninos adolescentes

também tiveram um aumento desses episódios e uma diminuição na atividade física.

Se fazer dieta não é a solução, como ajudar nossos adolescentes a manter o Comer Intuitivo que lhes é inato ou ajudá-los a retomar o caminho para a redescoberta de seus sinais intuitivos?

## Dez passos para promover o Comer Intuitivo na adolescência

Exatamente como as crianças na terrível fase dos 2 anos, os adolescentes estão lutando por autonomia. É provável que se revoltem contra qualquer coisa que lhes seja imposta.

1. Forneça alimentos balanceados e de fácil acesso. Tenha em casa alimentos nutritivos, mas também as guloseimas de que eles gostem. Leve-os para fazer compras junto com você e convide-os a ajudar no preparo das refeições. Muitos adolescentes gostam de cozinhar e ficam felizes em serem incluídos nessa atividade.
2. Pergunte a eles como você pode ajudá-los. Talvez queiram sua ajuda para preparar o café de manhã ou o almoço, ou para providenciar lanches fáceis de serem levados na mochila.
3. Não caia na armadilha de dizer que eles só podem ver TV ou usar o computador durante o lanche depois da escola. Se você associar relaxamento ao ato de comer, eles podem se habituar a comer demais como estratégia de procrastinação. Estimule-os a lanchar apenas se estiverem com fome e depois sugira que realizem alguma atividade não relacionada com comida para relaxar antes de fazer o dever de casa.
4. Converse com seus filhos adolescentes sobre as pessoas que eles seguem nas redes sociais. Oriente-os a evitar perfis que estimulem dietas ou que reforcem o estigma do peso.
5. Reúna a família para as refeições sempre que possível, mesmo que apenas algumas vezes por semana.
6. Não faça censuras ou interrogatórios durante as refeições. O ideal é que

esses momentos sejam tranquilos, de modo a proporcionar o máximo possível de satisfação e de reconhecimento dos sinais de saciedade. A melhor maneira de fazer um adolescente comer demais ou não comer é iniciar uma briga à mesa!

7. Não faça comentários sobre o que ou quanto seu filho adolescente está comendo. Esteja atento à própria linguagem corporal e se você fica analisando o corpo de seu filho. Os adolescentes são muito sensíveis a críticas e julgamentos. A menor percepção de que seu corpo ou suas escolhas alimentares são inaceitáveis já pode provocar vergonha, tentativas de dieta, rebeldia ou até transtornos alimentares.

8. Se você perceber que seu filho adolescente está sofrendo de compulsão alimentar ou que come muito menos que o suficiente, saiba que pode ser sinal de sofrimento emocional ou necessidades não satisfeitas. Passe mais tempo com ele, seja paciente e reforce que os sentimentos dele são adequados e podem ser expressos quantas vezes e pelo tempo que ele precisar.

9. Se seu filho adolescente está comendo em excesso ou menos que o necessário e está claro que ele precisa de mais apoio, procure um(a) terapeuta e/ou nutricionista com formação em Comer Intuitivo e transtornos alimentares. Muitos adolescentes relatam o aparecimento de um transtorno alimentar ao se consultarem com o profissional que prescreveu a dieta ou o plano alimentar. Você também pode oferecer o livro *Intuitive Eating Workbook for Teens* (Livro de atividades do Comer Intuitivo para adolescentes) para orientá-los nesse processo.

10. Esteja consciente da própria relação com a comida e com o corpo. Nunca faça comentários depreciativos sobre seu corpo, não fale mal do que você comeu ou não comeu e muito menos se pese. Será extremamente benéfico para o adolescente se você não tiver balança em casa.

Para ilustrar o processo de ajudar um adolescente a trocar a resistência pelo Comer Intuitivo, veja a história de Bobby.

## Bobby

Bobby tinha 15 anos quando chegou para uma consulta. Seu médico o havia encaminhado para que reduzisse o colesterol e perdesse peso. Quando perguntei quais eram suas metas, ele disse que só tinha me procurado por obediência ao médico, mas que gostaria de ser mais saudável. Tal como muitos adolescentes, Bobby exibiu alto nível de sofisticação e parecia capaz de compreender os princípios do Comer Intuitivo. No entanto, por mais sofisticado que ele fosse, quando ouviu que não haveria mais alimentos proibidos, seu sorriso foi indescritível.

Quando expliquei (Elyse) os conceitos psicológicos da privação e do desejo de autonomia, ele relaxou e quis contar sua história. Descreveu seus pais como obcecados por comida "saudável" e exercícios e contou que haviam tentado fazê-lo perder peso inúmeras vezes. Bobby fez um relato comovente das ocasiões em que comia por questões emocionais e disse que sentia que isso estava fora de seu controle.

O tratamento inicial se concentrou em ajudar Bobby a encontrar satisfação em comer. Isso significava estar atento a quando chegasse a uma fome mediana, para não estar desesperado na hora de comer. Conversamos sobre descobrir alimentos que realmente o deixassem satisfeito e comer devagar, de modo a apreciar todos os sabores, texturas e aromas. Ele estabeleceu os próprios objetivos, respeitando sua necessidade de independência. Relatou que estava comprando "comida não saudável" na escola, mas que nem gostava tanto. Um de seus primeiros objetivos foi descobrir opções mais satisfatórias.

Foi incrível ver o súbito interesse dele em se alimentar de maneira mais balanceada depois de ser informado que todos os alimentos eram válidos e que nada seria proibido. Ele comprava guloseimas apenas na escola, onde os pais não o vigiavam. A famosa rebeldia adolescente em ação. Mas Bobby logo passou a não sentir tanta necessidade de comer alimentos proibidos pelos pais, porque agora tudo era permitido. Também decidiu que queria se concentrar em parar de comer assim que se sentisse saciado. Concordava que a comida não era tão satisfatória quando ultrapassava esse ponto e estava determinado a se esforçar para encerrar a refeição nesse momento.

Identificar o que ele comia por desafio e rebeldia o libertou para refletir sobre as vezes que comia por razões emocionais mais profundas, como quando se sentia sobrecarregado pelas tarefas escolares. Ele entendeu que a ansiedade provocada pela busca de excelência na escola era a emoção mais difícil de resolver. Agora que estava autorizado a comer o que quisesse no momento que quisesse, percebeu que dava para lidar com as emoções sem usar a comida e que não precisava mais de uma justificativa para comer alimentos previamente proibidos caso passasse por sofrimento emocional. Bobby identificou maneiras de se divertir e percebeu que essas coisas o acalmavam mais do que comer. Ele também recebeu mais apoio para realizar as tarefas da escola, o que diminuiu a ansiedade nessa área.

À medida que Bobby voltava a ser um Comedor Intuitivo interior, sua taxa de colesterol no sangue foi se estabilizando. Ele aprendeu a respeitar a sabedoria do corpo na hora de fazer suas escolhas alimentares e a distinguir entre os sinais de fome física e os da fome emocional.

Bobby disse, todo orgulhoso, que seu cardiologista estava tão impressionado com sua evolução que o convidou a conversar com outros pacientes para contar o que tinha feito. Ele relatou:

- "Não foi uma competição. Não houve pressão para perder peso ou subir na balança. Não havia nenhum número a ser alcançado, portanto não havia expectativas. Ninguém falou em emagrecer nem disse que eu não estava me esforçando o suficiente."
- "Nunca senti privação nem culpa pelo que comi." Na verdade, ao falar sobre o que tinha comido naquele dia, ele contou que havia tomado um sorvete.
- "Antes desse processo, minha mãe me disse que eu teria que passar o resto da vida vigiando o que comia."
- "Não é o medo de problemas de saúde que vai fazer um adolescente mudar."
- "As pessoas que comem demais têm um motivo para agir assim. Elas não querem ouvir que são piores por isso. Isso não ajuda. Só causa dor e vergonha. E aí elas comem para aliviar esses sentimentos."
- "Quando os outros dizem que você não deve comer alguma coisa porque aquilo é ruim, você não sente que aquilo é gostoso, e sim a sensação de rebeldia por comer. E o sabor da rebeldia é ótimo!"

## Movimento

No Capítulo 14 falamos de atividade física, ou, como preferimos, de movimento. É possível observar a propensão ao movimento durante toda a vida. A maioria dos recém-nascidos pode ser vista agitando braços e pernas. Conforme eles crescem, aprendem a se virar no berço, a se sentar e um dia estão engatinhando. Logo estão andando e correndo. Ninguém que tenha convivido com uma criança pequena nega esse desejo natural de movimento. Há muitas explicações para que tantas crianças se tornem sedentárias, mas não vamos repeti-las aqui. Ter uma família ativa ajuda as crianças e adolescentes a manter o desejo inato de se movimentar. Assim como servir e comer uma grande variedade de alimentos funciona como uma introdução ao Comer Intuitivo, brincar ao ar livre com a família ou dançar juntos dentro de casa têm o mesmo efeito do movimento.

Se houvesse menos foco em tentar controlar a alimentação das crianças e mais atenção nas famílias realizando atividades em conjunto, veríamos menos crianças e adolescentes sedentários. Da mesma forma que comer é intuitivo, nosso desejo intuitivo de movimento precisa ser valorizado e estimulado!

### A abordagem Intuitiva à atividade física de crianças e adolescentes

Ao seguir estas cinco orientações, você vai garantir que seus filhos desenvolvam uma relação prazerosa com o movimento por toda a vida.

1. Para promover e manter o movimento na adolescência, estimule em seus filhos pequenos um sentimento intuitivo em relação ao movimento. Quando possível, invente atividades familiares como caminhadas, prática de esportes, patinação, andar de bicicleta, esqui ou natação.
2. Estimule seus filhos a participar de esportes em grupo, danças, artes marciais ou outras formas de movimento o mais cedo possível. Ajude-os a encontrar uma atividade que lhes proporcione identidade, alegria e autoestima sem promover a competitividade.
3. Como acontece na alimentação, dar exemplo é fundamental. Descubra uma atividade que lhe dê prazer para que seus filhos o vejam se movi-

mentar com entusiasmo. Só não caia na armadilha do exercício compulsivo. Ver um familiar se exercitando em excesso pode afastar a criança dos exercícios ou levá-la a também adotar esse hábito perigoso.
4. Tenha consciência do efeito do uso intenso das mídias por crianças e adolescentes. Não importa se estão assistindo à televisão em excesso, jogando videogames demais, verificando sem parar o feed das redes sociais ou trabalhando muitas horas no computador, todas essas atividades atrapalharão suas oportunidades de se movimentarem com regularidade. A Academia Americana de Pediatria (AAP) recomenda que "os pais priorizem brincadeiras criativas que não envolvam tecnologia para os bebês e as crianças na primeira infância. Algumas mídias podem ter valor educativo para crianças a partir de 18 meses, mas é muito importante que sejam programas de qualidade. Para as crianças em idade escolar e os adolescentes, a ideia é equilibrar o uso das mídias com outros comportamentos saudáveis".
5. Por fim, a atividade física não deve ser alardeada como forma de emagrecer. Se uma criança reconhece a ansiedade dos pais em relação ao peso, qualquer conversa ligando o movimento à saúde será interpretada como instrumento para a perda de peso (e, com certeza, será prejudicial, causará ressentimento ou será rejeitada).

## Juntando tudo

Tenha você um bebê recém-nascido com o Comer Intuitivo intacto ou um filho já mais velho que tenha se afastado da sabedoria interior de seu corpo, a felicidade e a paz da família residem no compromisso com o Comer Intuitivo. Dê a seu filho a segurança para confiar na sua capacidade inata de comer e se movimentar. Baseie a própria relação com a comida no Comer Intuitivo. Afinal, os pais são os principais modelos dos filhos. Por isso, forneça uma grande variedade de alimentos nutritivos desde bem cedo. Evite rotular os alimentos de "bons" ou "ruins", para ajudar as crianças a fazer escolhas alimentares neutras e prevenir a sensação de vergonha relacionada ao ato de comer. Faça as refeições em família sempre que possível e crie uma vida ativa em família para encaminhar seus filhos para uma vida feliz, saudável e equilibrada. Basta confiar!

CAPÍTULO 17

# O MELHOR CAMINHO EM DIREÇÃO À CURA DE TRANSTORNOS ALIMENTARES

> Os transtornos alimentares não são apenas uma moda ou uma fase. São doenças sérias e potencialmente fatais que afetam a saúde física e emocional da pessoa.
>
> – Associação Nacional Americana
> de Transtornos Alimentares

Você deve ter notado uma série de referências a transtornos alimentares ao longo deste livro, principalmente comentários sobre como a dieta foi considerada um dos catalisadores mais provocativos e poderosos no desenvolvimento de problemas desse tipo.

Ainda está para surgir um paciente que afirme: "Eu queria ter bulimia, anorexia ou alguma compulsão alimentar." Normalmente, o discurso começa com "Eu só queria perder alguns quilos", o que evolui para uma dieta, para o comer transtornado e, por fim, para um transtorno alimentar. A dieta para emagrecer é um dos indicadores mais importantes no desenvolvimento de um transtorno alimentar. Na realidade, 35% das pessoas que fazem dieta e são consideradas "normais" evoluem para a dieta patológica. Dessas, entre 20% e 25% evoluirão para transtornos alimentares parciais ou completos. Uma análise sistemática de 94 estudos descobriu que a prevalência de transtornos alimentares mais do que duplicou, de 3,5% no período 2000-2006 para 7,8% no período 2013-2018 (Galmiche et al., 2019). A conclusão, segundo os pesquisadores, é que os transtornos alimentares são altamente prevalentes em todo o mundo.

Embora os transtornos alimentares tenham múltiplas causas, a dieta e a insatisfação com o corpo são conhecidos fatores de risco. Acreditamos que a normalização da cultura da dieta, ao buscar se confundir com bem-estar, saúde ou estilo de vida, está criando as condições para transtornos alimentares se manifestarem e ganharem força.

## A incorporação do Comer Intuitivo no tratamento de transtornos alimentares

Quando enfrenta a dura realidade de um transtorno alimentar, a maioria dos pacientes já perdeu contato com seus sinais inatos de fome, saciedade e preferência de sabor. Para aqueles que estão com a saúde comprometida, a internação pode ser o único caminho apropriado para começar o processo de cura. Para outros, os programas de tratamento intensivo ambulatorial podem ser a solução recomendada. Para alguns que são mais estáveis, a indicação é trabalhar com uma equipe ambulatorial composta por um médico, um psicoterapeuta, um nutricionista e um psiquiatra. Há uma ressalva, no entanto: quando a pessoa está tratando seu transtorno alimentar com um nutricionista em consultório particular, *o profissional deve deixar bem claro que tentar seguir de forma literal os princípios de fome e saciedade segundo o Comer Intuitivo levará a resultados negativos!* Isso é verdadeiro principalmente para aqueles que estão sofrendo de anorexia nervosa. A fome física associada à anorexia é tão grave que a tentativa de confiar em certos sinais intuitivos pode criar confusão e levar à permanência do estado de desnutrição. Alguns pacientes gostam de dizer "Só estou comendo quando sinto fome porque é o que diz o livro, e quase nunca sinto fome!" ou "Fico satisfeito depois de algumas garfadas, então não preciso comer mais". Explicamos que um dia eles poderão confiar em sua fome e sua saciedade, mas, no momento, seu corpo faminto não tem condições de lhes enviar os sinais corretos. Um dos sintomas complicados de inanição é a lentidão no esvaziamento do estômago, ou gastroparesia. Como resultado, ingerir uma porção mínima de alimentos pode criar uma falsa sensação de saciedade e mascarar os sinais de fome. Nesse ponto do processo de cura, enfatizamos a não confiabilidade de esperar pelo sinal de fome para se alimentar.

No começo do tratamento da anorexia nervosa no ambiente do consultório particular, tentamos alimentar os pacientes de forma lenta e cuidadosa, de modo a não sobrecarregar o corpo. Também não queremos sobrecarregar seu estado emocional e criar medo excessivo. Explicamos a eles a fisiologia do corpo e o equilíbrio da homeostase, a função da química cerebral, os fundamentos da nutrição, o mecanismo do metabolismo e os perigos potenciais da subnutrição. Nós os orientamos a fazer escolhas que vão alimentá-los e promover a recuperação da saúde.

Além de nosso papel como professoras, nos esforçamos para ajudar os pacientes a se sentirem capacitados ao torná-los parte da "equipe de nutrição". Eles são incentivados a colaborar, dando informações sobre os alimentos de que gostam e os de que não gostam, revelando o que é um alimento temido em vez de um alimento desagradável e revelando os riscos alimentares que estão dispostos a assumir. Eles podem falar livremente sobre seus medos e as dificuldades com a imagem corporal, além de revelar os seus "segredos alimentares", com a certeza de que não serão julgados. Sentem-se à vontade para revelar o resultado da subalimentação versus a alimentação suficiente, já que não comer o suficiente é um tema frequente.

Em outras palavras, os membros da "equipe" lançam a bola para a frente e para trás à medida que avançam rumo ao objetivo em comum. Por outro lado, se fizéssemos a prescrição de um plano alimentar sem a contribuição dos pacientes, isso reforçaria a angústia de não ter controle sobre nada, sentimento que pode levar a rebeldia e a falta de cooperação. Além de criar o risco de que esse plano fique consolidado em sua mente como a única maneira "correta" de se alimentar. Ao longo do processo de cura, oferecemos apoio, aconselhamento e orientações no sentido de encontrarem uma maneira mais flexível de comer. Com o tempo, suas escolhas alimentares se tornam cada vez mais motivadas por seus sinais internos, com pouca orientação externa.

(É importante notar que, por um período variável de tempo após a realimentação ser estabelecida, muitos que estão se curando da anorexia desenvolvem um "hipermetabolismo", o que significa que seu metabolismo se acelera assim que eles começam a se alimentar. A consequência disso é que sua necessidade de energia cresce muito, então lhes ensinamos a aumentar a ingestão de alimentos para atender a essas necessidades maiores. O metabolismo em geral passa a ter um ritmo mais próximo do normal depois de seis meses, embora possa demorar mais para algumas pessoas.)

Nossos pacientes aprendem a encarar cada obstáculo como uma experiência de aprendizagem, não como um fracasso. Eles são regularmente lembrados de que quanto mais saudáveis se tornarem, melhor conseguirão confiar em seus sinais de fome e de saciedade e, enfim, mais rápido recuperarão sua capacidade de comer sem ansiedade.

Para quem tem um transtorno alimentar, o Comer Intuitivo pode ser apresentado como um modelo de alimentação que proporciona total confiança na sabedoria de seu corpo. A visão de um futuro sem pensamentos obsessivos e comportamentos compulsivos é muito forte. Essa esperança pode estimular a paciência necessária para aguentar o tempo que leva até a cura. O corpo precisa se curar fisicamente, e a mente, emocionalmente. Precisamos enfatizar a importância de fazer o tratamento com uma equipe, incluindo um psicoterapeuta e um médico que sejam especializados em transtornos alimentares e, de preferência, também em Comer Intuitivo. O médico vai monitorar o estado fisiológico do paciente e um psiquiatra pode ser chamado para avaliar a necessidade de medicação. Nós, como nutricionistas, fazemos parte de uma equipe de tratamento bem entrosada e comunicativa.

Agora vamos analisar as histórias de Carrie, Skylar, Lila, Dana, Laurel e alguns outros pacientes, acompanhar seu processo de desenvolvimento de um transtorno alimentar e, por fim, a recuperação por meio do Comer Intuitivo. Essa filosofia fez com que cada um tivesse uma experiência de vida mais feliz e plena.

## Tratando a anorexia nervosa com o Comer Intuitivo

### A história de Carrie – Curando uma anorexia nervosa persistente

Numa sexta-feira à tarde o telefone tocou e a secretária eletrônica começou a gravar um pedido de Carrie, que se desculpou por ligar tão tarde. Ela se emocionou ao dizer que sabia que a única maneira de se curar completamente da anorexia nervosa era aprender a se alimentar de maneira intuitiva. Ela tinha ouvido falar sobre o Comer Intuitivo num site e, depois de ler a respeito, se encantou com seu foco na autonomia e se convenceu de que era sua última chance.

Carrie, na época, estava quase completando 22 anos e contou que tinha sido hospitalizada 11 vezes nos últimos quatro anos. Todas as vezes permanecera no hospital até alcançar a meta de um peso normal, embora logo após receber alta perdesse imediatamente todo o peso que tinha ganhado, e então era novamente hospitalizada. Quando fez aquela ligação, ela estava com um peso muito baixo (não o mais baixo que já teve) e emagrecia dia após dia. Ela estava decidida a nunca mais voltar para o hospital e convencida de que estava mais do que na hora de ficar bem. Também estava claro que ela não podia continuar fazendo as mesmas coisas e esperando obter resultados diferentes. Carrie explicou que, sempre que se comprometia a ganhar peso, ficava atormentada pelo medo de se curar fisicamente mas não se sentir livre para comer nem confiante de que seu corpo não a trairia. Algo mudou em sua mente ao ler sobre o Comer Intuitivo. Pela primeira vez ela tinha esperanças de ter encontrado uma saída.

Em sua primeira consulta (com Elyse), Carrie descreveu seu entendimento de que seu transtorno alimentar funcionava como um método de controle, distração, liberação de tensão e fuga da vida. Ela acreditava que um grande fator no desenvolvimento de seu transtorno alimentar fora o medo de crescer, se casar e deixar a casa dos pais. Em suas palavras: "Ao contrário do senso comum sobre transtornos alimentares, tive uma infância bastante segura e não vim de uma família disfuncional. Cresci numa família amorosa e tive uma infância muito feliz." (O que ela não revelou foi que sua família e sua comunidade eram adeptas da cultura da dieta.)

Carrie era segura, tranquila, de bem consigo mesma e nunca havia tido nenhum problema com alimentação e com sua imagem corporal. Admitiu que era exigente na hora de comer, mas que comia o suficiente dos alimentos de que gostava, para crescer e ser saudável. Tentou fazer dieta em várias ocasiões, "só porque era o que as pessoas ao meu redor estavam fazendo e era uma espécie de passatempo". A maioria das mulheres falava da necessidade de perder peso e de quais alimentos precisavam ser restringidos.

No ensino médio, ela ficou doente e o médico lhe prescreveu alguns remédios que precisavam ser tomados junto com as refeições. Para evitar efeitos colaterais, ela se forçou a comer uma grande quantidade de comida e a beber muitos sucos tarde da noite. Nessa altura, também começou a usar a comida emocionalmente, para aliviar os medos. Logo percebeu uma mudança drástica em seu corpo e decidiu que precisava fazer dieta.

Não é difícil prever o desfecho dessa história. Quanto mais tempo Carrie passava fazendo dieta, mais gostava da sensação de controle sobre sua alimentação e seu corpo. Seus temores sobre deixar de ser criança foram superados pela falsa sensação de controle que a restrição alimentar lhe dava. No início (infelizmente, como sempre acontece em nossa cultura), sua perda de peso foi admirada e elogiada por amigos e familiares. Mas logo ficou claro que ela estava sofrendo de uma grave crise de saúde. Ela também deixou de ser uma garota popular que adorava ir à escola e se tornou irritável, mal-humorada e rabugenta. Sua única preocupação era o que comia e o que não comia, e o número na balança todas as manhãs. Por fim, foi diagnosticada de anorexia nervosa e hospitalizada pela primeira vez.

Em algumas de suas primeiras internações, Carrie não queria melhorar. Ela dizia: "Os hospitais não são a resposta para mim. Para eles, só valem as soluções rápidas. Não tive tempo suficiente para trabalhar minha mente e minha alimentação para ter algum resultado duradouro." Um problema era que, assim como a ideia de fazer uma dieta levava seus familiares e suas amigas ao hábito da Última Ceia, a ideia de ter que aumentar sua ingestão alimentar no hospital levou Carrie a "restringir a Última Ceia" antes de cada reinternação.

Graças a um bom processo de psicoterapia, Carrie finalmente se sentiu preparada para melhorar e foi para uma de suas hospitalizações com esse objetivo. Mas as coisas não aconteceram como ela esperava. Tudo que ela sabia fazer era ganhar peso quando estava internada e perder tudo assim que era liberada. Depois de cada alta, ela restringia os alimentos, exagerava nos exercícios, se pesava compulsivamente e emagrecia – ou seja, tudo que não podia fazer no hospital. Ela sabia que, se não aprendesse a confiar em seu corpo, sempre teria medo de comer e se sentir sem controle.

Bem, por onde se começa a ajudar uma jovem com um histórico crônico de anorexia nervosa que deseja aprender a se tornar Intuitiva? O primeiro passo foi aproveitar o que a motivara a procurar aconselhamento: a liberdade que ela esperava alcançar ao confiar em seu corpo. Veja algumas das orientações que delinearam os princípios do Comer Intuitivo aplicados no tratamento de Carrie:

1. *Respeitar a sua fome:* Carrie sempre podia confiar que, se sentisse fome, seu corpo estava lhe enviando a mensagem de que precisava comer. Mas isso não significava que, se não sentisse fome, estava recebendo a mensagem correta de que não precisava comer. Se essa orientação não fosse enfatizada, reafirmada inúmeras vezes ao longo do tempo e incorporada, então seu "contrato" seria rompido.
2. *Sentir a sua saciedade:* Carrie precisava aceitar que, até estar com o corpo e a mente realimentados, seus sinais de saciedade não seriam confiáveis! Ter confiança futura em seus sinais de saciedade fortaleceu sua motivação para se curar.
3. *Fazer as pazes com a comida:* O compromisso de assumir riscos e comer alimentos proibidos havia anos era algo que ela podia praticar, mesmo estando bem abaixo do peso. (No início do tratamento, Carrie comia apenas uma pequena variedade de alimentos seguros.)
4. *Descobrir o fator satisfação:* Ela entendeu que comer alimentos que despertavam seu apetite e eram agradáveis ao seu paladar a deixaria mais forte e acabaria com a rebeldia que surgira da imposição do que comer. Em vez de um plano alimentar rígido, ela receberia ajuda para entender do que gostava e encorajamento para incorporar esses alimentos a sua rotina alimentar. Ela também teria ajuda para aumentar gradualmente a quantidade de alimentos satisfatórios em suas refeições, em resposta à necessidade de seu corpo em recuperação.
5. *Lidar com as suas emoções com gentileza:* No caso de Carrie, isso mudaria para que aprendesse a lidar com as emoções sem restringir alimentos ou subir na balança. Ela aprenderia que contar calorias para abafar sentimentos, cortar alimentos e se pesar só lhe dariam a falsa sensação de controle e não resolveriam seus problemas. Em vez disso, ela aprenderia a conversar com seu psicólogo, seu enfermeiro, seu líder religioso, seus familiares e, é claro, com sua nutricionista.
6. *Respeitar o seu corpo:* Carrie precisava aceitar que impor um regime de

fome ao seu corpo era o contrário de respeitá-lo. Para respeitar o próprio corpo, ela precisava lhe fornecer comida suficiente para realimentar mente e corpo. Também precisava aceitar radicalmente o tamanho e o formato programados em seu DNA, sem tentar mudar nada. Outra coisa fundamental era se livrar das roupas da fase anoréxica e aceitar que elas nunca mais lhe cairiam bem. Era preciso comprar roupas confortáveis que vestissem bem um corpo nutrido.

7. *Rejeitar a mentalidade de dieta:* Carrie viu dentro da própria família os efeitos nocivos de fazer dieta, com destaque para o fato de que a cultura da dieta foi uma das responsáveis por seu transtorno alimentar. Todas as pessoas que ela conhecia e que faziam dieta oscilavam de peso continuamente. Portanto, ela sabia que dietas não funcionavam e que seu objetivo nunca fora fazer dieta para controlar seu corpo, mas que jamais conhecera uma alternativa.

8. *Desafiar o policial alimentar:* Ah, e como havia policiais na cabeça de Carrie! Eles falavam através de sua anorexia. Ela teria que desafiar seus pensamentos distorcidos e substituí-los pelos pensamentos lógicos da Intuitiva que ressurgia dentro dela. Teria que parar de tentar alcançar o perfeccionismo. Teria que aprender a retomar o caminho para seu objetivo toda vez que tivesse uma recaída para um comportamento restritivo – a recuperação é um processo, não uma linha reta e perfeita.

9. *Movimentar-se – sentindo a diferença:* Carrie teria que aprender que qualquer exercício além de uma caminhada normal prejudicaria seu processo de cura. Ela aprenderia a ansiar pelo momento em que poderia confiar em seu corpo para lhe dizer quanto se movimentar e sentir os efeitos positivos que o movimento lhe traria.

10. *Honrar a sua saúde com uma nutrição gentil*: Quanto mais saudável o corpo de Carrie se tornava, mais ela desejava alimentos mais saudáveis. Ironicamente, Carrie não teve problemas em comer os alimentos indulgentes. No início, ela praticamente só queria essas coisas, mas depois acrescentou proteínas, frutas e legumes a seu cardápio.

Durante seu tratamento, Carrie foi repetidamente lembrada de que não podia confiar em sua saciedade até que seu corpo e sua mente estivessem renutridos, mas que qualquer sinal de fome podia ser respeitado. Em seu processo de recuperação, usou cada experiência como uma oportunidade de aprendizado, não como um fracasso. Dessa forma, ela parou de se recriminar por não seguir à risca as orientações. Quando sentia muita fome tarde da noite, entendia isso como uma mensagem de que não tinha comido o suficiente durante o dia. Quando subia na balança mesmo depois de ser aconselhada a parar com esse hábito, entendia que sofreria durante dias com um aumento de pensamentos obsessivos sobre seu peso. Carrie também percebeu que suas refeições não a sustentariam se ela não comesse proteína em quantidade suficiente ou, em outras ocasiões, gordura ou carboidratos suficientes. Acima de tudo, quando acontecia de perder peso, ela entendia que a mensagem era bem clara: coma mais! Carrie comandou a própria recuperação. Ela recebeu orientações sobre a composição de uma refeição sustentável e balanceada, mas nunca lhe disseram o que comer nem a quantidade exata dos alimentos.

Carrie não tinha necessidade de ser rebelde porque sempre foi estimulada a avaliar as próprias decisões e ponderar se funcionavam para ela. Ou seja, com a meta da liberdade pela frente, ela estava motivada a seguir em sua jornada para o Comer Intuitivo. Tendo atingido sua meta, Carrie nunca mais teve recaídas de anorexia, mais tarde se casou e engravidou e agora tem uma garotinha no ensino fundamental. Ela quer gritar para o mundo como se sente aliviada e empolgada. Está convencida de que o Comer Intuitivo é um presente e que a liberdade que ele proporciona supera qualquer benefício que um dia ela possa ter obtido da anorexia.

### A história de Skylar – Tratando a anorexia em uma idade mais avançada

Skylar foi encaminhada por sua psicoterapeuta para tratar uma anorexia atípica quando tinha 57 anos. A anorexia atípica, apesar de a pessoa não parecer estar abaixo do peso, tem as mesmas características dos transtornos alimentares, como os medos e as distorções da imagem corporal de quem sofre de anorexia nervosa.

Quem olhava para Skylar naquela época via uma mulher bem-vestida e sem aparência de magreza abatida. Apesar do ar desanimado e da falta de brilho no olhar, ela não era a imagem "típica" de alguém com anorexia nervosa. No entanto, os pensamentos e comportamentos dessa mulher eram os mesmos que a mantinham prisioneira desde os 15 anos.

Foi assim durante o período de hospitalização, quando a anorexia a deixou com um peso extremamente baixo, depois ao longo dos anos em que ela aos poucos passou a se realimentar, ainda que de modo inadequado. Embora seu corpo não mais estivesse debilitado, seu padrão de restrição (com a ingestão insuficiente de energia), seu pensamento obsessivo e seu medo em relação a comer eram sinais certos de um transtorno.

A mãe e a avó de Skylar faziam comentários críticos sobre seu peso quando ela era criança e adolescente, pressionando-a para que fizesse dieta. Depois de restringir alimentos e emagrecer, ela foi elogiada, mas acabou com anorexia nervosa. Mais ou menos entre os 35 e os 45 anos, Skylar sobreviveu basicamente com frozen iogurte. Por fim, aos 57 foi encaminhada para uma terapia nutricional, pois ainda mantinha uma restrição alimentar rígida. Tinha engordado sem aumentar a ingestão calórica nem a variedade de alimentos, por causa da desaceleração do metabolismo, por isso vivia com muito medo de comer e engordar ainda mais.

Seguindo algumas das mesmas diretrizes que ajudaram Carrie, Skylar se recuperou dos sintomas de anorexia antes de completar 60 anos. Hoje, com quase 80, ela continua a comer uma variedade de alimentos e não restringe nada. Diz que uma refeição normal é bem mais satisfatória do que os potes de 1 litro de frozen iogurte de antes. Ela movimenta o corpo com regularidade, mas não de modo exagerado, e come adequadamente para ter energia durante os exercícios. A comida em quantidade suficiente e os exercícios físicos a ajudaram a desenvolver os músculos. Respeitar as necessidades e a adequação nutricional de seu corpo também acelerou seu metabolismo. Skylar adora a liberdade que tem com o Comer Intuitivo e acredita que o tempo em que tinha medo da comida não volta nunca mais!

Skylar não era um caso típico de anorexia nervosa quando começou sua jornada pelo Comer Intuitivo, mas tinha pavor de comer e aversão ao próprio corpo. Sem tratamento, ela poderia passar o resto da vida assim. O Comer Intuitivo pode ajudar pessoas de qualquer idade a se sentirem livres e a confiar em seu corpo para que tenham uma vida plena e saudável.

# Tratando a bulimia nervosa e a compulsão alimentar com o Comer Intuitivo

O tratamento do transtorno de compulsão alimentar e da bulimia começa ligeiramente diferente. Se não estão com inanição, os pacientes com esses transtornos conseguirão entrar em sintonia com seus sinais intuitivos de fome e saciedade em menos tempo do que os pacientes com anorexia. Por conta da compulsão, eles se acostumaram a comer uma quantidade maior que a necessária. Por isso, inicialmente sua interpretação de saciedade é bem distorcida. Como raramente sentem fome, pedir que prestem atenção em seus sinais de fome pode parecer estranho e frustrante. Eles muitas vezes ignoram a fome e a saciedade e comem por muitas outras razões – entre elas, tédio, solidão, raiva e, frequentemente, culpa pelo que comem. Nós os ajudamos a superar a culpa lhes ensinando a ser compreensivos, a entender que desenvolveram esses mecanismos de compensação como a única maneira de lidar com suas emoções complicadas. À medida que avançam no Comer Intuitivo, permanecer atento durante o ato de comer e focado na satisfação ajuda esses sinais a voltarem.

Além disso, da mesma forma que agimos nos tratamentos de anorexia, apresentamos o lado nutricional. Fornecemos informações científicas para desafiar suas distorções cognitivas e seus mitos sobre os alimentos e o corpo, e os ajudamos a desenvolver mecanismos de enfrentamento positivos. Também mantemos o foco na satisfação, no respeito ao corpo, no movimento prazeroso e em todos os outros princípios do Comer Intuitivo.

Nos casos de Lila, Dana e Laurel, vamos ver como suas experiências de restrições as levaram para o caminho dos transtornos alimentares. Depois veremos como a adoção do Comer Intuitivo as libertou completamente do medo de comer e da sensação de perda de controle. Essa filosofia permitiu que elas tivessem uma vida mais plena e feliz.

### A história de Lila – Como a bulimia nervosa se desenvolve

A bulimia nervosa, ou a tentativa de expurgar o corpo das calorias logo depois de consumidas, costuma ser a solução desesperada para uma "dieta que não deu certo". Como é de esperar, é inevitável que haja excessos como consequência de se restringir um alimento específico ou a quantidade de comida. Esse comer excessivo, que acontece quando a pessoa está em semi-inanição, pode ser desencadeado por fatores neuroquímicos/psicológicos, em consequência das substâncias químicas liberadas pelo cérebro (neuropeptídeos Y e outras). Ou pode ocorrer por fatores psicológicos, em razão do efeito rebote da privação, decorrente, por sua vez, de comportamentos ou pensamentos restritivos. Além disso, o estado emocional pode levar à compulsão alimentar como forma de consolo ou entorpecimento. É comum vermos todos esses precedentes. Uma vez que os excessos na alimentação se instalam na sequência de uma dieta, as pessoas ficam descontroladas e temerosas de recuperar todos os quilos perdidos. Ou, o que é ainda pior, temem acabar com um peso maior do que o que tinham antes da dieta. Nesse desespero, elas procuram maneiras de eliminar as calorias consumidas pelo comer excessivo ou pela compulsão. Essas tentativas de eliminação incluem exercícios em demasia, vômitos, uso de laxantes, diuréticos, remédios para emagrecer ou mesmo medicamentos com efeito colateral de perda de peso, ou jejuar por um tempo depois de um episódio de compulsão. (Uma observação: os laxantes e diuréticos eliminam quase exclusivamente água, não calorias. A alguém com bulimia, essa desidratação dá a falsa sensação de perda de peso, que é logo seguida por retenção hídrica. Assim, chega-se a um ciclo recorrente de desidratação, seguido de inchaço, seguido então do uso de mais desses remédios para se livrar do inchaço, e por aí vai. Existem graves consequências para a saúde do uso indevido desses medicamentos, assim como do uso de remédios para emagrecer, de purgação e mesmo de exercícios físicos compulsivos.)

Lila começou a fazer dieta no último ano do ensino médio, quando se preparava, junto com as amigas, para o baile de formatura. Antes disso, ela sempre achou que era "grandona", mas não se preocupava muito com isso. Lila descreve essa fase como a de uma gostosa experiência de "intimidade", ou seja, de fazer dieta junto com as amigas para todas "ficarem bonitas" para o baile. O plano alimentar diário das garotas incluía uma maçã de café da manhã, salada no almoço e frango com legumes no jantar. Elas decidiram repetir esse cardápio durante a semana anterior ao baile para "ver o que ia acontecer". Lila se lembra de ter sentido uma mudança imediata, graças à subalimentação, e de ter ficado exultante.

Depois da formatura elas fizeram uma viagem de três semanas pelo Caribe. Pela primeira vez na vida, Lila se sentiu totalmente livre e independente. Ela ia a festas, comia à vontade e perdeu a virgindade. Bebeu muitas *piñas coladas* e comeu todo tipo de coisa que antes não se permitia, como pão doce e sobremesas. Quando voltou para casa, seu manequim tinha aumentado e ela mal cabia nas roupas.

Num efeito rebote da dieta, ela continuou comendo em excesso durante o verão antes de começar a faculdade. Ao mesmo tempo, estava passando por muitas emoções, como a ansiedade por suas recém-conquistadas independência e sexualidade e o iminente afastamento de casa. O resultado foi uma fase de muita fome emocional, na tentativa de lidar com esses sentimentos.

Logo no começo da faculdade, Lila começou um relacionamento romântico que durou até completar a graduação. Ela se viu em plena transição entre a vida ativa e atlética da estudante do ensino médio que não se preocupava com mais nada e a vida de universitária sedentária. Continuou comendo demais, na verdade começou a comer de forma compulsiva, e teve episódios de comer escondida. Ela se flagrava pensando "Não acredito que comi tanto assim!" e entrava em pânico, o que a levava a forçar o vômito, numa tentativa de desfazer o comportamento descontrolado. Lila nunca pensou na bulimia como um mecanismo de controle de peso. Pensava ser apenas um meio de apagar os resultados de sua compulsão. (Vale lembrar que uma quantidade significativa de calorias ainda é absorvida mesmo quando a pessoa vomita depois de comer compulsivamente. É um esforço de sobrevivência do cérebro e do corpo.)

Sentir-se descontrolado e consumindo uma enorme quantidade desnecessária de comida pode ser aterrorizante. Daí o risco de o impulso para eliminar qualquer vestígio do comportamento se tornar tão compulsivo quanto o comportamento em si. Como induzir o vômito depois de comer se torna uma parte regular do cotidiano, a responsabilidade pelas próprias ações desaparece. Como vimos, lidar com os sentimentos com gentileza e sem usar a comida pode ser um grande desafio para muita gente. No início, a bulimia parece uma alternativa prática para a compulsão, mas depois evolui para mais uma forma de evitar lidar com os sentimentos. Há quem relate se sentir como se pudesse comer qualquer coisa "sem sofrer punição por isso". Obviamente, à medida que a bulimia avança e provoca efeitos colaterais físicos e mentais, influenciando até mesmo o padrão alimentar, essa "solução" acaba se tornando sua vingança. Rapidamente a vergonha toma conta. E o ato de esconder as embalagens de comida, de se isolar ou, caso a pessoa esteja em um lugar público, de se trancar no banheiro para comer sem parar se tornam rituais diários, além de fontes de estresse.

No feriado de Ação de Graças, a compulsão alimentar e o vômito continuaram num crescendo descontrolado para Lila. Apesar de ainda estar namorando, ela se sentia cada vez mais insegura com seu corpo. Começou a se exercitar de maneira intensa, uma ou duas vezes por semana, e alternava períodos de jejum com episódios de compulsão e vômito. No final do seu primeiro ano na faculdade, o treino normal virou uma série de exercícios compulsivos. Durante as férias, antes de voltar às aulas, ela procurou uma nutricionista para ajudá-la a conter a bulimia. Como tinha se associado a um grêmio na faculdade, começou lá sua cruzada para evitar que suas colegas desenvolvessem transtorno alimentar.

Nos anos seguintes de faculdade, Lila conseguiu administrar sua alimentação e sua rotina de exercícios físicos e não teve novos episódios de bulimia, mas após a formatura ela foi dividir apartamento com duas pessoas, sendo que uma delas tinha compulsão alimentar e a outra tinha uma vida de restrições. Foi um ano de forte carga emocional, pois seu namoro acabara e ela estava enfrentando o estresse da vida pós-faculdade. Dividir a casa com pessoas que tinham transtornos alimentares, somado aos seus problemas pessoais, a deixou deprimida, o que provocou uma recaída em seus velhos hábitos restritivos. Daí para a compulsão alimentar e a indução ao vômito foi um passo.

No tratamento de um transtorno alimentar grave, é comum haver períodos em que os sintomas reaparecem. Essas fases estão associadas ao aumento do estresse, que pode ser maior do que a pessoa consegue lidar. Quando isso acontece, é preciso enxergar o retorno de sintomas como uma bandeira vermelha que não deve ser ignorada. Ela representa a necessidade de procurar ajuda para retomar o caminho da cura. Foi o que Lila fez.

Embora tivesse tido uma trégua de seu transtorno alimentar nos últimos três anos de faculdade, Lila não havia feito realmente as pazes com a comida. Passara a tomar cuidado excessivo com a alimentação e a se exercitar com regularidade, mas bastou seu nível de estresse aumentar para recorrer novamente ao comportamento de controlar a comida como maneira de ter a falsa sensação de que tinha a situação sob controle. Também voltou a comer em excesso, numa recaída física e psicológica da nova dieta, como forma de se acalmar e neutralizar o sofrimento. E, mais uma vez, a bulimia retornou. Nesse momento, ela procurou uma clínica de psicologia especializada em transtornos alimentares, que a ajudou a parar de induzir o vômito. Logo depois, começou a necessária retomada do Comer Intuitivo, que incluía o compromisso de nunca mais fazer dieta ou restringir alimentos. Com isso, Lila descobriu que comer apenas quando estivesse com fome e respeitar os sinais corporais de saciedade a faziam se sentir uma pessoa mais forte. Poder comer o que a agradava trouxe prazer a suas refeições. Ela começou a refletir sobre seus sentimentos em vez de escondê-los e percebeu que desenvolver uma "musculatura emocional" a deixou bem mais preparada para enfrentar a vida do que todos os anos de comportamentos bulímicos.

Lila se casou e teve três filhos, sempre comendo de modo intuitivo, movimentando o corpo de modo saudável e decidindo nunca mais se pesar. Estava segura de sua recuperação e confiava em si mesma.

### A trajetória de Dana até o transtorno de compulsão alimentar

São muitas as influências que podem se tornar estímulos para a entrada no mundo dos transtornos alimentares. A história de Dana começa com a insegurança com seu corpo e com as comparações com as colegas de escola quando tinha uns 12 anos (uma idade que pode ser uma fase vulnerável para uma menina entrando na puberdade; afinal, seu corpo está mudando e ela fica temerosa e infeliz com as mudanças). Ao completar 15 anos e entrar no nono ano, Dana decidiu que precisava fazer alguma coisa para mudar seu corpo.

Como numa tempestade, esse pensamento coincidiu com vários traumas emocionais. Seus pais tinham se divorciado, a mãe logo se casou de novo e depois sofreu um ataque cardíaco (do qual se recuperou, felizmente). Para complicar ainda mais as coisas, quando Dana estava na casa do pai, ele sempre fazia comentários sobre o tamanho das porções de comida e muitas vezes dizia que ela havia "comido o suficiente", mesmo quando ela ainda estava com fome. A mãe de Dana se interessava por nutrição e comprava com regularidade o que considerava alimentos mais saudáveis. Da junção do foco materno em itens "saudáveis" com as investidas paternas nas quantidades que consumia, Dana foi criando uma preocupação exagerada sobre alimentos. Todos esses elementos abriram caminho para os problemas de alimentação e de imagem corporal.

Dana gostava de tomar *frappuccinos* de chocolate na cafeteria local. Sua primeira medida para tentar mudar seu corpo foi cortar a bebida, e depois disso foi um cancelamento atrás de outro. Por conta dessas restrições, ela logo percebeu que suas roupas estavam folgadas. Preocupada com aquele comportamento, a mãe de Dana a levou a uma nutricionista, que, infelizmente, não era competente. A nutricionista disse que seu corpo não processava carboidratos, algo não só incorreto como inapropriado. Ao ser instruída a diminuir a ingestão de carboidratos, Dana ficou feliz com a restrição. E foi além, por acreditar que também deveria restringir frutas e até alguns legumes, como cenouras. (Ao consultar um profissional de nutrição certifique-se de que ele tenha formação universitária, registro profissional e, de preferência, treinamento em Comer Intuitivo e Saúde em Todos os Tamanhos.)

Como era de imaginar, Dana continuou restringindo o que e quanto comia e começou a sentir medo de muitos alimentos. Estimulada por suas conquistas, pela busca de uma identidade e pela falsa sensação de controle, ela continuou com as restrições. Dana foi ficando muito fraca e, quando enfim começou o tratamento nutricional, seu raciocínio estava confuso por conta da desnutrição.

(Uma observação: a jornada rumo ao processo do Comer Intuitivo precisa começar não apenas com uma motivação para a recuperação, mas também com uma mente clara e apta a entender o que é ensinado e a reter a informação. Dana, nessa fase, não tinha essa capacidade.)

Dana foi posteriormente encaminhada para um atendimento mais intensivo: inicialmente o ambulatorial e, depois, a internação numa clínica de reabilitação que tinha um programa para adolescentes com transtornos alimentares.

Depois de seis meses, ela recebeu alta e melhorou muito. Com os nutrientes adequados e suficientes, recomeçou a crescer, inclusive ganhou alguns centímetros de altura, e seu ciclo menstrual retornou.

Infelizmente, esse não foi o fim da história de Dana. Embora tivesse recuperado o peso, ela ainda tinha medo de ingerir certos alimentos e de comer no início do dia. A alimentação insuficiente durante o dia a levava a excessos à noite. Não é difícil entender por que ela se sentiu totalmente sem controle sobre seu corpo e sua vida. Agora Dana estava lidando com todas as suas questões emocionais anteriores. Além disso, tinha voltado a estudar e estava passando por todos os conflitos normais de uma adolescente de 16 anos no ensino médio. Com essa angústia emocional, Dana continuou a se esconder desses sentimentos, concentrando-se em sua guerra com a comida e com seu corpo.

O comer noturno compensatório a assustava tanto que ela recomeçou as restrições. Por sorte, não conseguiu manter esse comportamento radical por mais de três semanas e acabou voltando ao padrão de não comer o suficiente durante o dia e exagerar à noite.

Muito frustrada e assustada, Dana decidiu voltar para o tratamento nutricional. Infeliz com a fome excessiva que sentia durante o dia e o desconforto de comer em excesso à noite, ela finalmente tinha a motivação para fazer as pazes com a comida e com o ato de comer. Depois de nutrir adequadamente seu corpo, ela começou a pôr em prática os princípios do Comer Intuitivo e gostou do resultado. Aprendeu que, ao não comer o suficiente para atender às necessidades do seu corpo durante o dia, entrava num estado de fome primal e inevitavelmente comia demais à noite. Assim que passou a comer o suficiente durante o dia, sua fome noturna diminuiu. Além disso, ao aceitar que nenhum alimento era seu inimigo e se permitir ter livre acesso a tudo que antes evitava, descobriu que esses alimentos geravam um lugar de equilíbrio em sua alimentação. Como manteve a psicoterapia enquanto aplicava os princípios do Comer Intuitivo, ela conseguiu lidar melhor com os sentimentos em vez de escondê-los debaixo de restrições e excessos alimentares.

No primeiro ano do ensino médio, Dana já tinha incorporado plenamente o Comer Intuitivo. Sua jornada começou com um desafio perigoso e assustador, pois, como estava muito desnutrida, o primeiro contato com um tratamento nutricional apropriado teve um término rápido. Ela precisou passar por estabilização médica e reabilitação nutricional em ambiente hospitalar antes de começar essa jornada. Com a grande maioria das pessoas que já atendemos (de todos os gêneros), só foi possível nascer a disposição a mudar hábitos arraigados e romper com velhos mecanismos de enfrentamento quando passaram a ter confiança.

## A importância da segurança e da confiança

O papel primordial do/a terapeuta nutricional é proporcionar um ambiente de segurança e esperança. A confiança só pode ser desenvolvida quando a pessoa em tratamento acredita que tudo que compartilha será ouvido e absorvido, sem julgamentos. Ela precisa acreditar que o/a profissional sabe que qualquer comportamento revelado, por mais perigoso ou mesmo potencialmente letal, surgiu como uma maneira de lidar com um mundo particular muito assustador, solitário ou triste. Para interromper esses mecanismos de enfrentamento é preciso ser paciente, ter fé e aprender novas maneiras de pensar sobre a comida, o corpo e a vida. Tudo isso é possível – as histórias que apresentamos retratam apenas algumas das muitas pessoas que resolveram seus transtornos alimentares com esse processo.

Um transtorno alimentar pode durar pouco tempo e ser resolvido sem danos físicos e/ou psicológicos permanentes se for tratado com psicoterapia e terapia nutricional logo que surgirem os primeiros sintomas. Infelizmente, pode ser um longo sofrimento e provocar angústia, até a morte, para quem não fizer um tratamento adequado. Esse também pode ser o caso de quem abandona o tratamento antes de estar pronto para adotar a filosofia do Comer Intuitivo. Mas, olhando pelo lado positivo, vamos mostrar alguns casos nos quais o transtorno alimentar foi diagnosticado no início, tratado adequadamente, e teve cura rápida.

## Laurel: um caso de cura rápida

Nas histórias anteriores, vimos muitas influências que desencadearam o desenvolvimento de um transtorno alimentar. Comentários de familiares costumam ter forte impacto na imagem corporal dos mais jovens. As pressões da escola, as transições para novas fases da vida e outras experiências criam ansiedades, que muitos adolescentes acabam por aliviar ou entorpecer com o consumo excessivo ou insuficiente de comida. Há também aqueles que evitam lidar com essas questões emocionais desviando o foco para o pensamento obsessivo sobre comida e corpo. No caso de Laurel, a combinação de doença e trauma pessoal foi o que desencadeou seu transtorno.

Laurel era saudável, sem problemas alimentares, até os 16 anos. Pouco antes de completar 17, ela teve uma amigdalite grave, que diminuiu seu apetite e a fez emagrecer. Laurel foi elogiada pelas amigas e gostou disso, então fez o primeiro regime de sua vida. Dizia a si mesma que não precisava "daquele biscoito" ou "daquele saco de batata frita". Um mês depois, ela ficou novamente doente, dessa vez com gripe, o que a fez perder o apetite mais uma vez. De volta às aulas, ela recebeu ainda mais atenção positiva.

Logo depois, Laurel descobriu que seu namorado a estava traindo com sua melhor amiga, o que, compreensivelmente, a deixou arrasada. Sentindo-se traída, ela simplesmente parou de comer e começou a se isolar. Passado um tempo, sua fome voltou, mas ela se sentia tão infeliz que mesmo assim decidiu não comer e ainda começou a usar laxantes. Laurel estava tentando sentir que tinha algum controle sobre alguma coisa em sua vida totalmente descontrolada.

Muito preocupados, os pais de Laurel a levaram para fazer psicoterapia e ela se deu muito bem com a pessoa que a atendeu. Laurel também foi levada a um nutricionista, mas não deu muito certo. Além de ter que seguir um plano alimentar muito calórico, ela foi instruída a pesar ou medir tudo que comia e ainda registrar em um diário alimentar. A quantidade exagerada de comida provocou um "edema de realimentação" (retenção de líquidos que ocorre quando a pessoa volta a se alimentar após um período de inanição) e, para aliviar o desconforto físico, Laurel começou a forçar o vômito. Após um tempo, ela deixou de ir ao nutricionista e parou com o comportamento purgativo, mas também parou com todo tipo de alimentação saudável. Começou a comer apenas doces!

Foi quando, encaminhada pelo psicoterapeuta, Laurel começou uma terapia nutricional para conhecer o Comer Intuitivo. Como em outros dos casos que relatamos, a segurança que Laurel sentiu nessa nova experiência lhe transmitiu uma forte confiança, que a motivou a buscar mais informações capazes de ajudá-la a mudar seu modo de pensar e a começar sua jornada de reconstrução de uma relação saudável com a comida. Laurel foi tratada como parte da equipe em sua recuperação. Era sua responsabilidade proteger seu corpo e a decisão de recuperar a saúde tinha que vir dela. Claramente, as recomendações autoritárias não tinham funcionado. No novo tratamento, Laurel se sentia respeitada e tratada como uma pessoa inteligente e capaz de tomar decisões sensatas. Ela também gostou de saber que todos os seus comportamentos durante os transtornos alimentares surgiram como mecanismos para lidar com suas sensações físicas e emocionais.

Laurel aprendeu sobre os efeitos da desnutrição nos níveis de energia, no sistema imunológico, nos padrões de sono, no funcionamento cognitivo e no metabolismo. Aprendeu também sobre as muitas vantagens de uma alimentação equilibrada, que respeitaria seu corpo e ainda incluiria os alimentos indulgentes que ela adorava. Se optasse por comer assim, ela evitaria largas flutuações do açúcar no sangue e abasteceria seu corpo com os componentes nutricionais necessários para ter ossos mais fortes, produzir hormônios, imunoglobulinas, tecido muscular, neurotransmissores e muito mais. Assim, ela começou a pesar o que ganharia e o que perderia ao manter seu comer transtornado.

O isolamento fazia parte do comportamento transtornado de Laurel, por conta do medo de comer em público, mas ela conseguiu perceber que isso era emocionalmente prejudicial, assim como seus padrões atuais com potencial de risco físico eram muito mais assustadores do que reaprender a comer. Dessa vez, no entanto, ela começou devagar. Acrescentar um pouquinho de proteína no dia, como um pedaço de queijo pela manhã ou um pouco de cottage ou iogurte no almoço, era aceitável. Não era uma quantidade capaz de provocar inchaço, mas era um passo na direção certa. Aos poucos ela foi acrescentando novos alimentos, investindo no equilíbrio entre proteínas, carboidratos e gorduras. Frutas e legumes, waffles, arroz integral, pizza, frutas secas, feijão, carne-seca e abacate começaram a ser incluídos em seu cardápio. Ela também passou a confiar que podia incluir algumas guloseimas no seu dia. Pouco a pouco foi progredindo, praticamente sem desconforto físico.

Laurel treinou e ensaiou como seria sair para jantar com os amigos. Apesar do medo, decidiu se arriscar e teve uma primeira experiência, sentindo-se vitoriosa. Seus amigos foram receptivos, ela preencheu e enviou os formulários para se candidatar às universidades, veio a alegria do baile de formatura do ensino médio e a entrega dos diplomas. Por fim, Laurel partiu para seu primeiro ano na faculdade, onde ela era responsável pela própria alimentação e também saía para comer com amigos. Ela já conseguia perceber os sinais normais de fome e sua menstruação se normalizou.

Na faculdade, como era de esperar, Laurel teve algumas experiências complicadas, que provocaram uma perda inicial de apetite e um pensamento fugaz de que controlar sua alimentação faria com que se sentisse no controle da situação. Mas ela rapidamente se lembrou das sessões de psicoterapia e de terapia nutricional e conseguiu se manter firme. Continuou tendo apoio por meio de telefonemas semanais e sentiu que isso foi importante em sua transição para a independência e a plena recuperação.

## Momentos decisivos

Independentemente do que tenha desencadeado o transtorno alimentar, o mais importante é manter a psicoterapia e a terapia nutricional. Os profissionais dessas áreas são capacitados a entender a psicopatologia dos transtornos alimentares e a oferecer um ambiente seguro para a exploração dos pensamentos e sentimentos que formam a base da relação pessoal com a comida. Durante o tratamento, é comum haver um momento decisivo que pode afetar seriamente o processo de cura. As duas histórias a seguir ilustram essa questão.

Kelly é um exemplo de alguém que já não aguentava mais conviver com seu transtorno alimentar e estava disposta a fazer o que fosse necessário para se curar. Depois do tratamento inicial, o tempo ajudou Kelly a refinar sua percepção de satisfação. Quando perguntada se havia alguma coisa que a ajudara particularmente nesse período, seu rosto se iluminou e ela respondeu: "Sim, aquela sua (Elyse) história sobre comer uma trufa de chocolate enquanto assistia ao filme *Chocolate*" – o seu momento decisivo. Ela adorou ouvir sobre a experiência sensual de degustar e saborear com tranquilidade um delicioso chocolate enquanto assistia a um filme sobre uma loja de chocolates em Paris. Kelly também tinha visto o filme e sonhou em saborear chocolate, que ela mesma tinha se proibido de comer. Com o compromisso de fazer as pazes com a comida e de confiar em sua terapeuta nutricional como um modelo a ser seguido, Kelly começou a explorar todos os alimentos que tinha evitado por anos, especialmente o chocolate.

Kelly continua em recuperação e come com uma liberdade que ela não sentia desde antes de desenvolver o transtorno. Seu incrível progresso foi atribuído a seu comportamento de desafiar os pensamentos destrutivos, respeitar a fome e fazer as pazes com a comida.

Della, uma mulher de 23 anos e 1,83 metro que sempre foi mais alta que suas colegas, passara a vida inteira em um estado de confronto. Ela sempre se sentiu "maior" que os outros e constrangida por seu corpo, em comparação com a irmã e também com a mãe, que era hiperfocada na aparência. Della começou a fazer dieta aos 14 anos, iniciando uma montanha-russa de flutuações radicais de peso com a ajuda de remédios, restrições, compulsão, laxantes e indução ao vômito, que durou até ela começar uma terapia nutricional aos 22 anos.

Na primeira sessão, a terapeuta pediu que Della citasse suas comidas favoritas. Ela mencionou muitos alimentos nutritivos, como feijão, sopas, legumes e carne, mas depois, sentindo-se culpada, reconheceu que gostava de doces, mas só conseguia comer em grande quantidade. Quando o processo do Comer Intuitivo foi explicado a Della, ela soube que poderia sempre comer qualquer coisa que quisesse, até mesmo doces. A princípio, ela duvidou, mas logo foi invadida por uma sensação de tranquilidade. Della diz, desde então, que esse momento de esperança mudou sua vida para sempre – foi seu momento decisivo. Ela entendeu que todas as suas tentativas de fazer dieta tinham sido infrutíferas, então decidiu desistir da batalha e se concentrar em "simplesmente se sentir bem e saborear todos os alimentos".

Della saiu do consultório decidida a parar com todo tipo de dieta para sempre. Imediatamente sentiu uma paz interior e uma tranquilidade até então inéditas em sua relação com os alimentos.

Embora, em experiências anteriores, a empolgação que sentia a cada nova dieta lhe proporcionasse uma sensação fugaz de bem-estar, isso não se comparava com o que tinha acabado de sentir com o Comer Intuitivo. Depois de um ano e meio nesse processo, Della ainda adorava doces, mas já não precisava comer a caixa inteira de chocolate – na realidade, ela nunca mais teve vontade de fazer isso. Comer se tornou uma experiência agradável. Como ela atendia sua fome, sua saciedade e suas preferências de sabor, tinha prazer com as refeições, desfrutava dos alimentos indulgentes e nunca se sentia estufada. Tudo permanecia calmo na frente da guerra de Della com a comida e o corpo, e suas preocupações desapareceram – que grande surpresa!

Como vimos acontecer com centenas de pessoas, adotar o Comer Intuitivo pode ter um efeito poderoso sobre vários aspectos da vida. Muitas pessoas passam a maior parte do dia pensando no que comeram e em suas inadequações físicas percebidas. Algumas usam essas obsessões como uma maneira de se distrair dos pensamentos e sentimentos difíceis. Outras se anestesiam de experiências traumáticas. Muitos sentem vergonha de aspectos de seus transtornos alimentares ou de um corpo que não atende aos padrões irreais estabelecidos pela sociedade. Para algumas pessoas, a única emoção que as faz comer em excesso é aquela associada ao sentimento de culpa pelo próprio ato de comer. Apesar de sua incredulidade, assim que conseguem superar essa culpa, fazendo as pazes com a comida, a vontade de comer em excesso desaparece.

Seja qual for a causa ou o gatilho para a compulsão, a subalimentação ou outros comportamentos associados a transtornos alimentares, uma relação doentia ou desconfortável com a comida pode impedir que se avance na vida. Ao acompanhar a jornada das pessoas na adoção do Comer Intuitivo, vemos muitas delas trocarem de emprego, saírem de relações abusivas, recuperarem relações complicadas com amigos e familiares ou simplesmente recuperarem ou conquistarem, pela primeira vez na vida, paz, alegria e contentamento. Pergunte a Della, ou a qualquer um dos outros mencionados neste capítulo – todos dirão, sem hesitação, que vale muito mais do que qualquer coisa que pudessem imaginar!

## Antes de começar o Comer Intuitivo

O tratamento de um transtorno alimentar pode levar desde alguns meses até muitos anos. Isso vai depender de há quanto tempo você está doente, quando se sentiu pronto para buscar ajuda e outros fatores. É importante ser paciente e compreensivo consigo mesmo. Dificilmente uma pessoa com um transtorno alimentar poderá mergulhar direto no Comer Intuitivo. Se você começar antes de estar pronto e não contar com ajuda profissional, pode acabar ficando assustado, frustrado e sobrecarregado.

Veja a seguir alguns indicadores de que você está pronto para adotar o Comer Intuitivo. Lembre-se que isso deve ser feito junto com os profissionais que o acompanham:

- *Recuperação e equilíbrio fisiológicos.* Se você tem anorexia, isso significa recuperar o peso de acordo com sua genética, que varia de pessoa para pessoa. Não é realista ter a expectativa de escutar os sinais de fome com regularidade, que dirá respeitar a fome e a saciedade antes de se sentir satisfatoriamente alimentado. Se você tem bulimia ou um transtorno de compulsão, isso significa passar de um padrão de alimentação caótico para refeições regulares. Seja qual for o transtorno, é recomendável ter algum tipo de aconselhamento nutricional com um nutricionista com formação em Comer Intuitivo e em Saúde em Todos os Tamanhos para recuperar o equilíbrio.
- *Reconhecer que o transtorno não tem a ver com o estigma do peso ou com a comida, que é um sintoma de algo mais profundo.* Quando você começar a aceitar isso, comer entrará na seara do autocuidado em vez de ser uma tentativa corajosa de defender a existência de um transtorno alimentar.
- *Capacidade de reconhecer sentimentos e disposição de lidar com eles.* Quando você consegue identificar e lidar adequadamente com seus sentimentos, a necessidade de recorrer a comportamentos de transtornos alimentares diminui.
- *Capacidade de identificar seus desejos e necessidades.* Quanto mais você for capaz de identificar seus desejos e necessidades, menos precisará dos transtornos alimentares para preencher esse vazio.
- *Capacidade de assumir riscos.* Conforme seu corpo começa a se curar, em termos físicos e psicológicos, você pode assumir e tolerar riscos em sua alimentação. Para alguém com anorexia, pode ser apenas comer um alimento sem saber o número exato de calorias. Para alguém com bulimia, pode ser saborear um chocolate pela primeira vez.

- *Disposição para nunca mais seguir a cultura da dieta.* Mesmo a menor intenção de restringir a alimentação é capaz de acionar sensações de privação que podem ser a base de um transtorno alimentar.

## Como os princípios do Comer Intuitivo se aplicam aos transtornos alimentares

| Princípio | Anorexia nervosa | Bulimia nervosa/Transtorno da compulsão alimentar |
|---|---|---|
| 1. Rejeitar a mentalidade de dieta | A restrição alimentar é um problema central e pode ser fatal. | A restrição alimentar não funciona e desencadeia a fome primal, que pode levar a episódios de compulsão. |
| 2. Respeitar a sua fome | Recuperar o peso é essencial. Sua mente não está conseguindo funcionar nem pensar direito. É provável que você esteja preso num ciclo de pensamentos obsessivos e de preocupações com comida, além de ter dificuldade em tomar decisões. Seu corpo e seu cérebro precisam de calorias para funcionar. Seu nutricionista trabalhará com você para criar uma maneira de comer que lhe transmita segurança. | Alimente-se com regularidade, isto é, três refeições e dois ou três lanches por dia. Comer regularmente vai ajudar você a entrar em contato com a fome suave em vez de chegar aos extremos que muitas vezes ocorrem com a alimentação caótica. Após um tempo, você vai confiar em seus sinais de fome, mesmo que eles se desviem um pouco dessa rotina. |
| 3. Fazer as pazes com a comida | Corra riscos: incorpore novos alimentos ao seu cardápio quando estiver pronto. Faça isso devagar, aos poucos. | Corra riscos: experimente alimentos "temidos" quando estiver pronto e não se sentir vulnerável (vulnerabilidade seria estar com muita fome, sob forte estresse ou com algum outro sentimento intenso). |

| | | |
|---|---|---|
| 4. Desafiar o policial alimentar | Desafie seus pensamentos e crenças sobre comida. Procure ver o ato de comer sem questões de moralidade, julgamento ou rigidez. | Desafie seus pensamentos e crenças sobre comida. Procure ver o ato de comer sem questionar moralidade ou julgamento. |
| 5. Descobrir o fator satisfação | São frequentes os medos ou a resistência a experimentar o prazer de comer (assim como outros prazeres da vida). | Se os alimentos satisfatórios e as experiências alimentares forem incluídos regularmente, haverá menos impulso para a compulsão. |
| 6. Sentir a sua saciedade | Você não pode confiar nos sinais de plenitude de seu corpo nas fases iniciais de recuperação, pois é provável que o corpo se sinta saciado prematuramente, como resultado da lentidão da digestão e do esvaziamento lento do estômago. Há também a sensação de inchaço provocada pelo "edema de realimentação". | Esta é uma transição distante da sensação de estar cheio ao extremo que é sentida na compulsão alimentar. Assim que a alimentação regular é estabelecida, a saciedade suave começará a se revelar. Observação: se você está parando de induzir o vômito, especialmente parando de tomar laxantes, a sensação de saciedade pode ficar distorcida temporariamente pelo inchaço da retenção de líquidos. |
| 7. Lidar com as suas emoções com gentileza | Fechado emocionalmente na maior parte do tempo, restrição alimentar, rituais para comer e pensamentos obsessivos são os recursos para enfrentar a vida. Com a renutrição, você estará mais preparado para lidar com os sentimentos que surgirem. | Compulsão alimentar, indução ao vômito e exercícios físicos em excesso são usados como mecanismos de enfrentamento. Comece a se afastar desses comportamentos e a sentir e enfrentar seus sentimentos. |
| 8. Respeitar o seu corpo | Resolva a distorção da imagem corporal. | Respeite seu corpo como ele é e como está no momento. |

| | | |
|---|---|---|
| 9. Movimentar-se – sentindo a diferença | É provável que seja preciso parar de se exercitar ou trocar por movimentos suaves como ioga. | Exercício em excesso pode ser um comportamento compulsivo; com moderação, pode ajudar a administrar o estresse e a ansiedade. |
| 10. Honrar a sua saúde com uma nutrição gentil | Aprender a pensar a nutrição sem rigidez – quando há adesão rigorosa aos "princípios nutricionais", seja qual for a fonte. Reconheça que o corpo precisa de: gordura, carboidratos, proteínas e alimentos variados. | Aprender a pensar a nutrição sem rigidez. Há uma ideia estrita do que é comer de modo saudável, e, se essa crença for violada, pode haver consequências de purgação (no caso da bulimia). Reconheça que o corpo precisa de: gordura, carboidratos, proteínas e variedade de alimentos. |

## Recursos e fontes de informações sobre transtornos alimentares

### Organizações e associações profissionais no Brasil

AMBULIM – Programa de tratamento de transtornos alimentares do Instituto de Psiquiatria do Hospital das Clínicas da Faculdade de Medicina da Universidade de São Paulo. Trata-se de uma enfermaria com atendimento gratuito e multidisciplinar. No site (www.ambulim.org.br), clique em "Preciso de ajuda" para ver em detalhes o que fazer para pleitear uma vaga de internação via Sistema Único de Saúde (SUS). Tel.: (11) 2661-6975; e-mail: ambulim.ipq@hc.fm.usp.br.

ASTRALBR – A Associação Brasileira de Transtornos Alimentares se propõe a informar, orientar e divulgar referências e conhecimentos sobre o tema para familiares e pessoas que sofrem desses distúrbios. No site (www.astralbr.org), clique em "Buscar ajuda", que mostra cada tratamento e serviço ambulatorial disponível no país. Você pode entrar em contato via e-mail (contato@astralbr.org), Instagram (@astralbr), Facebook (facebook.com/astral.ta) ou Twitter (twitter.com/astralbr).

CASA VIVA – Grupo Multiprofissional de estudos e atendimento de transtornos alimentares. Site: www.casavivaclinica.com.br E-mail: contato@casavivaclinica.com.br

CEPPAN – Clínica de Estudos em Psicanálise da Anorexia e Bulimia. Tel.: (11) 3081-7068. Site: http://www.redeceppan.com.br; e-mail: ceppan@uol.com.br.

CEPSIC – Centro de Estudos em Psicologia da Saúde. Tel.: (11) 3064-3186/3069-6188. E-mail: cepsic@terra.com.br. Site: www.cepsic.org.br.

GATDA – O Grupo de Apoio e Tratamentos dos Distúrbios Alimentares e da Ansiedade tem um site (www.gatda.com.br) que oferece muito conteúdo interessante sobre transtornos alimentares, distúrbios de ansiedade e de humor e também sobre o comer emocional. Tel: (11) 99966-3959; e-mail: contato@gatda.com.br.

GENTA – Grupo especializado em Nutrição, Transtornos Alimentares e Obesidade. Site (www.genta.com.br) e Blog com conteúdos importantes sobre Transtornos Alimentares, Dieta e imagem corporal, além de materiais sobre prevenção. contato@genta.com.br

PROATA – Programa de orientação e assistência a pacientes com transtornos alimentares da UNIFESP. Tel.: (11) 5576-4990, ramal 1338; e-mail: proata@psiquiatria.epm.br. Site: www.psiquiatria.unifesp.br/d/proata/.

SEDES – Projeto de Investigação e Intervenção na Clínica da Anorexia e da Bulimia. Site: www.sedes.org.br/site/clinica/projetos/anorexias_bulimias.

SOBRATA – A Sociedade Brasileira de Transtornos Alimentares reúne profissionais especializados em transtornos alimentares com o objetivo de promover estudos on-line e seminários periódicos. Boa fonte de informações sobre o tema, mas não oferece serviços ao público (www.sobrata.org).

**Livros sobre o tema**

*A prática da terapia cognitivo-comportamental nos transtornos alimentares*, de Igor da Rosa Finger e Margareth da Silva Oliveira (Sinopsys Editora).

*A quem pertence essa história? Compreendendo a transgeracionalidade nos transtornos alimentares,* da psicanalista Christiane Baldin Adami-Lauand (Sá Editora).

*Atendimento de pacientes com transtornos alimentares: Revisitando a técnica psicanalítica,* da psicanalista Gabriela Mazzyner (Sá Editora).

*Atendimento psicanalítico da anorexia e bulimia*, de Magdalena Ramos e Mario Pablo Fuks (Zagodoni Editora).

*Como lidar com os transtornos alimentares: Guia prático para familiares e pacientes*, de Eduardo Wagner Aratanguy e Helena Bonadia Buonfiglio (Editora Hogrefe).

*Dominando a anorexia: Experiências e desafios enfrentados por adolescentes e seus familiares*, de Christiane Halse (Editora MBooks).

*Fazendo as pazes com o corpo* e *A vida perfeita não existe*, de Daiana Garbin (Editora Sextante).

*Muito corpo, poucas palavras*, da psicanalista Marina Fibe de Cicco (Sá Editora).

*Mulheres famintas*, de Angelyn Spignesi (Summus Editorial).

*O vício da perfeição: Compreendendo a relação entre distúrbios alimentares e desenvolvimento psíquico*, de Marion Woodman (Summus Editorial).

*Os 7 Pilares da saúde alimentar*, de Sophie Deram (Editora Sextante).

*Programa DBT para o comer emocional e compulsivo*, de Debra L. Safer, Sarah Adler e Philip C. Masson (Editora Hogrefe).

Série *Diários da anorexia (O triunfo de uma mãe e de uma filha sobre transtornos alimentares* e *A ausência de comunicação e o descuido com os problemas dos filhos podem gerar grandes transtornos)*, de Linda M. Rio. (Editora MBooks).

*Transtornos alimentares e nutrição – da prevenção ao tratamento*, de Marle dos Santos Alvarenga, Karin Louise Lenz Dunker e Sonia Tucunduva Philipi (Editora Manole).

*Transtornos alimentares na infância e na adolescência* e *Faces do martírio: Anorexia e santidade, uma abordagem psicanalítica*, da psicanalista Cybelle Weinerg (Sá Editora).

# EPÍLOGO

Este pode ser o fim do livro, mas, se você escolher se tornar um Comedor Intuitivo, torna-se um recomeço.

Embarque na jornada para se tornar um Comedor Intuitivo e passe por um processo que desafiará os seus pensamentos mais arraigados e talvez desperte alguns sentimentos e medos profundamente escondidos. Você sabe que viver em um mundo de caos alimentar com um sentimento de culpa e fracasso não funciona. Não funciona em termos metabólicos e emocionais e certamente não funciona espiritualmente. Nossos pacientes conversam repetidamente sobre a sensação de derrota, de desânimo, como se sua alma estivesse de fato sentindo dor. Quando chegam a esse estágio, muitos já perderam a esperança de comer normalmente.

O Comer Intuitivo é um processo de fortalecimento que não só promove a saúde, mas é o seu canal de acesso à liberdade. Quando você se liberta da tirania da ansiedade a respeito da comida e do corpo, encontra espaço e energia renovada para perseguir seus sonhos e para descobrir seu propósito na vida. Mas adotar o Comer Intuitivo exige compromisso e uma decisão bastante conscientes. Isso significa abandonar velhas maneiras de sobreviver e se abrir para uma nova forma de encarar a vida. Pode ser necessário um mergulho introspectivo e reflexivo para decidir se a cultura da dieta vem impedindo você de apreciar intensamente a vida. Mudar essa perspectiva talvez seja difícil no início, mas um dia pode se tornar uma forma de viver que desafia o fracasso.

Para começar essa mudança de paradigma, será necessário considerar muitas substituições. Ter "força de vontade" para fazer uma dieta pode proporcionar uma sensação temporária de poder e controle, enquanto o Comer Intuitivo pode dar uma sensação de autoempoderamento por toda a vida. Fazer dieta e recair na compulsão podem provocar empolgação. Tanto quanto comer alimentos proibidos. Mas quando essa empolgação não vem mais dos alimentos, há outros aspectos da vida prontos para serem experimentados. Quando usa a comida ou a obsessão que a dieta cria para se entorpecer, ou para se distrair de seus sentimentos a maior parte do tempo, você até pode se sentir mais calmo e menos estressado, mas sua vida está mais para um filme caseiro de péssima qualidade, desfocado e distorcido. Você sabe que está vivo e sente o ritmo acelerado da vida, mas raramente experimenta os altos e baixos e as nuances das emoções. Uma vez que você revele a si mesmo o que está por trás das dietas e da desconexão de seus sentimentos, vai descobrir um valor para a vida que pode estar encoberto há décadas.

Quando você adota o Comer Intuitivo e responde aos sinais inatos de preferências fisiológicas e alimentares, entra em contato com seu corpo, seus pensamentos e seus sentimentos. Em última análise, essa consciência e essa sensibilidade podem se estender para o resto da vida.

Você também aprende a agir a partir da curiosidade, não do julgamento. Quando se faz uma dieta, todo desvio do plano alimentar vira uma oportunidade de autocrítica. E essa postura negativa de crítica pode ser letal e contagiosa, não raro contaminando outros comportamentos da pessoa ou até familiares e amigos. Enquanto isso, do ponto de vista de um Comedor Intuitivo, a experiência alimentar é vista como uma oportunidade para aprender mais sobre os próprios pensamentos e sentimentos. Você pode acabar notando que essa curiosidade estimula a exploração de outros aspectos. Você pode até decidir fazer mudanças importantes em outras áreas da sua vida que lhe têm causado estresse e infelicidade. Algumas pessoas que atendemos trocaram de emprego ou terminaram relacionamentos abusivos graças a esse mergulho profundo no significado da vida. Outras decidem começar terapia.

Uma de nossas pacientes foi certeira ao dizer que o Comer Intuitivo se baseia em *esperar* e aprender a ser paciente. Ela passou a *esperar* sentir fome para comer. Agora ela *espera* um tempo no meio da refeição para perceber se está saciada. Quando sente alguma emoção difícil que até então escondia comendo demais, ela agora reflete sobre o sentimento e *espera* até estar melhor. De modo geral, ela está *esperando* que seu modo de comer se normalize para poder sentir a liberdade e a paz que tanto deseja saborear. Esse processo lhe ensinou a ser mais paciente do que nunca. Conforme relatou, a paciência vale ouro e as coisas que aprendeu sobre si mesma enquanto "*espera* pacientemente" são mais valiosas do que toda a esperança que a dieta lhe proporcionou (e, é claro, depois lhe tomou) e todo o dinheiro que gastou com dietas fracassadas. Aprender a *esperar* a libertou do peso de fazer dieta e de uma vida em que se sentia presa e encurralada, sem saída.

Esperamos sinceramente que você consiga se libertar da cultura da dieta ao recuperar a capacidade inata de ser um Comedor Intuitivo.

Também gostaríamos de reconhecer que, embora o Comer Intuitivo seja um profundo processo de transformação individual, há muito a ser feito em termos sociais e políticos para desmontar os sistemas de opressão sobre todos os corpos.

APÊNDICE A

# PERGUNTAS FREQUENTES SOBRE O COMER INTUITIVO

Reunimos algumas das perguntas mais frequentes feitas pelas pessoas que atendemos durante seu processo de retomada do Comer Intuitivo. Esperamos que estas respostas também esclareçam suas dúvidas.

**Pergunta 1:** Quanto tempo leva esse processo?
**Resposta:** Infelizmente, não há uma resposta definida para isso. Vai depender de há quanto tempo você faz dieta e de quão arraigada está a voz do policial alimentar. Também vai depender da sua disposição a prestar atenção nas mensagens que seu corpo lhe envia sobre fome, saciedade e satisfação, e a se concentrar em respeitar seu corpo e cuidar dele. Há pessoas que logo criam uma conexão com o conceito e em apenas um mês ou dois estão comendo de um jeito novo. Outras levam dois ou três anos, às vezes até cinco, até que se sintam prontas e motivadas a seguir os princípios e mudar realmente.

**Pergunta 2:** Se eu me permitir comer o que quiser, não vou comer sem parar?
**Resposta:** Quando você tiver feito totalmente as pazes com a comida e confiar que as coisas de que gosta estarão sempre disponíveis, vai naturalmente conseguir parar de comer em excesso. Se estiver apenas fingindo para si mesmo que está mudando, não vai funcionar, porque você realmente não acredita que sempre terá acesso àqueles alimentos. Portanto, verifique a firmeza da sua decisão. Lembre-se de que é a culpa que leva as pessoas a

comer descontroladamente. Comer de forma intuitiva significa não sentir culpa por comer. Quando você começar o processo de recuperação, pode descobrir que está comendo mais alimentos que antes eram restritos. Essa restrição levou à privação e você pode acabar comendo mais deles por um tempo. Com o fim da privação, esses alimentos assumirão um lugar de equilíbrio em sua rotina alimentar.

**Pergunta 3:** Será que meus amigos vão criticar e questionar minha alimentação?
**Resposta:** Você vai perceber que muita gente não entende o que você está fazendo. A maior parte da nossa sociedade está condicionada pela cultura da dieta. Na realidade, alguns estão eternamente falando que estão fazendo dieta ou que deveriam estar fazendo. Portanto, sim, algumas pessoas farão críticas. Você pode ter dificuldade em explicar o que está fazendo, mas, se disser que está tentando recuperar a sabedoria interior que foi perdida devido à cultura da dieta, terá mais chances de que parem de julgá-lo. Não se esqueça que é um processo intuitivo. Em alguns momentos você vai se deixar levar pelos sentimentos porque se sente seguro e compreende que é o melhor caminho para você.

**Pergunta 4:** Devo tentar explicar o que estou fazendo?
**Resposta:** Você pode tentar, mas talvez seja frustrante. Algumas ideias que você pode usar:

- Dieta leva a privação, privação leva a mais vontade de comer e essa vontade pode levar ao descontrole.
- Eu me permito comer o que quiser quando estou com fome e vejo que assim é mais fácil parar quando estou satisfeito/satisfeita.
- Quando fico satisfeito/satisfeita com o que como, como apenas segundo as necessidades do meu corpo.
- Estou aprendendo a lidar com os meus sentimentos sem usar a comida.

**Pergunta 5:** Será que algum dia vou emagrecer fazendo isso?
**Resposta:** O mais importante a saber é que ficar pensando na perda de peso vai atrapalhar sua jornada rumo ao Comer Intuitivo. Comer intuiti-

vamente é um processo interno, enquanto a perda de peso é um processo externo que impede você de se conectar com sua sabedoria interior no que se refere à alimentação. Isso não é uma crítica a você por querer emagrecer (é compreensível, considerando a onipresença da cultura da dieta). Apenas esperamos que você, com seu corpo atual, adote uma vida mais gratificante em vez de protelar as coisas enquanto tenta emagrecer.

**Pergunta 6:** E se eu parar de focar em emagrecer? O que ganho com isso?
**Resposta:** Você vai alcançar uma grande sensação de paz e contentamento com esse processo e deixará para trás o estigma do peso. Vai sair da "esteira" de privação e culpa, vai comer com prazer e satisfação e deixará de sentir culpa pelo que come, além de parar de ter vergonha pelo corpo que tem. Resumindo: adotar o Comer Intuitivo abrirá mais espaço para pensamentos e sentimentos estimulantes (em vez de preocupações com comida e culpa). Para muita gente, isso significa se sentir mais feliz.

**Pergunta 7:** E se eu nunca sentir fome?
**Resposta:** Algumas pessoas relatam que não sentem fome no estômago, mas depois têm enxaquecas horríveis ou algum outro sinal de falta de alimentação. Para outras pessoas, o fato de ter feito dieta ou tido compulsão alimentar por tanto tempo as fez perder contato com a fome. Se esse for o seu caso, passe um tempo comendo a cada três ou quatro horas para tentar restabelecer seus sinais de fome. O corpo precisa de alimentos após esses intervalos de tempo, então, depois de um tempo, talvez você consiga fazê-lo acreditar que vai ser alimentado e assim passar a responder demonstrando que está com fome.

**Pergunta 8:** Como vou saber quando estou saciada/saciado?
**Resposta:** Quando você *fizer as pazes com a comida*, tiver plena segurança alimentar e aprender a *respeitar a sua fome*, perceberá os sinais de saciedade mais claramente. Se você comer o tempo todo e não sentir fome, é difícil se sentir saciado, pois não tem em que se basear para começar a entender a diferença. Ajuda muito fazer uma pausa no meio da refeição para testar sua saciedade.

**Pergunta 9:** Posso comer só porque me deu vontade, mesmo estando sem fome?
**Resposta:** O processo do Comer Intuitivo não é outra dieta com um conjunto de regras absolutas. Embora *respeitar a sua fome* seja um dos princípios centrais, haverá muitas ocasiões em que você vai escolher algo para comer só pelo sabor ou pelo prazer sensorial. Chamamos isso de fome gustativa. Se você às vezes se render à fome gustativa, terá de maneira geral mais satisfação em sua experiência alimentar.

**Pergunta 10:** E os doces e chocolates? Posso comer quando estou com fome?
**Resposta:** De modo geral, se você esperar sentir fome para comer algo doce, perceberá que pode comer mais do que precisa para satisfazer seu desejo, porque estará tentando satisfazer a fome biológica. A maior parte das culturas oferece doces após as refeições para agradar ao paladar e para marcar o fim da refeição. Comer algo doce, então, é uma resposta à fome gustativa.

**Pergunta 11:** E se eu quiser comer quando não conseguir lidar com minhas emoções?
**Resposta:** Geralmente, a saída mais rápida para resolver algum conflito emocional é se permitir vivenciar os sentimentos em sua plenitude. Mas às vezes isso pode ser avassalador. Algumas pessoas precisam da presença de um amigo ou de um terapeuta para se sentirem seguras e desabafar. Outras conseguem guardar seus sentimentos por algum tempo, mas depois precisam de um escape até que se sintam seguras para enfrentá-los novamente. Se é assim que você se sente, busque maneiras gentis de se consolar e se distrair de seus sentimentos para não acabar usando a comida como única estratégia de enfrentamento.

**Pergunta 12:** E quanto à nutrição? Se eu comer o que quiser, não serei saudável, certo?
**Resposta:** Descobrimos, caso após caso, que dar a si mesmo permissão para comer o que quiser leva a uma escolha alimentar balanceada. Você perceberá, depois de ter feito finalmente as pazes com a comida, que a maioria das suas escolhas alimentares será rica em nutrientes, com uma pequena parcela de guloseimas. Os alimentos mais nutritivos cuidam do corpo, enquanto

as guloseimas cuidam da alma. Afinal de contas, se você nunca mais for privado de seu alimento favorito, não terá desejos insaciáveis de comê-lo. Você desejará se sentir bem e esse bem-estar vem de comer de acordo com os sinais de fome e saciedade, sem se exceder.

**Pergunta 13:** Preciso me exercitar para que isso funcione?
**Resposta:** Colocamos o capítulo sobre movimento mais para o fim do livro porque achamos que dar ênfase aos exercícios no início desse processo poderia fazer algumas pessoas se sentirem em mais uma dieta. Movimentar o corpo é algo que você provavelmente vai querer fazer porque faz a gente se sentir bem. Se você desconectar o comer do movimento, perceberá que não vai cair na velha armadilha de achar que a função do exercício é perder peso. Movimentar-se faz bem para todas as pessoas, jovens e velhas. Faz parte de uma existência saudável. Procure oportunidades de mexer o corpo que sejam divertidas e agradáveis. Se não quiser se exercitar de jeito nenhum, ainda assim esse processo será benéfico para você porque o liberta do mundo da cultura da dieta e de suas exigências infindáveis. Mas espere só para ver, pois você pode começar a se movimentar sem nem perceber!

**Pergunta 14:** Devo dizer aos outros que eles devem tentar esse processo?
**Resposta:** A maior parte das pessoas não gosta que lhe digam o que fazer. Geralmente, isso faz com que se rebelem. É provável que você seja mais feliz simplesmente comendo de maneira intuitiva e aproveitando o novo estilo de vida. Se as pessoas perguntarem por que você parece tão em paz e sem obsessões alimentares, ou por que parece tão radiante, conte o que está fazendo. Elas podem, quem sabe, se interessar em fazer também.

**Pergunta 15:** O que devo fazer se um anfitrião tentar me forçar a comer mais quando não tenho vontade?
**Resposta:** Essa pessoa não está respeitando seus limites e não tem o direito de pressioná-lo. Diga "Não, obrigada/obrigado" com firmeza. Explique que está satisfeito e não quer se sentir desconfortável. Lembre-se: são seus sinais internos que importam e você tem o direito de respeitá-los.

## APÊNDICE B

# ORIENTAÇÕES PASSO A PASSO

Se hoje em dia você costuma cozinhar, sabe que houve um tempo em que só de olhar uma receita já ficava se perguntando, tenso, se o resultado ficaria parecido com algum prato que já tivesse visto na vida. Para se sentir à vontade na cozinha, é preciso conhecer os conceitos básicos de culinária. Se a receita manda "grelhar", é preciso saber a diferença entre fritar, saltear e grelhar. As orientações a seguir são parecidas com as de uma receita. Se você ler apenas este trecho antes do restante do livro, provavelmente não vai entender ou vai entender errado as orientações. Quando estiver se sentindo confortável com a filosofia do Comer Intuitivo, estas orientações podem virar uma referência rápida e fácil quando você precisar se reconectar com o processo.

### Passo 1 – Princípio 1
#### Rejeitar a mentalidade de dieta

*Jogue fora os livros e artigos de revistas que oferecem a falsa esperança de emagrecer de modo rápido, fácil e permanente. Rejeite a cultura da dieta que promove o emagrecimento e perpetua as mentiras que o fizeram se sentir um fracasso sempre que uma dieta parava de funcionar e você recuperava todo o peso perdido. Se restar sequer uma pequena esperança de que apareça uma dieta melhor, você não estará livre para redescobrir o Comer Intuitivo.*

1. Assuma o firme compromisso de nunca mais fazer dieta pelo resto da vida. Se ainda restar um vestígio de intenção, promessa ou esperança de fazer dieta algum dia no futuro, você vai sabotar sua capacidade de aderir ao Comer Intuitivo.
2. Livre-se de todos os aplicativos, livros de dieta e contadores de calorias. Pare de seguir pessoas que promovem dietas nas redes sociais e siga aquelas que estimulam o Comer Intuitivo e a Saúde em Todos os Tamanhos.
3. Quando amigos comentarem sobre a mais nova dieta, quando vir um anúncio na TV ou quando se deparar com um artigo numa revista que aborde o tema, resista a se deixar envolver pelo entusiasmo que pode surgir. Respire fundo e reforce consigo seu compromisso com uma nova forma de pensar e de sentir a alimentação, e lembre-se que fazer dieta não faz parte desse novo processo.
4. Proteja seus limites alimentares recusando-se a permitir que os outros lhe digam o que, quando e quanto comer. Proteja seus limites corporais recusando-se a permitir que façam comentários sobre seu peso e seu corpo.
5. Se você notar que está agindo de modo rebelde ou começando a comer de forma desatenta, pare e reflita se são regras da mentalidade de dieta que você ainda mantém ou se está sendo bombardeado por algum invasor de limites externo.

### Passo 2 – Princípio 2
Respeitar a sua fome

*Mantenha seu corpo fisiologicamente alimentado com a energia e os nutrientes necessários, senão você pode desencadear um estímulo primal para o excesso. Quando se atinge o ápice da fome, todas as intenções de uma alimentação moderada e consciente se tornam efêmeras e irrelevantes. Aprender a respeitar esse primeiro sinal fisiológico prepara o terreno para a reconstrução da confiança em si mesmo e na comida.*

1. Comece a prestar atenção em todo som, sensação corporal e humor

que indique que você está com fome, tais como ruídos no estômago, leve dor de cabeça, falta de concentração, mau humor, falta de energia, etc.
2. Assim que reconhecer sua fome biológica, arranje tempo para comer.
3. Se você negligenciar esse sinal mais básico e ficar com muita fome, será bem difícil identificar o que realmente quer comer e perceber se atingiu o ponto de saciedade. Experimente utilizar o "Diário da Fome" (Tabela 4, na pág. 137).
4. Se você não percebe os sinais de fome por longos períodos, vale a pena tentar comer a cada três ou quatro horas. Com o tempo, seu corpo se acostumará a ser alimentado regularmente e começará a enviar sinais confiáveis.
5. Se você estiver com algum mal-estar físico ou doença, ou sob estresse, os sinais de fome podem ficar imprecisos. É importante alimentar seu corpo nesses dias também, mesmo que não sinta fome.
6. Organize-se: não deixe de arranjar tempo para fazer compras, cozinhar ou encomendar comida pronta, além de preparar lanches ou mesmo refeições para levar na bolsa. Assim você demonstra respeito pelos sinais do seu corpo e pode atender suas necessidades.

### Passo 3 – Princípio 3
Fazer as pazes com a comida

*Peça uma trégua e pare de brigar com a comida! Dê a si mesmo permissão incondicional para comer. Dizer a si mesmo que não pode ou não deve comer determinado alimento pode provocar fortes sentimentos de privação, que, por sua vez, despertam desejos incontroláveis e eventuais episódios de compulsão. Quando você enfim "se rende" a seus alimentos proibidos, o ato de comer se dá com tamanha intensidade que em geral leva a excessos como a Última Ceia e a uma culpa avassaladora.*

1. Dê a si mesmo permissão incondicional para comer tudo que realmente for do seu agrado. Torne o bolo de cenoura equivalente à cenoura e a banana equivalente à alface.

2. Cuidado com a "pseudopermissão", que é o que acontece quando você diz a si mesmo que pode comer o que quiser mas continua tendo um sentimento de culpa por suas escolhas. Não vai funcionar!
3. Não elimine nenhum alimento que lhe pareça apetitoso, a menos que você tenha algum problema de saúde, como a doença celíaca.
4. Observe como seu corpo reage ao comer os alimentos e se a sensação é agradável na língua. Anote mentalmente essas experiências para seu banco de dados da memória.
5. Mantenha um suprimento variado de alimentos que você acha que pode ter vontade de comer (reabasteça periodicamente o estoque).

### Passo 4 – Princípio 4
Desafiar o policial alimentar

*Grite um sonoro NÃO para os pensamentos que teimam em dizer que você "fez bem" em ingerir poucas calorias ou que "fez mal" em comer bolo de chocolate. O policial alimentar monitora o cumprimento das regras irracionais criadas pela cultura da dieta. A delegacia fica localizada no fundo da sua mente e seu alto-falante dispara sarcasmos e negatividades, frases de desesperança e acusações com o objetivo de provocar culpa. Expulsar o policial interior é um passo fundamental para a retomada do Comer Intuitivo.*

1. Identifique os pensamentos e ideias distorcidos sobre alimentação, dietas e alimentos. Expulse-os de sua cabeça e os substitua pela verdade.
2. Fique alerta às vozes destrutivas que podem falar coisas nocivas:

- A voz do policial alimentar é agressiva, crítica e criada pela cultura da dieta. Pode ser estimulada pela mídia, por pais e colegas. Ela mantém você em clima de guerra com a comida e com seu corpo.
- A voz do informante nutricional é crítica e conspira junto com o policial alimentar. Ela fica fornecendo fatos nutricionais que ajudam a justificar sua dieta.
- A voz do rebelde da dieta é zangada e aparece como reação àqueles que invadem os limites do seu espaço privado, em que se encontram

os seus sinais e sentimentos do Comer Intuitivo sobre seu corpo. Ela protege sua autonomia ao mesmo tempo que provoca um comportamento alimentar destrutivo.

3. Desenvolva as vozes aliadas, que podem ajudá-lo a atravessar tempos difíceis e tornar mais confortável sua relação com a comida:

- A voz da antropóloga alimentar faz comentários neutros. Ela observa seus pensamentos e ações com relação ao mundo alimentar para ajudá-lo a escolher o que deseja comer, quando e em que quantidade precisa comer. Ela também registra esses pensamentos em seu banco de memória, para que possam ser acessados com facilidade nas próximas decisões alimentares.
- A voz da acolhedora é compreensiva e suave, proporcionando tranquilidade e declarações reconfortantes para ajudar você ao longo desse processo.
- A voz do aliado rebelde é uma evolução da voz do rebelde da dieta e o ajuda a proteger seus limites contra qualquer pessoa que invada seu espaço alimentar.
- A voz do aliado nutricional substitui a voz do informante nutricional quando o policial alimentar é expulso. Ela é interessada em nutrição, sem objetivos ocultos de fazer dieta.
- A voz do Comedor Intuitivo fala sobre suas reações instintivas. Nascemos com essa voz, que nos envia mensagens e respostas sobre alimentação que só nós conhecemos. Ela também ajuda a tomar decisões que só você tem o direito de fazer.

4. Cuidado com o diálogo interno negativo baseado nos pensamentos irracionais e nas crenças distorcidas a seguir:

- Pensamento dicotômico: do tipo tudo ou nada, preto ou branco, sem nuances.
- Pensamento absolutista: espécie de pensamento mágico que acredita que um comportamento vai afetar e controlar completamente um segundo comportamento.
- Pensamento catastrófico: exagerado.

- Pensamento pessimista, ou "o copo está meio vazio": quando a situação é vista da pior forma possível.
- Pensamento linear: pensamento inflexível, que não permite nenhuma variante.

5. Substitua o diálogo interno negativo pela autocrítica positiva baseada no racional. Veja alguns exemplos de pensamento racional:

- Pensamentos moderados, que incluem os tons de cinza, não apenas o preto e branco.
- Pensamentos e declarações permissivos.
- Pensamentos rigorosos, sem exageros.
- Pensar que "o copo está meio cheio" cria uma perspectiva positiva.
- Pensamento de processo, com foco no aprendizado e na mudança contínua, priorizando o meio, e não o fim.

### Passo 5 – Princípio 5
Descobrir o fator satisfação

*Os japoneses têm a sabedoria de incluir o prazer como um dos objetivos de uma vida saudável. Na ânsia por atender à cultura da dieta, muitas vezes ignoramos uma das dádivas fundamentais da existência: o prazer e a satisfação que se pode ter em comer. Quando comemos o que realmente desejamos, e num ambiente convidativo, o prazer desfrutado atua como uma força poderosa no sentido de promover satisfação física e mental.*

1. Permita-se buscar prazer em comer. Quanto mais agradável é sua comida, mais satisfação você terá na experiência alimentar. (Quanto mais satisfeito você se sente, maiores as chances de comer apenas aquilo de que precisa, especialmente se tem certeza de que aquele alimento nunca será proibido.)
2. Preste atenção nas sensações associadas à alimentação listadas a seguir e descubra o que você *realmente* quer comer:

- Sabor – doce, temperado, salgado, azedo ou amargo
- Textura – dura, crocante, suave ou cremosa
- Aroma – doce, ácido ou suave
- Aparência – cor, formato e apelo visual
- Temperatura – quente, fria, gelada ou amena
- Volume ou capacidade de preenchimento – aerado, leve, pesado

3. Pense em como será a sensação em seu corpo ao terminar a refeição:

- Será que você ficará satisfeito fisicamente com sua escolha?
- Será que uma comida pesada o fará sentir-se desconfortavelmente cheio e uma comida aerada provocará uma sensação de vazio?
- Será que uma refeição muito calórica provocará incômodo no estômago?
- Será que alimentos muito doces farão sua taxa de açúcar subir logo a seguir?

4. Torne o ambiente alimentar mais agradável:

- Alimente-se quando estiver com fome, não quando estiver esfomeado.
- Arranje tempo para apreciar a comida.
- Crie um ambiente bonito, com toalhas e talheres bacanas, velas, louça colorida e música agradável.
- Sente-se para comer.
- Faça respirações profundas antes de comer.
- Saboreie.
- Preste atenção e se alimente o mais devagar possível.
- Saboreie cada pedaço de comida que põe na boca.
- Prepare refeições variadas.
- Evite tensões enquanto se alimenta.

5. Não se conforme. Elimine o que não consegue comer – *se não gosta, não coma, e se gosta, saboreie!*
6. Verifique seu paladar durante a refeição para ver se a comida ainda está tão gostosa quanto no início.

7. Lembre-se: as refeições não precisam ser sempre perfeitas. Às vezes elas estão fora de seu controle. São muitas as oportunidades de refeições satisfatórias no futuro.

## Passo 6 – Princípio 6
### Sentir a sua saciedade

*Para respeitar sua saciedade, você precisa confiar que se permitirá acesso a todos os alimentos que desejar. Preste atenção nos sinais do corpo que indicam que você já não está com fome e observe os sinais do corpo que mostram que você está satisfeito. Faça uma pausa no meio da refeição, para perceber o sabor da comida e o nível da sua fome naquele momento.*

1. Preste atenção nos seus sinais de saciedade. Mas não se esqueça que a única maneira de fazer isso é dar a si mesmo uma permissão incondicional para comer, se você tiver segurança alimentar, é claro. Você precisa acreditar que conseguirá comer quando sentir fome novamente e assim ser capaz de parar quando se sentir saciado.
2. Não se esqueça de respeitar sua fome. Quando você está muito faminto, sua urgência para comer vai criar uma grande dificuldade para reconhecer os sinais de saciedade. Da mesma forma, quando começa a comer antes de a fome aparecer, seus sinais de saciedade ficarão silenciados. É provável que você seja guiado pela língua em vez de pelo estômago.
3. Descarte a ideia de que deve comer tudo no seu prato porque é errado desperdiçar comida.
4. Aumente sua conscientização, pois isso ajuda a identificar a saciedade:

- Tente comer sem distrações, para estar totalmente presente durante a refeição.
- Faça uma pausa no meio da refeição ou do lanche para verificar seu nível de saciedade. O objetivo não é simplesmente parar de comer, mas sentir os sinais de seu corpo e suas papilas gustativas.
  - Faça uma verificação no sabor. Pergunte-se: qual é o sabor desse ali-

mento? Será que ele atende minhas expectativas? Satisfaz meu paladar? Ou só estou continuando a comer porque está no prato?
- Faça uma verificação na saciedade. Preste atenção nos sinais que seu estômago dá para indicar que você está ficando confortavelmente saciado. Pergunte-se: qual é o meu nível de fome ou saciedade? Será que ainda estou com fome? Será que a fome está passando? Será que meu apetite é insaciável? Será que estou começando a me sentir saciado?
- Conecte-se consigo mesmo usando o "Diário da saciedade" (Tabela 5, na pág. 226).

- Identifique o limite final. Esse é o fim. Você sabe que essas garfadas serão as últimas. Não se chateie se demorar um pouco para conseguir perceber isso. Com o tempo, torna-se intuitivo. Se você ficar desapontado por ter que parar nesse ponto, lembre-se que pode comer essa comida ou qualquer outra novamente quando a fome voltar. Comer é mais satisfatório quando se está com uma fome confortável em vez de já cheio. Você está dando um presente a si mesmo ao parar nesse momento.
- Faça um gesto concreto de que atingiu o limite cruzando os talheres sobre o prato ou empurrando o prato para a frente.
- Peça ao garçom que coloque as sobras numa embalagem para levar, se estiver num restaurante, ou guarde na geladeira, se estiver em casa.
- Diga "Não, obrigado/obrigada" com determinação ao seu anfitrião se ele estiver tentando reabastecer o seu prato. Você tem o direito de dizer não.

5. Certifique-se de ter alimentos em abundância para suas refeições. Se fizer um prato muito pequeno, nunca se sentirá satisfeito ou cheio. Você não precisa de "muita" comida, mas comida "de menos" vai sabotar o processo.
6. Selecione alimentos substanciosos. Se escolher apenas "alimentos leves", como legumes crus, ficará com uma falsa sensação de saciedade e voltará a sentir fome muito rápido.

## Passo 7 – Princípio 7
Lidar com as suas emoções com gentileza

*Primeiro reconheça que a restrição alimentar, tanto física como mental, pode por si só provocar a perda de controle, e isso pode dar a impressão de que você está se deixando levar pela fome emocional. Descubra formas gentis de se consolar, se cuidar, se distrair, bem como de resolver seus problemas. A ansiedade, a solidão, o tédio e a raiva são emoções que todo mundo experimenta ao longo da vida. Cada uma delas tem seu gatilho e seu alívio. A comida não resolve nenhum desses sentimentos. Ela pode trazer conforto a curto prazo, distrair da dor ou até anestesiá-lo, mas não resolve nada. Um dia você terá que lidar com a origem do problema.*

1. Pergunte-se: minha fome é biológica? Se a sua resposta for sim, respeite sua fome e coma.

2. Quando estiver pensando no que comer mas souber que sua fome não é fisiológica, faça uma pausa e pergunte a si mesmo: O que estou sentindo?

- Você está com medo, ansioso, irritado, entediado, magoado, solitário ou deprimido? Ou está feliz, animado, necessitando de uma recompensa ou querendo comemorar?
- Para ajudar a identificar seus sentimentos, reserve um tempo para relaxar ou escrever em seu diário. Ou, se for mais fácil entender os seus sentimentos com a ajuda de outra pessoa, ligue para um amigo querido ou um parente atencioso. Outra opção é ligar para um psicoterapeuta ou nutricionista. Mande um e-mail ou uma mensagem de texto, se essa for uma maneira mais fácil de se comunicar.

3. Depois pergunte a si mesmo: De que eu preciso? Será que preciso realmente dormir, de um abraço, de algum estímulo intelectual ou de alguma outra coisa? A comida não satisfaz nenhuma dessas necessidades.

4. Para ter suas necessidades atendidas, pergunte: Será que você poderia…? Às vezes pode ser preciso falar francamente e pedir ajuda para que suas necessidades sejam atendidas.

5. Satisfaça suas necessidades sem usar os alimentos. Veja como:

- Mime a si mesmo com um banho de espuma, escutando música suave, recebendo uma massagem, fazendo uma aula de ioga, presenteando-se com flores, etc.
- Lide com seus sentimentos. Reconheça o que está incomodando você e permita que esses sentimentos se revelem. Isso diminuirá sua necessidade de escondê-los com a ajuda da comida.
- Se for preciso, arranje uma distração temporária. É normal de vez em quando se afastar de seus sentimentos, mas você não deve usar a alimentação para essa finalidade. Tente assistir a um filme, ler um livro interessante, escutar música ou um audiolivro, cuidar do jardim, etc.

6. Se você já usou a comida como forma de compensação, veja isso como um sinal de que algo que está acontecendo em sua vida precisa ser resolvido. Seja lá o que você fizer, não se culpe por se comportar assim. A maioria das pessoas faz isso de vez em quando, então considere o ocorrido como um aprendizado e siga em frente.

### Passo 8 – Princípio 8
Respeitar o seu corpo

*Aceite o seu modelo genético. Assim como a pessoa que calça 38 não considera usar um sapato 36, é igualmente inútil (e desconfortável) ter uma expectativa semelhante em relação ao tamanho do seu corpo. Acima de tudo, respeite seu corpo para se sentir melhor sobre quem você é. É difícil rejeitar a mentalidade de dieta se você tem uma visão irreal e crítica do formato e do tamanho de seu corpo. Todo corpo merece respeito.*

1. Valorize as funções corporais e admire seu corpo.
2. Tome banhos de espuma e use hidratantes e cremes que proporcionem uma sensação agradável ao passá-los no corpo.
3. Ganhe massagens, abraços e carinhos que façam seu corpo ser tocado.
4. Aposte no conforto. Compre roupas íntimas confortáveis. Compre roupas que o favoreçam e caiam bem mas não sejam apertadas.
5. Não esconda o seu corpo em roupas largas demais.
6. Abandone o jogo da comparação corporal. Isso o impede de se valorizar e é uma cilada para mais insatisfações com o corpo. Pode até despertar a vontade de voltar a fazer dieta.
7. Não faça concessões a um "evento importante". Não ceda à pressão de "perder peso fazendo dieta" para entrar naquela roupa especial, pois o tiro vai sair pela culatra.
8. Pare de reclamar de seu corpo. Sempre que você foca nas partes que considera "imperfeitas", cria mais insegurança e preocupação. Sem contar que é uma forma de objetificação. Em vez de fazer comentários autodepreciativos, seja gentil com seu corpo.
9. Para de se pesar. Isso só serve para deixá-lo descontente com seu corpo.
10. Respeite a diversidade corporal, especialmente a sua.
11. Seja realista sobre sua genética. Aceite seu peso e seu tamanho corporal. Não é possível enganar a natureza.
12. Seja compassivo consigo mesmo. Respeite o fato de você ter usado a comida como forma de compensação por não conhecer outra maneira de lidar com seus sentimentos ou porque foi vítima da cultura da dieta. Seja gentil consigo mesmo e aceite o corpo que tem agora.

### Passo 9 – Princípio 9
Movimentar-se – sentindo a diferença

*Esqueça o exercício raivoso – aquele que só quer expurgar o corpo da gordura. Simplesmente se mexa e sinta a diferença. Mude o foco para a sensação de movimentar o corpo em vez de ver o exercício físico apenas como uma forma de queimar calorias. Focar em como se sente ao se exercitar (se tem mais energia, por exemplo) pode ser a diferença entre sair da cama para uma caminhada vigorosa pela manhã ou apertar o botão soneca do despertador.*

1. Derrube as barreiras ao exercício físico:

- Descubra as razões por trás de sua resistência ao exercício físico. Pode ter a ver com ter sido alvo de zombarias quando era criança, ou ser rebeldia contra a autoridade, ou por se sentir intimidado pelo estigma do peso, etc.
- Concentre-se na sensação que isso lhe causa. Movimentar-se é basicamente se sentir bem. Acontece que quanto melhor você se sentir, menos vai precisar usar a comida para lidar com seus sentimentos. Isso também pode aumentar sua energia, promover uma sensação de bem-estar, de fortalecimento e um sono mais reparador.
- Dissocie o exercício da perda de peso. Apague o vídeo da sensação de se exercitar quando você estava de dieta. Você provavelmente não estava recebendo calorias ou carboidratos para ter energia suficiente para se exercitar e se sentir bem ao mesmo tempo.
- Foque no movimento como forma de cuidar de si mesmo, de sentir-se bem agora e prevenir problemas de saúde.
- Não caia na cilada de jogos psicológicos como:
  - *A armadilha do "Não vale a pena"*: a sensação não vale se não durar um tempo específico.
  - *Manter-se ocupado*: ter mil atividades ao mesmo tempo não é a mesma coisa que praticar uma atividade física.
  - *A armadilha do "sem tempo para perder"*: aprenda a priorizar.
  - *A armadilha do "Se eu não suar, não funciona"*: condicionamento físico não é sinônimo de treinos exigentes.

2. Seja ativo na vida cotidiana. Movimente-se de forma eficiente e divertida:

- Estacione o carro a alguns quarteirões de distância de seu destino de modo a acrescentar uma caminhada no seu dia.
- Suba e desça pelas escadas em vez de usar o elevador.
- Vá de bicicleta ou a pé para o trabalho, se a distância permitir.

- Quando for viajar, leve seus tênis ou uma corda de pular. Prefira hotéis com academia ou outras instalações que possam ser aproveitadas para se movimentar.

3. Faça com que o movimento seja divertido.

- Considere praticar um esporte como vôlei de quadra ou de praia, frescobol, basquete, futebol ou tênis.
- Inscreva-se numa academia, se pessoas ao seu redor o motivarem e se isso não fizer você se comparar com os outros.
- Compre uma esteira ou outro equipamento esportivo e coloque uma TV na frente para que você possa assistir a filmes e programas. Escutar música ou um audiolivro pode tornar a atividade mais divertida.
- Encontre um parceiro para fazer caminhadas. Conversar torna a atividade mais agradável.

4. Torne o movimento uma prioridade não negociável.
5. Sinta-se confortável durante o movimento.
6. Inclua um treino de força, de modo a recuperar a musculatura perdida na dieta.
7. Inclua o alongamento como parte de sua rotina.
8. Não se esqueça de descansar. Reserve alguns dias de folga na semana de exercícios para evitar desgaste e dar a seus músculos o tempo de recuperação necessário.

### Passo 10 – Princípio 10
Honrar a sua saúde com uma nutrição gentil

*Faça escolhas alimentares que respeitem sua saúde e seu paladar e ainda proporcionem bem-estar. Lembre-se que você não precisa ter uma alimentação perfeita para ser saudável. Ninguém desenvolve uma deficiência de nutrientes ou uma doença por causa de um único lanche, uma refeição ou pelo que comeu em um único dia. É o que você come com regularidade que conta. O importante é o progresso, não a perfeição.*

1. Reflita sobre os princípios da sabedoria alimentar: variedade, moderação e equilíbrio. Como no movimento, pense nos nutrientes como um passaporte para o bem-estar.
2. Lembre-se de comer o suficiente para estimular o seu metabolismo. Mantenha sua energia metabólica ativa alimentando-se sempre que sentir fome ao longo do dia.
3. Alimente-se com grãos integrais, frutas, legumes, verduras e feijões, que contêm muitas fibras e, com isso, ajudam o trato digestivo a funcionar bem. Eles também são ricos em vitaminas, minerais e fitoquímicos.
4. Inclua proteína em quantidade suficiente para a reconstrução celular e a produção de hormônios e enzimas, entre outras coisas.
5. Sua alimentação deve conter carboidratos e calorias, de modo que a proteína possa ser usada como fonte de proteína e não como fonte de energia.
6. Beber bastante água ajuda a digestão, previne a constipação, contribui para o volume de sangue apropriado e limpa os rins.
7. Inclua uma quantidade suficiente de gordura, como abacate, azeite e nozes. A gordura é necessária na alimentação pelas seguintes razões:

- Promove a saciedade.
- Ajuda a construir as paredes celulares, inclusive as células do cérebro e os receptores de neurotransmissores.
- Facilita a absorção de vitaminas lipossolúveis.
- Colabora na produção de hormônios.

8. Permita alguns *alimentos de indulgência* para equilibrar a sua boa saúde com prazer e satisfação. Faça escolhas alimentares nutritivas para seu corpo, mas permita que algumas sejam apenas por prazer (diversão).
9. Desça do pedestal alimentar. Você não tem que ser perfeito. Respeite sua saúde, seu paladar e sua humanidade.

Essas orientações resumem os capítulos deste livro. A ordem na qual foram apresentadas não é absoluta, bem como o restante deste livro, exceto a desistência de fazer dieta – essa é fundamental. Use-as como um livro de receitas, como sugerimos no início deste apêndice. Mas, da mesma forma que você pode improvisar ao preparar comida tendo como base uma receita, seja criativo com essas orientações. Incorpore o que lhe agrada, use o que quiser e desconsidere o que não se adaptar. Conclusão: confie em seus instintos, use seus talentos intuitivos para se sentir confortável com os alimentos e para se libertar da prisão da dieta.

Se você quiser investir no processo do Comer Intuitivo, o livro *Intuitive Eating Workbook* pode ser uma ferramenta valiosa.

# REFERÊNCIAS BIBLIOGRÁFICAS

### Prefácio e Introdução

Bacon, L. e Aphramor, L. "Weight Science: Evaluating the evidence for a paradigm shift" (A ciência do peso: Avaliando evidências para uma mudança de paradigma). *Nutrition Journal* 10:9, janeiro de 2011. Disponível em: <bit.ly/f4CKOK>, acesso em agosto de 2021.

The Center for Mindful Eating, agosto de 2013. Disponível em: <www.thecenterformindfuleating.org/Principles-Mindful-Eating>, acesso em agosto de 2021.

HeraldKeeper. " Weight Loss and Weight Management Diet Market" (Análise global dos mercados de perda e gestão de peso, oportunidades e previsões para 2018-2023). Disponível em: <https://bit.ly/2Wwtw7D>, acesso em agosto de 2021.

Kristeller, J. L. e Hallett, B. "Effects of a meditation-based intervention in the treatment of binge eating" (Efeitos de uma intervenção por meditação no tratamento de compulsão alimentar). *Journal of Health Psychology* 4 (3), 1999, 357-63.

Levine, P. A. *O despertar do tigre: Curando o trauma*. São Paulo: Summus Editorial, 1999.

Siegel, D. *Mindsight: The New Science of Personal Transformation* (Visão mental: A nova ciência da transformação pessoal). Nova York: Bantam, 2010.

## Capítulo 1. A ciência por trás do Comer Intuitivo

Craig, A. D. *How Do You Feel: An Interoceptive Moment with Your Neurobiological Self* (Como você se sente: Um momento interoceptivo com seu eu neurobiológico). Princeton: Princeton University Press, 2014.

Mehling, W. et al. "The multidimensional assessment of interoceptive awareness, version 2 (MAIA-2)" (A avaliação multidimensional da consciência interoceptiva, versão 2). *PLOS One*, 2018. Disponível em: <doi.org/10.1371/journal.pone.0208034>, acesso em agosto de 2021.

Quadt, L. et al. "The neurobiology of interoception in health and disease" (A neurobiologia da interocepção na saúde e na doença). *Anais da Academia de Ciências de Nova York*, 2018, 112-28.

Ver também os estudos sobre o Comer Intuitivo mencionados a partir da pág. 427 (Outras referências).

## Capítulo 2. Cansados de dietas

Bellini, et al. "A journey through liposuction and lipoculture: Review" (Uma jornada pela lipossucção e lipoescultura: Revisão). *Annals of Medicine and Surgery* 24, 2017, 53-60.

Departamento de Saúde e Envelhecimento da Austrália, Conselho Nacional de Pesquisa Médica. "Clinical practice guidelines for the management of overweight and obesity in adults, adolescents and children in Australia, Melbourne" (Orientações sobre o atendimento clínico para gestão de sobrepeso e obesidade em adultos, adolescentes e crianças em Melbourne, Austrália), 2013, p. 161.

Field, A. E. et al. "Relation between dieting and weight change among preadolescents and adolescentes" (Relação entre dieta e mudança de peso entre pré-adolescentes e adolescentes). *Pediatrics* 112, 2013, 900-06.

Fothergill, E. et al. "Persistent metabolic adaptation 6 years after 'The Biggest Loser' competition" (Adaptação metabólica persistente seis anos depois do concurso "O grande perdedor"). *Obesity*, 2016. DOI: 10.1002/oby.21538.

Harrison, C. "What is diet culture?" (O que é a cultura da dieta?), agosto de 2018. Disponível em: <christyharrison.com/blog/what-is-diet-culture>, acesso em agosto de 2021.

Keys, A. et al. *The Biology of Human Starvation* (A biologia da fome humana), vol. II, p. 834. Universidade de Minnesota: St. Paul, 1950.

Lissner, L. et al. "Variability of body weight and health outcomes in the Framingham population" (Variabilidade do peso corporal e de indicadores de saúde na população de Framingham), 1991. DOI: 10.1056/NEJM199106273242602.

Mann, T. "Medicare's search for effective obesity treatments: Diets are not the answer" (A busca do Medicare por tratamentos eficientes para a obesidade: Dietas não são a solução). *American Psychologist* 62(3), 2007, 220-33.

Mundel, E. J. "Almost half of Americans are trying to lose weight: CDC" (Quase metade dos americanos está tentando perder peso: CDC). *Health Day*, 19 de agosto de 2018. Disponível em: <consumer.healthday.com/vitamins-and-nutritioninformation-27 /dieting-to-lose-weight-health-news-195/almost-half-of-americans-are-trying-to-lose-weight-cdc-738808.html>, acesso em agosto de 2021.

Neumark-Sztainer, D. et al. "Obesity, disordered eating, and eating disorders in a longitudinal study of adolescents: How do dieters fare five years later?" (Obesidade, comer transtornado e transtornos alimentares em um estudo longitudinal com adolescentes: Como estão os adeptos de dietas cinco anos depois?). *Journal of the Academy of Nutrition and Dietetics* 106(4), 2006, 559-68.

O'Hara, L. e Taylor, J. "What's wrong with the 'War on Obesity?' A narrative review of the weight-centered health paradigm and development of the 3C framework to build critical competency for a paradigm shift (Qual é o problema com a "Guerra contra a obesidade?"). *Sage OPEN*, 2018, p. 8. DOI: 10.1177/2158244018772888.

Pietiläinen, K. et al. "Does dieting make you fat? A twin study" (Fazer dieta engorda? Um estudo com gêmeos). *International Journal of Obesity*, 2011, 1-9.

Pittman, D. "Obesity not a disease, AMA Council says" (Obesidade não é doença, diz Conselho da Associação Médica Americana). *Medpage Today*, 17 de junho de 2013. Disponível em: <medpagetoday.com/MeetingCoverage/AMA/39918>, acesso em agosto de 2021.

Shisslak, C. M.; Crago, M.; e Estes, L.S. "The spectrum of eating disturbances" (O espectro dos transtornos alimentares). *International Journal of Eating Disorders* 19(3), 1995, 214.

Taylor, S.R. *The Body Is Not an Apology: The Power of Radical Self-Love* (O corpo não é um pedido de desculpa: O poder da autoestima radical). Berrett-Koehler Publishers: Oakland, 2018.

Vulliamy, E. "Bush declares war on fat America" (Bush declara guerra à América obesa). *The Guardian*, 23 de junho de 2002. Disponível em: <www.theguardian.com/world/2002/jun/23/usa.georgebush1>, acesso em agosto de 2021.

More Than a Body, FAQ. "Why have eating disorders skyrocketed lately?". Disponível em: <beautyredefined.org/newsroom/faqs/>, acesso em agosto de 2021.

## Capítulo 3. Qual o seu estilo de comer?

Berg, F. *The Health Risks of Weight Loss* (Os riscos à saúde da perda de peso). Hettinger: Healthy Living Institute, 1993.

Bever. L. "Bad diets kill more people around the world than smoking, study says" (Dietas ruins matam mais no mundo que o cigarro, afirma estudo). *Washington Post*, 5 de abril de 2019. Disponível em: < https://wapo.st/3koFesY>, acesso em agosto de 2021.

Birch, L. L. "The role of experience in children's food acceptance patterns" (O papel da experiência em padrões infantis de aceitação de alimentos). *Journal of the American Dietetic Association* 87 (suplemento 9), 1987, S-36.

Birch, L. L. "Children's eating: Are manners enough?" (Alimentação infantil: Basta ter modos?). *Journal of Gastronomy* 7 (1), 1993, 19-25.

Birch, L. L. et al. "The variability of young children's energy intake" (A variabilidade da ingestão de energia das crianças pequenas). *New England Journal of Medicine* 324, 1991, 232.

Culpa ao comer. *Obesity and Health* 6(2), 1992, 43.

Eneli, I. U.; Crum, L. P. A.; e Tylka, T. R. "The trust model: A diferente feeding paradigm for the management of childhood obesity" (O modelo confiável: Um paradigma alimentar diferente para o manejo da obesidade infantil). *Obesity* 16(10), 2008, 197-204.

Forbes, G. B. "Children and food—order amid chaos" (Crianças e alimentos: Ordem em meio ao caos). *New England Journal of Medicine* 324, 1991, 262.

Gallup. Pesquisa Gallup de opinião pública sobre dieta e saúde. Preparada pela Associação Dietética Americana e pelo Conselho Internacional de Informação Alimentar. Princeton: Gallup Organization, Inc., 1990.

Livermore, S. "16 foods you didn't know could kill you" (16 alimentos que você não sabia mas podem matar você). *Cosmopolitan*, 5 de junho de 2015. Disponível em: <www.cosmopolitan.com/food-cocktails/news/a41525/foods-you-didnt-know-could-kill-you/>, acesso em agosto de 2021.

Press Association. "Women own up to guilt over eating habits" (As mulheres se rendem à culpa em seus hábitos alimentares). *The Guardian*, 20 de janeiro de 2013. Disponível em: <www.theguardian.com/lifeandstyle/2013/jan/20/binge-eating-food-women>, acesso em agosto de 2021.

Satter, E. "Comments from a practioner on Leann Birch's research" (Comentários de um profissional sobre a pesquisa de Leann Birch). *Journal of the American Dietetic Association* 87 (suplemento 9), 1987, S-41.

Satter, E. *How to Get Your Kid to Eat… but Not Too Much* (Como fazer seu filho comer… mas sem exagero). Palo Alto: Bull Pub., 1987.

Smit, H. L. "New poll reveals that 80 percent of women suffer from food guilt" (Nova enquete revela que 80% das mulheres sofrem de culpa por comer), 21 de maio de 2015. Disponível em: <www.huffpost.com/entry/new-poll-reveals-that--80_n_7348024>, acesso em agosto de 2021.

Smith, B. "12 foods that can kill you" (12 alimentos que podem matar você). *Men's Journal*. Disponível em: <www.mensjournal.com/food-drink/12-foods-can-kill-you/>, acesso em agosto de 2021.

"Warning: Keep dieting out of reach of children" (Aviso: Mantenha as crianças longe das dietas). *Tufts University Diet & Nutrition Letter* 11(10), 1993, 3.

Tylka, T. L. "Development and psychometric evaluation of a measure of intuitive eating" (Desenvolvimento e avaliação psicométrica de uma intervenção de alimentação intuitiva). *Journal of Counseling Psychology* 53 (2), 2006, 226-40.

## Capítulo 6. Princípio 1: Rejeitar a mentalidade de dieta

Associated Press (Washington). "Vitamin retailer to pay fine" (Revendedor de vitaminas pagará multa). *AP Online,* 29 de abril de 1994.

Berdanier, C. D. e McIntosh, M. K. "Weight loss–weight regain: A vicious cycle" (Perde peso, recupera o peso: Um ciclo vicioso), *Nutrition Today* 26 (5), 1991, 6.

Berg, F. *The Health Risks of Weight Loss*.

Blackburn, G. L. et al. "Why and how to stop weight cycling in overweight adults" (Por que e como parar as oscilações de peso em adultos com sobrepeso). *Eating Disorders Review* 4(1), 1993, 1.

Blackburn, G. L. et al. "Weight cycling: The experience of human dieters" (Efeito sanfona: A experiência de quem faz dieta). *American Journal of Clinical Nutrition* 49, 1989, 1105.

Ciliska, D. *Beyond Dieting* (Depois da dieta). Nova York: Brunner/Mazel, 1990.

Dehnart, A. "The Biggest Loser is coming back—but should it?" (O grande perdedor está de volta – Será que deveria?), 13 de maio de 2019. Disponível em: <www.realityblurred.com/realitytv/2019/05/biggest-loser-returning/>, acesso em agosto de 2021.

Foreyt, J. P. e Goodrick, G. K. "Weight management without dieting" (Gestão de peso sem dieta). *Nutrition Today*, março/abril de 1993.

Foreyt, J. P. e Goodrick, G. K. *Living Without Dieting* (Vivendo sem dieta). Houston: Harrison Publishing, 1992.

Foreyt, J. P. e Goodrick, G. K. "Why treatments for obesity don't last" (Por que os tratamentos para a obesidade não duram?). *Journal of the American Dietetic Association* 91(10), 1991, 1243.

Gallup. Women's knowledge and behavior regarding health and fitness (O comportamento e conhecimento das mulheres sobre saúde e condicionamento físico). Conduzido pela Associação Dietética Americana e pela Weight Watchers, junho de 1993.

Garrow, J. S. "Treatment of obesity" (Tratamento de obesidade). *The Lancet* 340, 1992, 409-13.

Grodner, M. "Forever dieting: Chronic dieting syndrome" (Eternamente de dieta: A síndrome da dieta crônica). *Journal of Nutrition Education* 24 (4), 1992, 207-10.

Hartmann, E. *Boundaries in the Mind. A New Psychology of Personality* (Os limites mentais. Uma nova psicologia da personalidade). Nova York: Basic Books, 1991.

Hill, A. J. e Robinson, A. "Dieting concerns have a functional effect on the behaviour of nine-year-old girl" (As preocupações com a dieta têm um efeito funcional sobre o comportamento de uma menina de 9 anos). *British Journal of Clinical Psychology* 30, 1991, 265-67.

Katherine, A. *Boundaries: Where You End and I Begin* (Limites: Onde você termina e eu começo). Park Ridge: Parkside Publishing Company, 1991.

Kern, P. A. et al. "The effects of weight loss on the activity and expression of adipose-tissue lipoprotein lipase in very obese human" (Os efeitos da perda de peso sobre a atividade e a expressão da lipoproteína lipase no tecido adiposo em pessoas muito obesas). *New England Journal of Medicine* 322(15), 1990, 1053-59.

Lee, I. e Paffenbarger, J. "Change in Body Weight and Longevity" (Mudança no peso corporal e longevidade). *Journal of the American Medical Association* 268, 1992, 2045-49.

Lelwica, M. *The Religion of Thinness: Satisfying the Spiritual Hungers Behind Women's Obsession with Food and Weight* (A religião da magreza: Satisfazendo a fome espiritual por trás da obsessão feminina com comida e peso). Carlsbad: Gurze Books, 2009.

Polivy, J. e Herman, C. P. "Undieting: A program to help people stop dieting" (Saindo da dieta: Um programa para ajudar as pessoas a parar de fazer dieta). *International Journal of Eating Disorders* 11(3), 1992, 261-68.

Rodin, J. et al. "Weight cycling and fat distribution" (Efeito sanfona e distribuição de gordura). *International Journal of Obesity* 14, 1992, 303-10.

Smith, H. J. e Tomiyama, A. "An Evidence-Based Rationale for Adopting Weight-Inclusive Health Policy" (Uma razão baseada em evidências para a adoção de uma política de saúde de peso inclusiva). *Social Issues and Policy Review* 14(1), 2020, 73-107.

Stice, E. et al. "Caloric deprivation increases responsivity of attention and reward brain regions to intake, anticipated intake, and images of palatable foods" (A privação calórica aumenta a resposta das regiões do cérebro responsáveis por atenção e recompensa para a ingestão, ingestão antecipada e imagens de alimentos saborosos). *NeuroImage* 67, 2013, 322-30.

Wilson, G. T. "Short-term psychological benefits and adverse effects of weight loss"

(Benefícios psicológicos de curto prazo e efeitos adversos da perda de peso). *NIH Conferência de Avaliação Tecnológica: Métodos para a perda e controle voluntário*, março-abril de 1992.

Wooley, S. C. e Garner, D. M. "Obesity treatment: The high cost of false hope" (Tratamento da obesidade: O alto custo de falsa esperança). *Journal of the American Dietetic Association* 91(10), 1991, 1248.

Yanovski, S. Z. "Are anorectic agents the magic bullet for obesity? (Editorial)" (Os agentes anoréxicos são a bala de prata da obesidade?). *Archives of Family Medicine* 2, outubro de 1993, 1025-27.

## Capítulo 7. Princípio 2: Respeitar a sua fome

Becker C. B. et al. "Food insecurity and eating disorder pathology" (Insegurança alimentar e a patologia do transtorno alimentar). *International Journal of Eating Disorders* 50, 2017, 1031-40.

Birch, L. L. et al. "The variability of young children's energy intake".

Boyle, M. A. e Zyla, G. *Personal Nutrition* (Nutrição Pessoal). 2. ed. St. Paul: West Publ.1992, pp. 77, 217.

Cameron, J. et al. "Fasting for 24 hours heightens reward from food and food--related cues" (Jejum de 24 horas aumenta recompensa de alimentos e de sinais relacionados a alimentos). *PLOS One* 9(1), 2014, e85970.

Ciampolini, M. e Bianchi, R. "Training to estimate blood glucose and to form associations with initial hunger" (Treinando para estimar glicose no sangue e formar associações com a fome inicial). *Nutrition and Metabolism*, vol. 3, art. 42, 2006. Disponível em: <bit.ly/bXRdkD>, acesso em agosto de 2021.

Ciampolini, M. et al. "Sustained self-regulation of energy intake: Initial hunger improves insulin sensitivity" (Autorregulação sustentável de ingestão de energia: a fome inicial melhora a sensibilidade à insulina). *Journal of Nutrition and Metabo-*

*lism*, vol. 2010, art. ID 286952, 7 págs. DOI: 10.1155/2010/286952. Disponível em: <bit.ly/9OYSsw>, acesso em agosto de 2021.

Ciampolini, M.; Lovell-Smith, D.; e Sifone, M. "Sustained self-regulation of energy intake: Loss of weight in overweight subjects: Maintenance of weight in normal--weight subjects" (Autorregulação sustentável de ingestão de energia). *Nutrition and Metabolism*, vol. 7, art. 4, 2010.

De Koning, L. et al. "Low-carbohydrate diet scores and risk of type 2 diabetes in men" (Resultados da dieta pobre em carboidratos e risco de diabetes tipo 2 em homens). *American Journal Clinical Nutrition* 93, 2011, 844-50.

Drott, C. e Lundholm, K. "Cardiac effects of caloric restriction-mechanisms and potential hazards" (Efeitos cardíacos dos mecanismos de restrição de calorias e riscos potenciais). *International Journal Obesity* 16, 1992, 481-86.

Favaro, A.; Rodella, F. C.; e Santonastaso, P. "Binge eating and eating attitudes among Nazi concentration camp survivors" (Compulsão e comportamentos alimentares entre os sobreviventes de campos de concentração nazistas). *Psychological Medicine* 30(2), 2000, 463-66.

Franchina, J. J. e Slank, K. L. "Effects of deprivation on salivary flow in the apparent absence of food stimuli" (Efeitos da privação do fluxo salivar na ausência aparente de estímulos alimentares). *Appetite* 10, 1988, 143-47.

Garner, D. M. e Garfinkel, P. E. (orgs.). *Handbook of Psychotherapy for Anorexia and Bulimia* (Manual de psicoterapia para anorexia e bulimia). Nova York: Guilford, 1985, cap. 21.

Judge, B. S. e Eisenga, B. H. "Disorders of Fuel Metabolism: Medical Complications Associated with Starvation, Eating Disorders, Dietary Fads, and Supplements" (Distúrbios da energia do metabolismo: Complicações médicas associadas a fome, transtornos alimentares, modismos dietéticos e suplementos). *Emergency Medicine Clinics of North America* 23(3), 2005, 789-813. DOI: 10.1016/j.emc.2005.03.011.

Kosinski, C. e Jornayvaz, F. "Effects of ketogenic diets on cardiovascular risk factors: Evidence from animal and human studies" (Efeitos da dieta cetogênica sobre os fatores de riscos cardiovasculares: Evidências de estudos em animais e seres humanos). *Nutrients* 9, 2017, 517.

Leibowitz, S. "Brain neuropeptide Y: An integrator of endocrine, metabolic and behavioral processes" (Neuropeptídeo Y do cérebro: Um integrador dos processos endócrinos, metabólicos e comportamentais). *Brain Research Bulletin* 27(3-4), setembro-outubro de 1991, 33-7.

Lydecker, J. A. e Grilo, C. M. "Food insecurity and bulimia nervosa in the United States" (Insegurança alimentar e bulimia nervosa nos Estados Unidos). *International Journal of Eating Disorders* 52(6), 2019, 735-39.

Marano, H. "Chemistry and craving" (Química e desejo). *Psychology Today* 31, janeiro-fevereiro de 1993.

Nicolaidis, S. e Even, P. "The metabolic signal of hunger and satiety, and its pharmacological manipulation" (O sinal metabólico da fome e saciedade e sua manipulação farmacológica). *International Journal of Obesity* 16 (suplemento 3), dezembro de 1992, S31-41.

Polivy, J. e Herman, C. P. "Dieting and binging: A causal analysis" (Dieta e compulsão: Uma análise causal). *American Psychologist*, fevereiro de 1985, 193-201.

Polivy, J. e Herman, C. P. "Diagnosis and treatment of normal eating" (Diagnóstico e tratamento da alimentação normal). *Journal of Consulting and Clinical Psychology* 55(5), 1987, 635-44.

Scrimshaw, N. S. "The phenomenon of famine" (O fenômeno da fome). *Annual Review of Nutrition* 7, 1-21.

Seaton, C. et al. "A case study of breastfeeding ketoacidosis: A rare but important diagnosis for emergency physicians to recognize" (Um estudo de caso de cetoacidose de amamentação: Um diagnóstico raro, mas importante para os médicos de emergência reconhecerem). *American Journal of Emergency Medicine*, 2018. DOI: 10.1016/j.ajem.2018.10.014.

Wolf, N. The Beauty Myth, pp. 179-217. Nova York: Anchor Books, 1991. [Ed. bras.: *O mito da beleza: Como as imagens de beleza são usadas contra as mulheres*. Rio de Janeiro: Rosa dos Tempos, 2018.]

Wroble, K. et al. "Low-carbohydrate, ketogenic diet impairs anaerobic exercise performance in exercise-trained women and men: A randomized crossover trial" (A dieta cetogênica pobre em carboidratos prejudica o desempenho em exercícios anaeróbicos entre homens e mulheres com um bom condicionamento físico: Um estudo cruzado randomizado). *The Journal of Sports Medicine and Physical Fitness* 59(4), 2019, 600-7.

## Capítulo 8. Princípio 3: Fazer as pazes com a comida

Baldwin, A. L. *Theories of Child Development* (Teorias do desenvolvimento infantil). 2. ed. Nova York: John Wiley and Sons, 1980.

Berk, L. E. *Child Development* (Desenvolvimento infantil), 3. ed. Boston: Allyn & Bacon, 1994.

Benton, D. "The plausibility of sugar addiction and its role in obesity and eating Disorders" (A plausibilidade da adição em açúcar e seu papel na obesidade e transtornos alimentares). *Clinical Nutrition* 29, 2010, 288-303.

Berridge, K. C. e Kringelbach, M. L. "Affective neuroscience of pleasure: Reward in humans and animals (A neurociência afetiva do prazer: Recompensa em humanos e animais). *Psychopharmacology* (BERL) 199(3), 2008, 457-80.

Carr, K. "Food scarcity, neuroadaptations, and the pathogenic potential of dieting in an unnatural ecology: Binge eating and drug abuse" (Escassez alimentar, neuroadaptações e o potencial patogênico da dieta numa ecologia não natural: compulsão alimentar e abuso de drogas). *Physiology & Behavior* 104, 2011, 162-67.

Epstein, L. H. "Habituation as a determinant of human food intake" (A habituação como uma determinante na ingestão de alimentos). *Psychological Review* 116(2), 2009, 384-407.

Epstein, L. H. "Long-term habituation to food in obese and nonobese women" (A habituação de longo prazo para alimentos entre mulheres obesas e não obesas). *American Journal of Clinical Nutrition*, 2011. DOI: 10.3945/ajcn.110.009035.

Erikson, E. H. *The Life Cycle Completed. A Review* (Uma análise do ciclo de vida completo). Nova York: W. W. Norton and Company, 1982.

Ernst, M. M. "Habituation of responding for food in humans" (A habituação da resposta dos alimentos nos seres humanos). *Appetite* 38, 2002, 224-34. DOI: 10.1006/appe.2001.0484.

Gearhardt, A. et al. "Preliminary validation of the Yale Food Addiction Scale" (Validação preliminar da Escala de dependência alimentar de Yale). *Appetite* (52), 2009, 430-36.

Gilbert, D. *Stumbling on Happiness*. Nova York: Knopf, 2006, p. 130. [Ed. bras.: *Felicidade por acaso*. Rio de Janeiro: Objetiva, 2021.]

Herman, C. P. e Polivy, J. "Restrained eating" (Alimentação restringida), em Stunkard, A. *Obesity*. Filadélfia: WB Saunders, 1980.

Jansen, E. et al. "Do not eat the red food! Prohibition of snacks leads to their relatively higher consumption in children" (Não coma o vermelho! A proibição de lanches leva ao seu consumo relativamente alto entre as crianças). *Appetite* 49, 2007, 572-77.

Keeler, C. et al. "Anticipatory and reactive responses to chocolate restriction in frequent chocolate consumers" (Respostas preventivas e reativas a restrição ao chocolate entre os consumidores frequentes de chocolate). *Obesity* 23, 2015, 1130-5.

Kristeller, J. L. e Wolever, R. Q. "Mindfulness-based eating awareness training for treating binge eating disorder: The conceptual foundation" (Treinamento de conscientização alimentar baseado na atenção plena para o tratamento de transtorno de compulsão alimentar: Base conceitual). *Eating Disorders* 19(1), 2011, 49-61. PMID: 21181579.

Larson, E. Comunicação pessoal. Pesquisa dietética para NIH, Phoenix, Arizona.

Long, C. et al. "A systematic review of the application and correlates of YFAS--diagnosed 'food addiction' in humans: Are eating-related 'addictions' a cause for concern or empty concepts?" (Uma análise sistemática da aplicação e correlatos do YFAS, "adição à comida", diagnosticado em seres humanos: Será que as "adições" relacionadas à alimentação são motivo de preocupação ou conceitos vazios?). *Obesity Facts* 8, 2015, 386-401.

Loro, A. D. e Orleans, C. S. "Binge eating in obesity: Preliminary findings and guidelines for behavioral analysis and treatment" (A compulsão alimentar na obesidade: Descobertas preliminares e orientações para a análise do comportamento e tratamento). *Addictive Behaviours* 6(2), 1981, 155-66.

Markus, C. et al. "Eating dependence and weight gain: No human evidence for a 'sugar addiction'" (Dependência alimentar e ganho de peso: Nenhuma evidência humana para "dependência ao açúcar"). *Appetite* 114, 2017, 64-72.

Miller, P. H. *Theories of Developmental Psychology* (Teorias da psicologia do desenvolvimento). Nova York: W. H. Freeman and Company, 1992.

Mydans, S. "8 bid farewell to the future: Musty air, roaches and ants" (8 dão adeus ao futuro: Ar com mofo, baratas e formigas). *The New York Times*, 27 de setembro de 1993, p. A1.

Ogden, J. e Wardle, J. "Cognitive and emotional responses to food" (Respostas cognitivas e emocionais à comida). *International Journal of Eating Disorders* 10(3), 1991, 297-311.

Penzenstadler, L. et al. "Systematic review of food addiction as measured with the Yale Food Addiction Scale: Implications for the food addiction constructo" (Revisão sistemática da dependência em alimentos segundo a Escala de Dependência Alimentar de Yale: Implicações para a construção da adição à comida). *Current Neuropharmacology* 16, 2018, 1-13.

Ruddock, H. e Hardman, C. "Food addiction beliefs amongst the lay public: What are the consequences for eating behaviour?" (Crenças de dependência alimentar entre o público leigo: Quais são as consequências para o comportamento alimentar?). *Current Addiction Reports* 4, 2017, 110-15.

Salimpoor, V. N. "Anatomically distinct dopamine release during anticipation and experience of peak emotion to music" (Liberação anatomicamente distinta de dopamina durante a antecipação e a experiência de um êxtase emocional diante da música). *Nature NEUROSCIENCE* 14 (2), 2011, 257-62.

Satter, E. *How to Get Your Kid to Eat... but Not Too Much.*

Seamon, J. G. e Kenrick, D. T. *Psychology*, 2. ed. Englewood Cliffs: Prentice Hall, 1994.

Smitham, L. "Evaluating an intuitive eating program for binge eating disorder: A benchmarking study" (Avaliando um programa de alimentação intuitiva para o transtorno de compulsão alimentar: Um estudo de benchmarking). Universidade de Notre Dame, 26 de novembro de 2008.

Snoek, H. M. et al. "Obese and normal-weight women" (Mulheres obesas e de peso normal). *American Journal of Clinical Nutrition* 80(4), 2004, 823-31.

Westwater, M. L; Fletcher, P. C.; e Ziauddeen, H. "Sugar addiction: The state of the Science" (Dependência do açúcar: A situação da ciência). *European Journal of Nutrition* 55 (Suplemento 2), 2016, S55-S69.

## Capítulo 9. Princípio 4: Desafiar o policial alimentar

(Como a galinha se transforma). *Tufts University Diet and Nutrition Letter* 11 (11), 1994, 1.

Berne, E. *Games People Play* (Os jogos que as pessoas jogam). Nova York: Grove Press, 1964.

Ellis, A. e Harper, R. A. *A New Guide to Rational Living* (Um novo guia para a vida racional). North Hollywood, CA: Melvin Powers, Wilshire Book Company, 1975.

Culpa alimentar. *Utne Reader*, novembro-dezembro de 1993, 53.

Hiser, E. "Butter paroled, margarine charged" (Manteiga liberada, margarina acusada). *Eating Well* 104, novembro-dezembro de 1993.

King, G. A.; Herman, C. P.; e Polivy, J. "Food perception in dieters and nondieters" (Percepção alimentar em quem faz dieta e em quem não faz). *Appetite* 8, 1987, 147-58.

Seid, R. P. *Never Too Thin* (Nunca magro demais). Nova York: Prentice Hall Press, 1989.

## Capítulo 10. Princípio 5: Descobrir o fator satisfação

Anderson, S. L. "A look at the Japanese dietary guidelines" (Uma visão sobre as orientações alimentares japonesas). *Journal of the American Dietetic Association* 90(11), 1990, 1527-8.

Epstein, L. H. "Habituation as a determinant of human food intake" (A habituação como uma determinante na ingestão de alimentos). *Psychological Review* 116(2), 2009, 384-407.

Oldham-Cooper, R. E. et al. "Playing a computer game during lunch affects fullness, memory for lunch, and later snack intake" (Jogar no computador durante o almoço afeta a saciedade, a memória e, mais tarde, o consumo do lanche). *American Journal of Clinical Nutrition* 93, fevereiro de 2011, 308-13.

Visser, M. "On having cake and eating it" (Sobre servir o bolo e comê-lo). *Journal of Gastronomy* 7(1), 1993, 5-17.

Wisniewski, L.; Epstein, L. H.; e Caggiula, A. R. "Effect of food change on consumption, hedonics, and salivation" (O efeito da mudança alimentar no consumo, prazer e salivação). *Physiology and Behavior* 92(52), 1992, 21-26.

## Capítulo 11. Princípio 6: Sentir a sua saciedade

Bray, G. A. "The nutrient balance approach to obesity" (A abordagem do equilíbrio de nutrientes para a obesidade). *Nutrition Today* 28(3), 1993, 13-18.

De Castro, J. M. "Physiological, environmental, and subjective determinants of food intake in humans: A meal pattern analysis" (As determinantes fisiológicas, ambientais e subjetivas da ingestão alimentar em seres humanos: Uma análise do padrão de refeição). *Physiology & Behavior* 44, 1988, 651-9.

De Castro, J. M. "Weekly rhythms of spontaneous nutrient intake and meal patterns of humans" (Weekly rhythms of spontaneous nutrient intake and meal patterns of humans). *Physiology & Behavior* 50, 1991, 729-38.

## Capítulo 12. Princípio 7: Lidar com as suas emoções com gentileza

Arnow, B.; Kenardy, J.; e Agras, W. S. "Binge eating among the obese: A descriptive study" (A compulsão alimentar entre pessoas obesas: Um estudo descritivo). *Journal of Behavioral Medicine* 15(2), 1992, 155-70.

Barnett, R. "Appetite and the meal" (Apetite e refeição). *Journal of Gastronomy* 7(1), 1993, 59-72.

De Castro, J. M. "Social facilitation of duration and size but not rate of the spontaneous meal intake of humans" (A facilitação social de duração e tamanho, mas não avalie a ingestão alimentar espontânea dos seres humanos). *Physiology and Behavior* 47, 1990, 1129-35.

De Castro, J. M. "Weekly rhythms of spontaneous nutrient intake and meal pattern of humans" (Ritmos semanais de ingestão espontânea de nutrientes e o padrão de refeição dos seres humanos). *Physiology and Behavior* 50, 1991, 729-38.

De Castro, J. M. e Brewer, E. M. "The amount eaten in meals by humans is a power function of the number of people present" (A quantidade de comida nas refeições pelos seres humanos é uma função energética do número de pessoas presentes). *Physiology and Behavior* 51, 1991, 121-5.

Goldman, S. J.; Herman, C. P.; e Polivy, J. "Is the effect of a social model on eating attenuated by hunger?" (O efeito do modelo social sobre a alimentação é atenuado pela fome?). *Appetite* 17, 1991, 129-40.

Heatherton, T. F.; Herman, C. P.; e Polivy, J. "Effects of distress on eating: The importance of ego-involvement" (Os efeitos do estresse na alimentação: A importância do envolvimento do ego). *Journal of Personality and Social Psychology* 62(5), 1992, 801-3.

Herman, C. P. e Polivy, J. "Fat is a psychological issue" (A gordura é uma questão psicológica). *New Scientist,* novembro de 1991, 41-45.

Herman, C. P. e Polivy, J. "Psychological factors in the control of apetite" (Fatores psicológicos no controle do apetite). *Current Concepts in Nutrition* 16, 1998, 41-51.

Herman, C. P. et al. "Anxiety, hunger, and eating behavior" (Ansiedade, fome e comportamento alimentar). *Journal of Abnormal Psychology* 96(3), 1987, 264-9.

Hill, A. J.; Weaver, C. F. L.; e Blundell, J. E. "Food craving, dietary restraint and mood" (Desejo de comer, restrição alimentar e humor). *Appetite* 17, 1991, 187-97.

Morton, C. J. "Weight loss maintenance and relapse prevention" (Manutenção de perda de peso e prevenção de recaídas", em *Obesity and Weight Control* (Obesidade e Controle de Peso), de Frankle e M.-U. Yang. Rockville: Aspen Publishers, 1988.

Ogden, J. e Wardle, J. "Cognitive and emotional responses to food" (Respostas cognitivas e emocionais à comida). *International Journal of Eating Disorders* 10(3), 1991, 297-311.

Polivy, J. et al. "The effects of self-attention and public attention on eating in restrained and unrestrained subjects" (Os efeitos da atenção consigo mesmo e da atenção pública sobre a alimentação em indivíduos com e sem restrições). *Journal of Personality and Social Psychology* 50(6), 1986, 1253-60.

Weissenburger, J. et al. "Weight change in depression" (Mudança de peso na depressão). *Psychiatry Research* 17, 1986, 275-83.

## Capítulo 13. Princípio 8: Respeitar o seu corpo

Pesquisa sobre Imagem Coportal da Succeed Foundation, 2011. Disponível em: <www.responsesource.com/releases/rel_display.php?relid=63713&hilite=BOdy%20image>, acesso em agosto de 2021.

Bacon, L. e Aphramor. "Weight Science: Evaluating the evidence for a paradigm shift". *Nutrition Journal* 10, 2011.

Brownell, K. "The debate to nowhere" (O debate que não leva a lugar nenhum), 23 de agosto de 2006.

Daníelsdóttir, S. et al. "Anti-fat prejudice reduction: A review of published studies" (Diminuição do preconceito antigordura: Uma revisão de estudos publicados). *Obesity Facts* 3, 2010, 47-58.

"Diet winners and sinners of the year" (Dieta: Vencedores e perdedores do ano). *People Weekly*, 10 de janeiro de 1994.

Comitê consultivo do Guia Alimentar. *Relatório do comitê consultivo sobre o Guia Alimentar Americano 1990*. USDA.

*Guia Alimentar Americano 2015-2020*. 8. ed. Hhs Publication: HHS-ODPHP--2015-2020-01-DGA-A. Publicação: Boletim Casa e Jardim, n. 232.

Lavie, C. *The Obesity Paradox: When Thinner Means Sicker and Heavier Means Healthier* (O paradoxo da obesidade: Quando o mais magro é mais doente e o mais pesado é mais saudável). Nova York: Hudson Street Press.

Mensigner, J.; Tylka, T.; e Calamari, M. "Mechanisms underlying weight status and healthcare avoidance in women: A study of weight stigma, body-related shame and guilt, and healthcare stress" (Mecanismos subjacentes à situação de peso e à prevenção de assistência médica às mulheres). *Body Image,* 25 de junho de 2018, 139-47.

O'Hara, L. e Taylor, J. "What's wrong with the 'War on Obesity?'". SAGE Journals, 2018.

Puhl, R. M. "The stigma of obesity: A review and update" (O estigma da obesidade: Análise e atualização). *Obesity,* 2009. DOI: 10.1038/oby.2008.636.

Puhl, R. e Suh, Y. "Health consequences of weight stigma: Implications for obesity prevention and treatement" (Consequências para a saúde do estigma do peso: Implicações para a prevenção e tratamento da obesidade). *Current Obesity Reports,* 2015. DOI: 10.1007/s13679-015-0153-z.

Rodin, J. *Body Traps* (Armadilhas corporais). Nova York: William Morrow, 1992.

Relatório Rudd. *Weight Bias: A Social Justice Issue Policy Brief* (Preconceito de peso: Um resumo da política sobre a questão de justiça social). Universidade Yale, 2009.

Stice, E. et al. "An effectiveness trial of a dissonance-based eating disorder prevention program for high-risk adolescent girls" (Estudo sobre a eficiência de um programa de prevenção de transtorno alimentar baseado na dissonância para garotas adolescentes de alto risco). *Journal of Consulting and Clinical Psychology* 77(5), 2009, 825-34. Disponível em: < bit.ly/bw6gLV >, acesso em Agosto de 2021.

Tomiyama, A. J. et al. "Misclassification of cardiometabolic health when using body mass index categories in NHANES 2005-2012" (Erros de classificação da saúde cardiometabólica usando as categorias do índice de massa corporal em NHANES 2005-2012). *International Journal of Obesity,* 2016. DOI: 10.1038/ijo.2016.17.

Tomiyama, A. J. et al. "How and why weight stigma drives the obesity 'epidemic' and harms health" (Como e por que o estigma do peso estimula a obesidade e prejudica a saúde). *BMC Medicine* 16, 2018, 123.

Resch, Elyse e Tylka, Tracy. "Intuitive Eating" (Comer Intuitivo). In: Tylka, T. L. e Piran, N. (orgs.). *Handbook of Positive Body Image and Embodiment, Constructs,*

*Protective Factors, and Interventions* (Manual de imagem corporal positiva e corporificação). Oxford: Oxford University Press, 2019, pp. 68-79.

Wildman, R. P. et al. "The obese without cardiometabolic risk factor clustering and the normal weight with cardiometabolic risk fator clustering prevalence and correlates of 2 phenotypes among the US population" (O obeso sem agregação do fator de risco cardiometabólico e a pessoa de peso normal com a prevalência de agregação do fator de risco cardiometabólico e correlatos de 2 fenótipos entre a população dos EUA). *Archives of Internal Medicine* 168(15), 2008, 1617-24. DOI: 10.1001/archinte.168.15.1617.

Wiseman, C. et al. "Cultural expectations of thinness in women: An update" (Expectativas culturais da magreza em mulheres: Uma atualização). *International Journal of Eating Disorders* 11(1), 1992, 85-89.

Wu, Y. e Berry, D. "Impact of weight stigma on physiological and psychological health outcomes for overweight and obese adults: A systematic review" (Impacto do estigma do peso nos resultados fisiológicos e de saúde psicológica para adultos com sobrepeso e obesos: Uma análise sistemática). *Journal of Advanced Nursing,* 2017. DOI: 10.1111/jan.13511.

## Capítulo 14. Princípio 9: Movimentar-se – sentindo a diferença

Colégio Americano de Medicina do Esporte (ACSM), Academia de Nutrição e Dietética, Nutricionistas do Canadá. Nutrição e Desempenho Atlético. *Medicine & Science in Sports & Exercise,* 48(3), 2016, 543-68.

ACSM. Posição oficial: A quantidade e qualidade de exercícios recomendados para o desenvolvimento e manutenção da saúde cardiorrespiratória e muscular em adultos saudáveis. *Medicine & Science in Sports & Exercise* 22: 265-74, 1990.

ACSM. Posição oficial: A quantidade e qualidade de exercícios recomendados para o desenvolvimento e manutenção do condicionamento cardiorrespiratório e muscular, e também da flexibilidade, em adultos saudáveis. *Medicine & Science in Sports & Exercise* 30(6), 1998, 975-91.

ACSM. Comunicado à imprensa: Especialistas divulgam novas recomendações para combater a epidemia de inatividade física nos Estados Unidos, 29 de julho de 1993.

ACSM. "Dois minutos de exercício por dia podem evitar a dor", 3 de junho de 2011.

Calogero, R. e Pedrotty, K. "Daily practices for mindful exercise" (Exercícios diários de atenção plena). In: L. L'Abate, D. Embry e M. Baggett (orgs.), *Handbook of Low-Cost Preventive Interventions for Physical and Mental Health: Theory, Research, and Practice* (Manual de intervenções preventivas de baixo custo para a saúde física e mental: Teoria, pesquisa e prática). Nova York: Springer-Verlag, 2007, pp. 141-60.

Chaput, J. C. "Physical activity plays an importante role in body weight regulation" (A atividade física tem um papel importante na regulação do peso corporal). *Journal of Obesity*, art. ID 360257, 11 pp, 2011. DOI:10.1155/2011/360257.

Costill, D. L. "Carbohydrates for exercise: Dietary demands for optimal performance" (Carboidratos para exercícios: Demandas alimentares para um melhor desempenho". *International Journal of Sports Medicine* 9:5, 1988.

Evans, B. e Rosenberg, I. *Biomarkers: The 10 Determinants of Aging You Can Control* (Biomarcadores: Os 10 determinantes do envelhecimento que você pode controlar). Nova York: Simon and Schuster, 1991.

Foreyt, J. et al. "Response of free-living adults to behavioral treament of obesity: Attrition and compliance to exercise" (Resposta dos adultos de vida independente ao tratamento comportamental da obesidade: Atrito e conformidade para o exercício). *Behavior Therapy* 24, 1993, 659-69.

Gandey, A. "Exercise reduces silente brain infarcts" (Exercício reduz infartos cerebrais silenciosos). *Medscape News*, 10 de junho de 2011.

Garber et. al. "Quantity and Quality of Exercise for Developing and Maintaining Cardiorespiratory, Musculoskeletal, and Neuromotor Fitness in Apparently Healthy Adults: Guidance for Prescribing Exercise", posição oficial. "Quantidade e qualidade dos exercícios para o desenvolvimento e manutenção do condicionamento cardiorrespiratório, musculoesquelético e neuromotor em adultos aparentemente saudáveis: Orientação para a prescrição de exercícios). *Medicine & Science in Sports & Exercise* 43(7), 2011, 1334-59.

Gavin, J. *The Exercise Habit* (O hábito de fazer exercícios). Champaign: Human Kinetics, 1992.

Lemon, P. W. R. e Mullin, J. P. "Effect of initial muscle glycogen levels on protein catabolism during exercise" (O efeito dos níveis iniciais de glicogênio no músculo no catabolismo proteico durante o exercício). *Journal of Applied Physiology: Respiratory, Environmental and Exercise Physiology* 48(4), 1980, 624-9.

McGuire, K. e Ross, R. "Incidental physical activity is positively associated with cardiorespiratory fitness" (A atividade física incidental está positivamente associada ao condicionamento cardiorrespiratório). *Medicine & Science in Sports & Exercise*, 2011. DOI: 10.1249/MSS.0b013e31821e4ff2.

Miller, W. C. "Exercise: Americans don't think it's worth it" (Exercício: Americanos acham que não vale a pena). *Obesity & Health* março-abril de 1994, 29.

Pollock, M. L. "Effect of age and training on aerobic capacity and body composition of master athletes" (Efeito da idade e treinamento sobre capacidade aeróbica e composição corporal de atletas master). *Journal of Applied Physiology* 62, 1987, 725-31.

Tryon, W. W.; Goldberg, J. L.; e Morrison, D. F. "Activity decreases as percentage overweight increases" (A atividade diminui conforme a porcentagem de sobrepeso aumenta). *International Journal of Obesity* 16, 1992, 591-5.

## Capítulo 15. Princípio 10: Honrar a sua saúde com uma nutrição gentil

*Guia Alimentar Americano 2010.* Disponível em: <www.cnpp.usda.gov/dietaryguidelines.htm>, acesso em agosto de 2021.

Basdevant, A. "Prevalence of binge eating disorder in diferente populations of French women" (Prevalência de transtorno de compulsão alimentar em populações diferentes populações de mulheres francesas). *International Journal of Eating Disorders* 18(4), 1995, 309-15.

Beardsley, E. "In Paris, culinary education starts in day care" (Em Paris, a educação culinária começa na creche). NPR, 16 de fevereiro de 2009.

Calder, P. "The American Heart Association advisory on n-6 fatty acids: Evidence based or biased evidence?" (A recomendação da Associação Americana de Cardiologia sobre ácidos graxos n-6: Evidências fundamentadas ou evidência tendenciosa?). *British Journal of Nutrition* 104(11), 2010, 1575-6.

Callaway, W. "The marriage of taste and health: A union whose time has come" (O casamento do sabor com a saúde: Uma união que tem tudo para acontecer). *Nutrition Today* 27(3), 1992, 37-42.

CDC. "Determinantes sociais de saúde: Perguntas frequentes". Disponível em: <www.cdc.gov/nchhstp/socialdeterminants/faq.html>, acesso em agosto de 2021.

CDC. "Experiências Adversas na Infância (EAIs)". #Vitalsigns. Novembro de 2019. Disponível em: <www.cdc.gov/vitalsigns/aces/index.html>, acesso em agosto de 2021.

Egolf, B. et al. "The Roseto Effect: A 50-year comparison of mortality rates" (O efeito Roseto: Uma comparação das taxas de mortalidade ao longo de 50 anos). *American Journal of Public Health* 82, 1992, 1089-92.

Evans, H. M. et al. "A new dietary deficiency with highly purified diets: The beneficial effect of fat in the diet" (Uma nova deficiência alimentar com dietas altamente purificadas: O efeito benéfico da gordura na dieta). *Proceedings of the Society for Experimental Biology and Medicine* 25, 1928, 390-7.

Felitti, V. J. et. al. "Relationship of childhood abuse and household dysfunction to many of the leading causes of death in adults: The adverse childhood experiences (ACE) study external icon" (A relação do abuso infantil e da disfunção familiar com muitas das principais causas de morte em adultos: As experiências adversas na infância). *American Journal of Preventive Medicine* 14, 1998, 245-258.

Getz, L. "Orthorexia: When eating healthy becomes an unhealthy obsession" (Ortorexia: Quando a alimentação saudável se torna uma obsessão nada saudável). *Today's Dietitian*, junho de 2009, p. 40.

Glore, S. R. et al. "Soluble fiber and serum lipids: A literature review" (Fibras solúveis e teor de lipídios no soro: Uma análise da literatura). *Journal of the American Dietetic Association* 94, 1994, 425-36.

Guyenet, S. "Butter, margarine and heart disease" (Manteiga, margarina e doenças cardíacas). *Whole Health Source*, 27 de dezembro de 2008.

Holt-Lundstad, J.; Robles, T.; e Sbarra, D. "Advancing Social Connection as a Public Health Priority in the United States" (Avançar na conexão social como uma prioridade de saúde pública nos Estados Unidos). *American Psychologist* 72(6), 2017, 517-30.

Ledoux, S. "Eating disorders among adolescents in an unselected French population" (Transtornos alimentares entre adolescentes em uma população francesa não selecionada). *International Journal of Eating Disorder* 10(1), 1991, 81-89.

Mazidi, M. et al. "Lower carbohydrate diets and all-cause and cause-specific mortality: A population-based cohort study and pooling of prospective studies" (Dietas com baixo teor de carboidratos e todas as causas, e causas específicas, de mortalidade). *European Heart Journal* 40(34), 2019, 2870-9.

McCargar, L. J. et al. "Physiological effects of weight cycling in female lightweight rowers" (Efeitos fisiológicos do efeito sanfona em remadoras de baixo peso). *Canadian Journal of Applied Physiology* 18(3), 1993, 291-303.

McEwen, B. "Central effects of stress hormones in health and disease: Understanding the protective and damaging effects of stress and stress mediators" (Efeitos centrais dos hormônios do estresse na saúde e na doença). *European Journal of Pharmacology* 583(2-3), 2008, 174-85.

Conselho Nacional de Pesquisa. *Concessões alimentares recomendadas*. Academia Nacional de Ciências, Washington, D.C., 1989, pp. 46-9.

O Prêmio Nobel de Fisiologia ou Medicina de 2005 foi concedido em conjunto a Barry J. Marshall e J. Robin Warren "pela descoberta da bactéria *Helicobacter pylori* e seu papel na origem da gastrite e da úlcera péptica". NobelPrize.org. Nobel Media AB 2019. Disponível em: <www.nobelprize.org/prizes/medicine/2005/summary/>, acesso em agosto de 2021.

OECD. (2010). *OECD Factbook 2010: Estatísticas econômicas, ambientais e sociais*. OECD Publishing.

Ramsden, C. E. et al. "Omega 6 fatty acid-specific and mixed polyunsaturate dietary interventions have diferente effects on CHD risk: A meta-analysis of randomized controlled trials" (Intervenções alimentares de ácidos graxos específicos Ômega 6 e poli-insaturados misturados têm efeitos diferentes no risco de CHD). *British Journal of Nutrition* 104, 2010, 1586-600.

Rozin, P. "Food and cuisine: Education, risk and pleasure", (Comida e culinária: Educação, risco e prazer). *Journal of Gastronomy* 7(1), 1993, 111-20.

Rozin, P. "Food is fundamental, fun, frightening, and far-reaching" (Comida é fundamental, divertida, assustadora e de longo alcance). *Social Research* 66, 1999, 9-30.

Rozin, P. et al. "Attitudes to food and the role of food in the life in the USA, Japan, Flemish Belgium and France: Possible implications for the diet-health debate" (Posturas em relação à comida e o papel da comida na vida dos Estados Unidos, Japão, Bélgica flamenga e França). *Appetite* (33), 1999, 163-80.

Rozin, P. et al. "The ecology of eating: Smaller portion sizes in France than in the United States help explain the French paradox" (A ecologia da alimentação: As porções menores na França, ao contrário dos Estados Unidos, ajudam a explicar o paradoxo francês). *Psychological Science* 14(5): 2003, 450-4.

Schardt, D. "Phytochemicals: Plants against cancer" (Fitoquímicos: Plantas contra o câncer). *Nutrition Action Health Letter* 21(3), 1994, 1.

Schneeman, B. et al. "The regulatory process to revise nutrient labeling relative to the dietary reference intakes" (O processo regulatório de revisão da rotulagem nutricional relativa às doses de referência alimentar). *American Journal Clinical Nutrition* 83(5), 2006, 1228S-30S.

Scrinis, G. "On the ideology of nutritionism" (Sobre a ideologia do nutricionismo). *Gastronomica: The Journal of Food and Culture* 8(1), 2008, 39-48.

Stacey, M. *Consumed: Why Americans Love, Hate, and Fear Food* (Consumido: Por que os americanos amam, odeiam e temem a comida) Nova York: Simon and Schuster, 1994.

Stout, C. et al. "Unusually low incidence of death from myocardial infarction: Study of an Italian American community in Pennsylvania" (Incidência excepcionalmente baixa de morte por infarto do miocárdio: Estudo de uma comunidade ítalo-americana na Pensilvânia). *Journal of the American Medical Association* 188(10), 1964, 845-9.

Thompson, J. L. et al. "Effects of diet and diet-plus-exercise programs on resting metabolic rate: A meta-analysis" (Os efeitos dos planos de dieta e dos planos de dieta+exercícios no índice metabólico em repouso). *International Journal of Sport Nutrition* (6), 1996, 41-61.

Urban, N. et al. "Correlates of maintenance of a low-fat diet among women in the women's health trial" (Correlação da manutenção de uma dieta com baixo teor de gordura entre as mulheres no ensaio de saúde da mulher). *Preventive Medicine* 21, 1992, 279-91.

USDA. Serviço de Nutrição Humana. *USDA's Food Guide Pyramid*. Boletim Casa e Jardim, n. 249, abril de 1992.

USDHH. "Healthy People 2000" (Povo saudável 2000). *Nutrition Today* 25(6), 1990, 29-39.

WebMD. "The Olympic diet of Michael Phelps" (A dieta olímpica de Michael Phelps. Disponível em: <www.webmd.com/diet/news/20080813/the-olympic-diet-of-michael-phelps>, acesso em agosto de 2021.

Wolf, S. et al. "Roseto revisited: Further data on the incidence of myocardial infarction in Roseto and neighboring Pennsylvania communities" (Roseto revisitado: Dados adicionais sobre a incidência de enfarte do miocárdio em Roseto e nas comunidades vizinhas da Pensilvânia). *Transactions of the American Clinical Climatological Association* 85, 1974, 100-8.

## Capítulo 16. Formando Comedores Intuitivos: O que funciona com crianças e adolescentes

Academia Americana de Pediatria, 2016. Disponível em: <www.aap.org/en-us/aap-voices/Page/Minding-Childrens-Media-Use.aspx>, acesso em agosto de 2021.

Bacon, L. *Body Respect: What Conventional Health Books Get Wrong, Leave out, and Just Plain Fail to Understand About Weight* (Respeito ao corpo: O que os livros convencionais de saúde erraram, omitiram e simplesmente fracassaram em entender sobre o peso). Dalas: BenBella Books, 2014, p. 30.

Birch, L. L.; Fisher, J. O.; e Davison, K. K. "Learning to overeat: Maternal use of restrictive feeding practices promotes girls' eating in the absence of hunger" (Aprendendo a comer em excesso: O uso materno de práticas alimentares restritivas estimula a alimentação das meninas na ausência de fome). *American Journal of Clinical Nutrition* 78, 2003, 215-20.

Carper, J. L.; Fisher, J. O.; e Birch, L. L. "Young girls' emerging dietary restraint and disinhibition are related to parental control in child feeding" (A desinibição e a restrição dietética de meninas pequenas estão relacionadas com o controle parental na alimentação infantil). *Appetite* 35, 2000, 121-9.

Eneli, I. U. et al. "The trust model: A diferente feeding paradigm for the management of childhood obesity".

Field, A. E. et al. "Relation between dieting and weight change among preadolescents and adolescents". PubMed, outubro de 2003.

Neumark-Sztainer, D. et al. "Why does dieting predict weight gain in adolescents? Findings from Project EAT-II: A 5-year longitudinal study" (Por que a alimentação indica o ganho de peso em adolescentes?). *Journal of the American Dietetic Association* 107, 2007, 448-55.

Rapley, G. e Murkett, T. *Baby-Led Weaning: The Essential Guide to Introducing Solid Foods and Helping Your Baby to Grow up a Happy and Confident Eater* (Desmame liderado pelo bebê: O guia essencial para introduzir alimentos sólidos e ajudar seu bebê a crescer tendo uma relação feliz e confiante com a comida). Nova York: The Experiment Publishing Company, 2010.

Resch, E. *The Intuitive Eating Workbook for Teens* (Livro de atividades do Comer Intuitivo para adolescentes). Oakland: New Harbinger, 2019.

Satter, E. M. *Child of Mine, Feeding with Love and Common Sense* (Meu filho, alimentado com amor e bom senso). Boulder: Bull Publishing Company, 2000.

Satter, E. M. *Your Child's Weight: Helping Without Harming* (O peso de seu filho: Ajudando sem prejudicar). Madison: Kelcy Press, 2005.

Schilling, L. e Peterson, W. J. *Born to Eat: Whole, Healthy Foods from Baby's First Bite* (Nascido para comer: Alimentos integrais e saudáveis desde a primeira garfada). Nova York: Skyhorse Publishing, 2017.

## Capítulo 17. O melhor caminho em direção à cura de transtornos alimentares

Associação Americana de Psiquiatria (APA). *Guia prático para o tratamento de pacientes com transtornos alimentares*, 3. ed. Washington, D.C.: Associação Americana de Psiquiatria (APA), 2006.

Galmiche M. et al. "Prevalence of eating disorders over the 2000-2018 period: a systematic literature review" (Prevalência de transtornos alimentares no período de 2000-2018: Uma revisão sistemática da literatura). *American Journal of Clinical Nutrition* 19, 2019, 1402-13.

Tribole, E. "Intuitive Eating in the treatment of disordered eating" (O Comer Intuitivo no tratamento de comer transtornado). *SCAN's Pulse*, 2006.

Tribole, E. "Intuitive Eating: Can you be healthy and eat anything?" (Comer Intuitivo: Você pode ser saudável e comer qualquer coisa?). *Eating Disorders Recovery Today*, 2009.

Tribole, E. "Intuitive Eating in the treatment of eating disorders: The journey of attunement" (O Comer Intuitivo no tratamento dos transtornos alimentares: A jornada da sintonia). *Perspectives*, 2010, 11-14.

# OUTRAS REFERÊNCIAS

### Estudos sobre o Comer Intuitivo

Avalos, L.; Tylka, T.; e Wood-Barcalow, N. "The body appreciation scale: Development and psychometric evaluation" (A escala de valorização corporal: Avaliação psicométrica e desenvolvimento). *Journal of Body Image* 2, 2005, 285-97.

Anderson, L. et al. "Contributions of mindful eating, intuitive eating, and restraint to BMI, disordered eating, and meal consumption in college students" (Contribuições da alimentação consciente, intuitiva e restritiva ao IMC, alimentação desregrada e consumo de refeições entre estudantes universitários). *Eating and Weight Disorders* 21(1), 2016, 83-90.

Andrew, R.; Tiggemann, M.; e Clark, L. "Predictors and health-related outcomes of positive body image in adolescent girls: A prospective study" (Indicadores e resultados relacionados à saúde da imagem corporal positiva em garotas adolescentes: Um estudo prospectivo). *Developmental Psychology* 52(3), 2016, 463-74.

Andrew, R.; Tiggemann, M.; e Clark, L. "Predictors of intuitive eating in adolescentes" (Indicadores de alimentação intuitiva em adolescentes). *Journal of Adolescent Health* 56(2), 2015, 209-14.

Augustus-Horvath, C. e Tylka, T. "The acceptance model of intuitive eating: A comparison of women in emerging adulthood, early adulthood, and middle adulthood"

(O modelo de aceitação da alimentação intuitiva: Uma comparação entre mulheres entrando na idade adulta, no início da idade adulta e na meia-idade). *Journal of Counseling Psychology* 58, 2011, 110-25.

Barak-Nahum, A.; Haim, L. B.; e Ginzburg, K. "When life gives you lemons: The effectiveness of culinary group intervention among cancer patients" (Quando a vida lhe der limões: A eficácia da intervenção do grupo de culinária entre pacientes de câncer). *Society of Science and Medicine* 166, 2016, 1-8.

Barraclought, E. L. et al. "Learning to eat intuitively: A qualitative exploration of the experience of mid-age women" (Aprendendo a comer intuitivamente: Uma análise qualitativa da experiência de mulheres de meia-idade). *Health Psychology Open* 1:6(1), 2019. DOI: 10.1177/2055102918824064.

Bas, M. et al. "Turkish version of the intuitive eating scale-2: Validity and reliability among university students" (A versão turca da escala-2 do Comer Intuitivo: Validade e confiabilidade entre estudantes universitários). *Appetite* 114, 2017, 391-97.

Bégin, C. et al. "Eating-related and psychological outcomes of health at every size intervention in health and social services centers across the province of Québec" (Resultados de saúde psicológica e relativos à alimentação da intervenção do Saúde em Todos os Tamanhos nos centros de saúde e serviços sociais da província de Québec). *American Journal of Health Promotion,* 2018. DOI: 10.1177/0890117118786326.

Boucher, S. et al. "Teaching intuitive eating and acceptance and commitment therapy skills via a web-based intervention: A pilot single-arm intervention study" (Ensinando alimentação intuitiva e técnicas terapêuticas de aceitação e comprometimento através de uma intervenção pela internet: Um estudo piloto de intervenção de um único segmento). *Journal of Medical Internet Research Protocols,* 5(4), 2016, e180. Disponível em: <www.researchprotocols.org/2016/4/e180>, acesso em agosto de 2021.

Bruce, L. e Ricciardelli, L. "A systematic review of the psychosocial correlates of intuitive eating among adult women" (Uma análise sistemática da correlação psicológica da alimentação intuitiva entre mulheres adultas), *Appetite* 96, 2016, 454-72.

Bush, H. et al. "Eat for life: A work site feasibility study of a novel mindfulness-based intuitive eating intervention" (Comer para viver: Um estudo sobre a viabilidade no local de trabalho de uma nova intervenção alimentar intuitiva baseada na atenção plena). *American Journal of Health Promotion*, 28 (6), 2014, 380-88.

Camilleri, G. et al. "Intuitive eating is inversely associated with body weight status in the general population-based NutriNet-Santé study" (O Comer Intuitivo é inversamente associado ao peso corporal no estudo NutriNet-Santé baseado na população geral). *Obesity*, 2016. DOI: 10.1002/oby.21440.

Camilleri, G. et al. "Intuitive eating dimensions were differently associated with food intake in the general population-based NutriNet-Santé study" (As dimensões do Comer Intuitivo foram associadas diferentemente com a ingestão de alimentos no estudo NutriNet-Santé baseado na população geral). *Journal of Nutrition*, 147(1), janeiro de 2017, 61-69. DOI: 10.3945/jn.116.234088.

Carbonneau, E. et al. "Validation of a French-Canadian adaptation of the Intuitive Eating Scale-2 for the adult population" (Validação da adaptação franco-canadense da Escala-2 da Alimentação Intuitiva para a população adulta). *Appetite* 105(1), 2016, 37-45.

Carbonneau, E. et al. "A Health at Every Size Intervention Improves Intuitive Eating and Diet Quality in Canadian Women" (Uma intervenção do Saúde em Todos os Tamanhos melhora o Comer Intuitivo e a qualidade da alimentação nas mulheres canadenses). *Clinical Nutrition* 36(3), 2017, 747-54.

Carbonneau, N. et al. "Examining women's perceptions of their mother's and romantic partner's interpersonal styles for a better understanding of their eating regulation and intuitive eating" (Examinando as percepções das mulheres sobre os estilos interpessoais da mãe e do parceiro romântico para uma compreensão melhor de sua regulação alimentar e seu Comer Intuitivo). *Appetite* 92, 2015, 156-66.

Carrara, E. V.; Leong, S. L.; e Horwath, C. C. "Weight-focused physical activity is associated with poorer eating motivation quality and lower intuitive eating in women" (A atividade física focada no peso está associada a uma qualidade mais baixa na motivação alimentar e no Comer Intuitivo entre as mulheres). *Journal of the Academy of Nutrition and Dietetics*, 2018. DOI: 10.1016/j.jand.2018.09.011.

Christoph, M. J. et al. "Nutrition facts use in relation to eating behaviors and healthy and unhealthy weight control behaviors" (O uso de fatos nutricionais em relação a comportamentos alimentares e comportamentos de controle de peso saudáveis e não saudáveis). *Journal of Nutrition Education and Behavior* 50(3), 2018, 267-74. e1. DOI: 10.1016/j.jneb.2017.11.001.

Cole, R. et al. "Normal weight status in military service members was associated with intuitive eating characteristic" (A situação de peso normal nos integrantes do serviço militar foi associada à característica do Comer Intuitivo). *Military Medicine*, 181(6), 2016, 589-95.

Cole, R. e Horace, K. "Effectiveness of the 'My body knows when' intuitive-eating pilot programa" (A eficácia do programa piloto de Comer Intuitivo "Meu corpo sabe quando"). *American Journal of Health Behavior*, 34(3), 2010, 286-97.

Cole, R. et al. "The 'My body knows when' program increased intuitive eating characteristics in a military population" (O programa "Meu corpo sabe quando" aumentou as características da alimentação intuitiva na população militar). *Military Medicine*, 2019. DOI: 10.1093/milmed/usy403.

Craven, M. e Fekete, E. "Weight-related shame and guilt, intuitive eating, and binge eating in female college students" (Vergonha e culpa relacionadas ao peso, Comer Intuitivo e compulsão alimentar em estudantes universitárias). *Appetite*, 2019. DOI: 10.1016/j.eatbeh.2019.03.002.

Da Silva, W. R. et al. "A psychometric investigation of Brazilian Portuguese versions of the caregiver eating messages scale and intuitive eating scale-2" (Uma investigação psicométrica das versões em português do Brasil da escala de mensagens alimentares transmitidas pelos cuidadores e da escala-2 do Comer Intuitivo). *Eating and Weight Disorders: Studies on Anorexia, Bulimia and Obesity*, 2018. DOI: 10.1007/s40519-018-0557-3.

Daundasekara, S. S. et al. "Validation of the intuitive eating scale for pregnant women" (Validação da escala de alimentação intuitiva para grávidas). *Appetite* 112, 2017, 201-209.

Denny, K. et al. "Intuitive eating in young adults: Who is doing it, and how is it related to disordered eating behaviors?" (O Comer Intuitivo em jovens adultos: Quem está fazendo e como ele está relacionado a comportamentos alimentares desregrados?). *Appetite* 60, 2013, 13-19.

Dockendorff, S. et al. "Intuitive eating scale: An examination among early adolescentes" (A escala Comer Intuitivo: Uma análise entre pré-adolescentes). *Journal of Counseling Psychology* 59 (4), 2012, 604-11.

Duarte, C. et al. "What makes dietary restraint problematic? Development and validation of the inflexible eating questionnaire" (O que torna problemática a restrição dietética? Desenvolvimento e validação do questionário de alimentação inflexível). *Appetite* 114, 2017, 146-54.

Eneli, I.; Tylka, T.; e Lumeng, J. "Maternal and child roles in the feeding relationship: What are mothers doing?" (Os papéis da mãe da criança na relação alimentar: O que as mães estão fazendo?). *Clinical Pediatrics*, 54(2), 2015, 179-82.

Ellis, J. et al. "Recollections of pressure to eat during childhood, but not picky eating, predict young adult eating behavior" (Lembranças da pressão para comer na infância, mas não de ser um consumidor exigente, prevê o comportamento alimentar de jovens adultos). *Appetite* 97, 2016, 58-63. DOI: 10.1016/j.ap-pet.2015.11.020.

Galloway A.; Farrow, C.; e Martz, D. "Retrospective reports of child feeding practices, current eating behaviors, and BMI in college students" (Relatos retrospectivos das práticas de alimentação infantis, comportamentos alimentares atuais e IMC em estudantes universitários). *Obesity* 18, 2010, 1330-35.

Gan, W. Y. e Yeoh, W. C. "Associations between body weight status, psychological well-being and disordered eating with Intuitive Eating among Malaysian undergraduate university students" (Associações entre o peso corporal, bem-estar psicológico e comer transtornado com o Comer Intuitivo entre estudantes universitários malaios). *Int J Adolesc Med Health*, 13 de setembro de 2017.

Gast, J.; Madanat, H.; e Nielson, A. "Are Men More Intuitive When It Comes to Eating and Physical Activity?" (Os homens são mais intuitivos quando se trata de alimentação e atividade física?). *American Journal of Men's Health*, 2011. DOI: 10.1177/1557988311428090, 2011.

Gast, J. et al. "Intuitive eating: Associations with physical activity motivation and BMI" (Comer Intuitivo: Associações com motivação para a atividade física e IMC). *American Journal of Public Health* 29 (3), 2015, e91-9. DOI: 10.4278/ajhp.130305-QUAN-97.

Gravel, K. et al. "Sensory-based nutrition pilot intervention for women" (Intervenção piloto nutricional baseada nos sentidos para as mulheres). *Journal of the Academy of Nutrition and Dietetics* 114, 2014, 99-06.

Gravel, K. et al. "Effect of sensory-based intervention on the increased use of food-related descriptive terms among restrained eaters" (Efeitos da intervenção baseada nos sentidos no aumento do uso de termos descritivos relacionados à alimentação entre pessoas com uma alimentação restritiva). *Food Quality and Preference* 32, 2014, 271-76.

Hahn, K. et al. "Intuitive Eating and College Female Athletes" (Comer Intuitivo e atletas universitárias). *Psychology of Women Quarterly*, 2012. DOI: 10.1177/0361684311433282.

Hawks, S. et al. "The relationship between intuitive eating and health indicators among college women" (A relação entre os indicadores de saúde e do Comer Intuitivo entre estudantes universitárias). *American Journal of Health Education* 36, 2005, 331-336.

Hawks, S.; Merrill, R.; e Madanat, H. "The intuitive eating validation scale: Preliminary validation" (Escala de validação do Comer Intuitivo: Validação preliminar). *American Journal of Health Education* 35, 2004, 90-98.

Hawks, S. et al. "Intuitive eating and the nutrition transition in Asia" (Comer Intuitivo e a transição nutricional na Ásia). *Asia Pacific Journal of Clinical Nutrition* 13, 2004, 194-203.

Heileson, J. e Cole, R. "Assessing motivation for eating and intuitive eating in military service members" (Avaliando a motivação para comer e o Comer Intuitivo em membros do serviço militar). *Journal of the American Dietetic Association* 111(9S), 2011, A26.

Herbert, B. et al. "Intuitive eating is associated with interoceptive sensitivity. Effects on body mass index" (O Comer Intuitivo é associado à sensibilidade interoceptiva. Efeitos sobre o índice de massa corporal). *Appetite* 70, 2013, 22-30.

Homan, K. J. e Tylka, T. L. "Development and exploration of the gratitude model of body appreciation in women" (Desenvolvimento e exploração do modelo de gratidão da valorização corporal em mulheres). *Body Image*, 25, fevereiro de 2018, 14-22. DOI: 10.1016/j.bodyim.2018.01.008.

Horwath, C.; Hagmann, D.; e Hartmann, C. "Intuitive eating and food intake in men and women: Results from the Swiss food panel study" (O Comer Intuitivo e a ingestão alimentar em homens e mulheres: Resultados do estudo em painel de comida suíça). *Appetite* 1(135), 2019, 61-71. DOI: 10.1016/Journal of Appetite. 2018.12.036.

Humphrey, L.; Clifford, D.; e Neyman Morris, M. "Health at Every Size college course reduces dieting behaviors and improves intuitive eating, body esteem, and anti-fat attitudes" (Curso universitário sobre o Saúde em Todos os Tamanhos reduz os comportamentos de dieta e melhora o Comer Intuitivo, a autoestima corporal e as atitudes antigordura). *Journal of Nutrition Education* 47 (4), 2015, 354-60.

Iannantuono, A. e Tylka, T. "Interpersonal and intrapersonal links to body appreciation in college women: An exploratory model" (Ligações interpessoais e intrapessoais a apreciação para a valorização corporal em universitárias: Um modelo exploratório). *Body Image* 9(2), 2012, 227-35.

Jarvela-Reijonen, E. et al. "High perceived stress is associated with unfavorable eating behavior in overweight and obese Finns of working age" (O estresse elevado percebido está associado ao comportamento alimentar desfavorável de finlandeses obesos ou acima do peso em idade economicamente ativa). *Appetite* 103, 2016, 249-58.

Jarvela-Reijonen, E. et al. "The effects of acceptance and commitment therapy on eating behavior and diet delivered through face-to-face contact and a mobile app: A randomized controlled trial" (Os efeitos da terapia de aceitação e comprometimento sobre comportamento alimentar e a dieta feita pessoalmente e por meio de aplicativo: Um estudo controlado randomizado). *International Journal of Nutrition and Physical Activity* 15 (1), fevereiro de 2018, 22. DOI: 10.1186/s12966-018-0654-8.

Katzer, L. et al. "Evaluation of a "nondieting" stress reduction program for overweight women: a randomized trial" (Avaliação de um programa de redução de estresse "sem dieta" para mulheres acima do peso: Um estudo randomizado). *American Journal of Health Promotion* 22(4), 2008, 267- 74.

Kelly, A. e Stephen, E. "A daily diary study of self-compassion, body image, and eating behavior in female college students" (Estudo diário sobre autocompaixão, imagem corporal e comportamento alimentar em estudantes universitárias). *Body Image* 17, 2016, 152-60. DOI: 10.1016/j.bodyim.2016.03.006.

Kelly, A. C.; Miller, K. E.; e Stephen, E. "The benefits of being self-compassionate on days when interactions with body-focused others are frequent" (Os benefícios da autocompaixão nos dias em que as interações com pessoas focadas no corpo são frequentes). *Body Image,* dezembro de 2016, 195-203. DOI: 10.1016/j.bodyim.2016.10.005.

Kerin, J. L.; Webb, H. J. e Zimmer-Gembeck, M. J. "Intuitive, mindful, emotional, external and regulatory eating behaviours and beliefs: An investigation of the core components" (Crenças e comportamentos alimentares intuitivos, emocionais, exteriores e regulatórios: Uma investigação nos componentes principais). *Appetite* 132, 2019, 139-46. DOI: 10.1016/j.appet.2018.10.011.

Keirns, N. G. e Hawkins, M. A. W. "The relationship between intuitive eating and body image is moderated by measured body mass index" (A relação entre a imagem corporal e a alimentação intuitiva é moderada pelo índice de massa corporal medido). *Eating Behaviors* 23(33), 2019, 91-96.

Khalsa, A. S. et al. "Parental intuitive eating behaviors and their association with infant feeding styles among low-income families" (Os comportamentos alimentares intuitivos dos pais em sua relação com os estilos alimentares das crianças de famílias de baixa renda). *Eating Behaviors* 32, 2019, 78-84. DOI: 10.1016/j.eatbeh.2019.01.001.

Kroon Van Diest, A. e Tylka, T. "The Caregiver Eating Messages Scale: Development and psychometric investigation" (A escala de mensagens alimentares do responsável: Investigação psicométrica e desenvolvimento). *Body Image* 7, 2010, 317-26.

Leahy, K. et al. "The relationship between Intuitive Eating and postpartum weight loss" (A relação entre o Comer Intuitivo e a perda de peso no pós-parto). *Maternal Child Health* 21(3), 2017, 1591-97.

Lee, M. et al. "Striving for the thin ideal post-pregnancy: Cross-sectional study of intuitive eating in postpartum women" (Em busca da magreza ideal na pós-gravidez: Um estudo transversal do Comer Intuitivo em mulheres no pós-parto). *Journal of Reproductive Infant Psychology,* abril de 2019, 1-12.

Leong, S. et al. "Weight-control methods, 3-year weight change, and eating behaviors: A prospective nationwide study of middle-aged New Zealand women" (Métodos de controle de peso, mudança de peso de 3 anos e comportamentos alimentares: Um estudo nacional prospectivo de mulheres com mulheres neozelandesas de meia-idade). *The Journal of the Academy of Nutrition and Dietetics*, 2016. DOI: 10.1016/j.jand.2016.02.021.

Linardon, J. e Mitchell, S. "Rigid dietary control, flexible dietary control, and intuitive eating: Evidence for their differential relationship to disordered eating and body image concerns" (Controle dietético rígido, controle dietético flexível e Comer Intuitivo: Evidências da relação diferencial com as preocupações de comer transtornado e imagem corporal). *Eating Behavior* 26, 2017, 16-22.

MacDougall, E. "An examination of a culturally relevant model of intuitive eating with African American college women" (Análise de um modelo culturalmente relevante de alimentação intuitiva com universitárias afro-americanas). Universidade de Akron, 2010. Dissertação, 218 pp.

Madanat, H. e Hawks, S. "Validation of the Arabic version of the Intuitive Eating

Scale" (Validação da versão em árabe da Escala de Comer Intuitivo). *Global Health Promotion* (antiga *Promotion and Education)* 11, 2004, 152-57.

Madden, C. et al. "Eating in response to hunger and satiety signals is related to BMI in a nationwide sample of 1,601 mid-age New Zealand women" (Comer em resposta a sinais de fome e saciedade está relacionado ao IMC em uma amostra nacional de 1.601 neozelandesas de meia-idade). *Public Health Nutrition,* março de 2012, 1-8.

Mensinger, J.; Calogero, R.; e Tylka, T. "Internalized weight stigma moderates eating behavior outcomes in women with high BMI participating in a healthy living program" (O estigma de peso internalizado modera os resultados do comportamento alimentar de mulheres com IMC elevado que participam de um programa de vida saudável). *Appetite* 102, 2016, 32-43.

Mensinger, J. L. et al. "A weight-neutral versus weight-loss approach for health promotion in women with high BMI: A randomized-controlled trial" (A abordagem neutra comparada à abordagem em perda de peso para a promoção da saúde em mulheres com IMC elevado: Um estudo randomizado controlado). *Appetite* 105, 2016, 364-74. DOI: 10.1016/j.appet.2016.06.006.

Miller, K.; Kelly, A.; e Stephen, E. "Exposure to body focused and non-body focused others over a week: A preliminary investigation of their unique contributions to college women's eating and body image" (Exposição a pessoas focadas no corpo e não focadas no corpo ao longo de uma semana: Uma investigação preliminar de suas contribuições únicas para a imagem corporal e alimentação de mulheres universitárias). *Body Image,* 2019. DOI: 10.1016/j.bodyim.2018.12.003.

Moy, J. et al. "Dieting, exercise, and intuitive eating among early adolescents" (Dietas, exercícios e Comer Intuitivo entre os pré-adolescentes). *Eating Behaviors* 14, 2013, 529-32.

Nielsen, T. e Powell, R. "Dreams of the Rarebit Fiend: Food and diet as instigators of bizarre and disturbing dreams" (Sonhos do demônio Rarebit: Alimentação e dieta como instigadores dos sonhos bizarros e perturbadores). *Frontiers in Psychology* 6, 2015, 47.

Oswald, A.; Chapman, J.; e Wilson, C. "Do interoceptive awareness and interoceptive responsiveness mediate the relationship between body appreciation and intuitive eating in young women?" (A consciência interoceptiva e a capacidade de resposta interoceptiva medeiam a relação entre a valorização do corpo e o Comer Intuitivo em mulheres jovens?). *Appetite* 109, 2017, 66-72. PMID:27866989.

Outland, L.; Madanat, H.; e Rust, F. "Intuitive eating for a healthy weight" (O Comer Intuitivo para um peso saudável). *Primary Health Care* 23, 2013, 9, 22-28.

Paterson, H. et al. "Validation of the Intuitive Eating Scale in pregnancy" (Validação da Escala de Comer Intuitivo na gravidez). *Journal of Health Psychology.* 23 (5), 2018, 701-709. DOI: 10.1177/1359105316671186.

Peschel, S. K. V. et al. "Is intuitive eating related to resting state vagal activity?" (O Comer Intuitivo está relacionado à atividade vagal em estado de repouso?). *Autonomic Neuroscience,* 210, março de 2018, 72-75. DOI: 10.1016/j.autneu.2017.11.005.

Plante, A. et al. "Trimester-specific intuitive eating in association with gestational weight gain and diet quality" (Comer intuitivo específico do trimestre em associação com o ganho de peso gestacional e qualidade da dieta). *Journal of Nutrition Education and Behavior* (10), 2019, 20025-9. DOI: 10.1016/j.jneb.2019.01.011.

Plateau, C. R.; Petrie, T. A.; e Papathomas, A. "Learning to eat again: Intuitive eating practices among retired female collegiate athletes" (Reaprendendo a comer: Práticas de alimentação intuitiva entre atletas universitárias). *Eating Disorders* 25 (1), 2017, 92-98.

Reel, J. J. et al. "Development and validation of the intuitive exercise scale" (Desenvolvimento e validação da escala de exercícios intuitivos). *Eating Behaviors* 22, 2016, 129-32.

Reichenberger, J. "'I will fast… tomorrow': Intentions to restrict eating and actual restriction in daily life and their person-level predictors" ("Vou fazer jejum… amanhã": Intenções para restringir a alimentação e a restrição real na vida diária e seus indicadores de nível pessoal). *Appetite* 140, 2017, 10-18.

Ricciardelli, B. L. "A systematic review of the psychosocial correlates of intuitive eating among adult women" (Uma análise sistemática dos correlatos psicossociais da alimentação intuitiva entre mulheres adultas). *Appetite* 96, 2016, 454-72.

Richards, P. S. et al. "Can patients with eating disorders learn to eat intuitively? A 2-year pilot study" (Pacientes com transtornos alimentares podem aprender a comer intuitivamente? Um estudo piloto de 2 anos). *Eating Disorders* 2, 2017, 1-15. DOI: 10.1080/10640266.2017.1279907.

Romano, K. A. et al. "Helpful or harmful? The comparative value of self-weighing and calorie counting versus intuitive eating on the eating disorder symptomatology of college students" (Útil ou prejudicial? O valor comparativo de autopesagem e da contagem de calorias em relação à alimentação intuitiva na sintomatologia dos transtornos alimentares de estudantes universitárias). *Eating and Weight Disorders – Studies on Anorexia, Bulimia and Obesity*, 2018. DOI: 10.1007/s40519-018-0562-6.

Ruzanska, U. A. e Warschburger, P. "Psychometric evaluation of the German version of the Intuitive Eating Scale-2 in a community sample" (Avaliação psicométrica da versão alemã da Escala-2 do Comer Intuitivo numa amostra da comunidade). *Appetite* 117, 2017, 126-34.

Ruzanska, U. A. e Warschburger, P. "Intuitive eating mediates the relationship between self-regulation and BMI: Results from a cross-sectional study in a community sample" (A alimentação intuitiva medeia a relação entre a autorregulação e o IMC: Resultados de um estudo transversal em uma amostra de comunidade). *Eating Behaviors* 18; 33, 2019, 23-29. DOI: 10.1016/j.eatbeh.2019.02.004.

Sairanen, E. et al. "Psychological flexibility and mindfulness explain Intuitive Eating in overweight adults" (Flexibilidade psicológica e atenção plena explicam o Comer Intuitivo em adultos com sobrepeso). *Behavior Modification* 39 (4), 2015, 554-79.

Sairanen, E. et al. "Psychological flexibility mediates change in Intuitive Eating regulation in acceptance and commitment therapy interventions" (A flexibilidade psicológica medeia a mudança na regulação do Comer Intuitivo nas intervenções terapêuticas de aceitação e comprometimento). *Public Health Nutrition* 20(9), 2017, 1681-91.

Saunders, J. F.; Nichols-Lopez, K. A.; e Frazier, L. D. "Psychometric properties of the intuitive eating scale-2 (IES-2) in a culturally diverse Hispanic American sample" (As propriedades psicométricas da Escala-2 de Comer Intuitivo IES-2 numa amostra hispano-americana culturalmente diversificada). *Eating Behaviors*, janeiro de 2018, 1-7. DOI: 10.1016/j.eatbeh.2017.11.003.

Schaefer, J. e Zullo, M. "Validation of an instrument to measure registered dietitians'/nutritionists' knowledge, attitudes and practices of an intuitive eating approach" (Validação de um instrumento para medir o conhecimento, atitudes e práticas de nutricionistas certificados na abordagem do Comer Intuitivo). *Public Health Nutrition* 1, 2016, 1-19.

Schaefer, J. e Magnuson, A. "A review of interventions that promote eating by internal cues" (Uma análise das intervenções que promovem a alimentação por meio de sinais internos). *Journal of the Academy of Nutrition and Dietetics* 114, 2014, 734 e 760.

Schaefer, J. e Zullo, M. "U.S. registered dietitian nutritionist's knowledge and attitudes of Intuitive Eating and use of various weight management practices" (Atitudes e conhecimentos dos nutricionistas certificados nos EUA sobre o Comer Intuitivo e o uso de várias práticas de gestão de peso). *Journal of the Academy of Nutrition and Dietetics* 117 (9), 2017, 1419-28.

Schoenefeld, S. e Webb, J. "Self-compassion and intuitive eating in college women: Examining the contributions of distress tolerance and body image acceptance and action" (Autopiedade e alimentação intuitiva em mulheres universitários: Analisando as contribuições de tolerância ao estresse, aceitação da imagem corporal e ação). *Eating Behaviors* 14(4), 2013, 493-96.

Shouse, S. e Nilsson, J. "Self-silencing, emotional awareness, and eating behaviors in college women" (Autorrepressão, consciência emocional e comportamentos alimentares em universitárias). *Psychology of Women Quarterly* 35, 2011, 451-57.

Smith, T. e Hawks, S. "Intuitive eating, diet composition, and the meaning of food in healthy weight promotion" (Comer Intuitivo, composição da dieta e significado da alimentos na promoção do peso saudável). *American Journal of Health Education* 37, 2006, 130-36.

Smitham, L. "Evaluating an Intuitive Eating Program for Binge Eating Disorder: A Benchmarking Study" (Avaliando um programa de alimentação intuitiva para o Transtorno de Compulsão Alimentar: Um estudo de benchmarking). Universidade Notre Dame, Dissertação, novembro de 2008.

Spoor, K. e Madanat, H. "Relationship Between Body Image Discrepancy and Intuitive Eating" (Relação entre a discrepância da imagem corporal e o Comer Intuitivo). *International Quarterly of Community Health Education* 36, 2016, 189-97.

Tylka, Tracy L. "Development and psychometric evaluation of a measure of intuitive eating" (Desenvolvimento e avaliação psicométrica de uma intervenção de alimentação intuitiva). *Journal of Counseling Psychology*, abril de 2006, 226-40.

Tylka, T. e Homan, K. "Exercise motives and positive body image in physically active college women and men: Exploring an expanded acceptance model of intuitive eating" (Motivos para se exercitar e imagem corporal positiva em universitários e universitárias ativas: Explorando um modelo de aceitação expandida do Comer Intuitivo). *Body Image* 15, 2015, 90-97.

Tylka, T. e Kroon Van Diest, A. "The Intuitive Eating Scale–2: Item refinement and psychometric evaluation with college women and men" (A Escala-2 do Comer Intuitivo: Refinamento de item e avaliação psicométrica com universitários e universitárias). *Journal of Counseling Psychology* 60(1), 2013, 137-53.

Tylka, T. e Wilcox, J. "Are intuitive eating and eating disorder symptomatology opposite poles of the same construct?" (O Comer Intuitivo e a sintomatologia de um transtorno alimentar são polos opostos do mesmo construto?). *Journal of Counseling Psychology 53*, 2006, 474-485.

Tylka, T.; Calogero, R.; e Daníelsdóttir, S. "Is intuitive eating the same as flexible dietary control? Their links to each other and well-being could provide an answer" (O Comer Intuitivo é o mesmo que controle dietético? Suas interligações e bem-estar poderiam fornecer uma resposta). *Appetite* 95, 2015, 166-175.

Tylka, T.; Calogero, R.; e Daníelsdóttir, S. "Intuitive eating is connected to self-reported weight stability in community women and men" (O Comer Intuitivo está conectado a estabilidade de peso autorrelatada por mulheres e homens da comunidade). *Eating Disorders* 1, 2019, 1-9. DOI: 10.1080/10640266.2019.1580126.

Tylka, T.; Lumeng, J.; e Eneli, I. "Maternal intuitive eating as a moderator of the association between concern about child weight and restrictive child feeding" (A alimentação intuitiva materna como moderador da associação entre a preocupação com o peso da criança e a alimentação restritiva infantil). *Appetite* 95, 2015, 158-65.

Tylka, T. et al. "Which adaptive maternal eating behaviors predict child feeding practices? An examination with mothers of 2-to5-year-old children" (Quais comportamentos alimentares maternos adaptados preveem práticas de alimentação infantil? Uma análise com mães de crianças entre 2 e 5 anos). *Eating Behaviors* 14(1), 2013, 57-63.

Van Dyck, A. et al. "German version of the intuitive eating scale: Psychometric evaluation and application to an eating disordered population" (Versão alemã da escala do Comer Intuitivo: Avaliação psicométrica e aplicação a uma população com comer transtornado). *Appetite* 105, 2016, 798-807.

Van Dyke, N. e Drinkwater, E. "Relationships between intuitive eating and health indicators: Literature review" (Relações entre alimentação intuitiva e indicadores de saúde: Análise da literatura). *Public Health Nutrition* 17(8), 2014, 1757-66.

Warren, J. M.; Smith, N.; e Ashwell, M. "A structured literature review on the role of mindfulness, mindful eating and intuitive eating in changing eating behaviours: effectiveness and associated potential mechanisms. Nutrition Research Reviews" (Uma análise estruturada da literatura sobre o papel da atenção plena, da alimentação consciente e do Comer Intuitivo na mudança de comportamentos alimentares: Eficácia e mecanismos potenciais associados). *Nutrition Research Reviews* (2), 2017, 272-83. DOI: 10.1017/S0954422417000154.

Webb, J. e Hardin, A. "An integrative affect regulation process model of internalized weight bias and Intuitive Eating in college women" (Um modelo integrativo do processo de regulação do viés de peso internalizado e do Comer Intuitivo em universitárias). *Appetite* 102, 2016, 60-69. DOI: 10.1016/j.appet.2016.02.024.

Wheeler, B. et al. "Intuitive eating is associated with glycaemic control in adolescents with type I diabetes mellitus" (O Comer Intuitivo está associado ao controle glicêmico em adolescentes com diabetes mellitus tipo I). *Appetite* 96, 2016, 160-65.

Willig, A. L. et al. "Intuitive eating practices among African-American women living with type 2 diabetes: A qualitative study" (As práticas do Comer Intuitivo entre as mulheres afro-americanas que vivem com diabetes tipo 2: Um estudo qualitativo). *Journal of the Academy of Nutrition and Dietetics* 114(6), 2014, 889-96.

Wirtz, A. e Madanat, H. "Westernization, intuitive eating, and BMI: An exploration of Jordanian adolescents" (Ocidentalização, alimentação intuitiva e IMC: Uma análise de adolescentes jordanianos). *International Quarterly of Community Health Education* 33(3), 2012, 275-28.

# RECURSOS

**Site oficial do Comer Intuitivo**
**www.IntuitiveEating.org**
Conheça as últimas novidades e agenda de eventos em nosso blog. Também estão disponíveis artigos, pesquisas, entrevistas e informações gerais sobre CI. Em inglês.

**CD com áudio sobre Comer Intuitivo, Sounds True, 2009.**
Trata-se de um conjunto de quatro CDs e é um excelente companheiro para o nosso livro. Seu foco está nos aspectos práticos, do "como fazer" do Comer Intuitivo. Vem no formato de uma conversa com práticas guiadas, não como uma leitura literal do livro.

*The Intuitive Eating Workbook* **(Guia do Comer Intuitivo), New Harbinger, 2017**
Como um complemento do livro *Comer Intuitivo*, esse guia oferece uma série de exercícios e práticas para ajudar a aprimorar suas habilidades intuitivas. O guia foi validado por estudos que mostram melhorias na apreciação do corpo, na alimentação Intuitiva como um todo e na satisfação com a vida.

*The Intuitive Eating Workbook for Teens* **(Guia do Comer Intuitivo para adolescentes), New Harbinger, 2019.**
Uma abordagem positiva do corpo, sem dietas, escrita para os adolescentes

e também para o adolescente que existe dentro de nós. Aproveitando as práticas baseadas em evidências apresentadas no livro *Comer Intuitivo*, as atividades oferecidas no guia ensinam você a prestar atenção na sabedoria de seu corpo, a se afastar da mentalidade de dieta e a aprender a desfrutar plenamente a sua comida.

## Redes Sociais

**Facebook:** www.facebook.com/IntuitiveEating/
**Instagram:** @evelyntribole @elyseresch #IntuitiveEatingOfficial

## Aconselhamento e apoio

**Certified Intuitive Eating Counselor Directory:**
**www.intuitiveeating.org/certified-counselors/**
**www.IntuitiveEatingCounselorDirectory.org**
Lista de profissionais de saúde com treinamento e certificação no processo do Comer Intuitivo. Recebemos inúmeros pedidos de indicações de profissionais de saúde locais. Para ajudar a preencher essa lacuna, oferecemos uma certificação para profissionais de saúde parceiros, entre os quais psicoterapeutas, médicos, fisioterapeutas, enfermeiros, terapeutas ocupacionais, especialistas em quiropraxia, professores de educação física, massagistas com formação, coachs e outros profissionais de saúde que defendem os princípios do Comer Intuitivo em seu trabalho.

**Comunidade On-line do Comer Intuitivo:**
**www.IntuitiveEatingCommunity.org.**
Inspire-se, compartilhe sua história e usufrua das muitas ferramentas de capacitação em sua jornada para o Comer Intuitivo. Essa é a sua comunidade – ela é gratuita, mas será necessário se cadastrar.

## Recursos para profissionais

**Como se tornar um Orientador certificado em Comer Intuitivo**
Estamos ansiosas para divulgar a mensagem do Comer Intuitivo entre os profissionais de saúde parceiros que se qualificarem para se certificar e serem incluídos em nosso diretório. São três passos fundamentais para se tornar uma orientadora ou um orientador certificado em Comer Intuitivo:

1. Completar um programa de autoestudo administrado pela Helm Publishing, que se baseia no livro *Comer Intuitivo* e no *The Intuitive Eating Workbook*. É um estudo independente, em que você define o próprio ritmo. Para maiores informações, ver: www.helmpublishing.com/products/intuitive-eating-4th-edition-lay-facilitator-online-self-study-course.
2. Participe de um treinamento Pro Skills de Comer Intuitivo com Evelyn e supervisionado por Elyse ou Evelyn.

   Para mais detalhes e informações, acesse os sites:
   www.intuitiveeating.org
   www.EvelynTribole.com
   www.ElyseResch.com
   www.IntuitiveEatingProTraining.com

3. Após concluir o programa de estudo independente, o seminário, a supervisão e ser aprovado na prova, você se qualifica como orientadora/orientador com certificação em Comer Intuitivo.

## Planilhas de pacientes

www.evelyntribole.com/resources/intuitive-eating-resources/intuitive-eating-worksheets/. Ajude seus pacientes a passarem pelo processo do Comer Intuitivo com esse pacote de 21 planilhas fáceis de usar.

# AGRADECIMENTOS

Somos gratas a muitas pessoas, entre elas:
David Hale Smith, da Inkwell Management, nosso agente, por acreditar em nosso trabalho desde o início, e sua sócia, Naomi Eisenbeiss, pela agilidade e a atenção aos detalhes.

Jennifer Weis, ex-editora da St. Martin's Press, pelo entusiasmo, e a equipe que nos orientou, especialmente Sallie Lotz, editora-assistente do grupo St. Martin's.

Tracy Tylka, por validar o conceito de Comer Intuitivo com sua pesquisa inspiradora e por criar as escalas de avaliação.

Deb Burgard, pelo feedback gentil que nos foi fundamental.

Aos seguintes pesquisadores, por compartilhar seus recursos e conhecimento:

Kristin Neff, Lindo Bacon, Carl Lavie, Catherine Cook-Cottone, Janet Polivy, C. Peter Herman, Ellen Satter, Susie Ohrbach, Jane Hirschmann, Carol Munter, Laurel Mellin, Rachel Calgero, Diane Neumark-Sztainer, Traci Mann, Leann Birch e Cynthia Price.

Às comunidades que defendem o Comer Intuitivo: Health at Every Size (Saúde em Todos os Tamanhos), Certified Intuitive Eating Counselors & Facilitators, a comunidade virtual Intuitive Eating e, no Instagram, as hashtags #IntuitiveEatingVillage e #IntuitiveEatingOfficial e a EDRD Pro Community.

A Arlene Drake, minha esposa, pelo apoio e a paciência constantes, e também pelos conselhos. (Elyse)

A Daniel P. Brown, meu professor de meditação, pela percepção e orientação. (Evelyn)

A Ellen Ledley, minha terapeuta, pela sabedoria e compreensão. (Elyse)

A Chrissy Roletter, pela visão de marketing que me ajudou a divulgar o Comer Intuitivo. (Evelyn)

A Karen Freeman, minha querida amiga, pelo apoio incondicional, especialmente durante este projeto. (Elyse)

A Ryan Seay e Lisa Du Breuil, pelos sábios conselhos. (Evelyn)

A Shazi Shabatian e os integrantes do grupo profissional que supervisiono, pelas ideias e o encorajamento. (Elyse)

A Samantha Mullen, pelo apoio a todos os projetos de Comer Intuitivo, e Greta Jarvis, pela ajuda com as redes sociais. (Evelyn)

A todos os nossos familiares e amigos, cuja compreensão altruísta nos proporcionou a liberdade necessária para a conclusão deste livro.

E, finalmente, aos excelentes profissionais do Comer Intuitivo, que estão divulgando nosso trabalho para as próximas gerações.

Para saber mais sobre os títulos e autores da Editora Sextante,
visite o nosso site e siga as nossas redes sociais.
Além de informações sobre os próximos lançamentos,
você terá acesso a conteúdos exclusivos
e poderá participar de promoções e sorteios.

sextante.com.br